Prof. Dr. Ingo Froböse

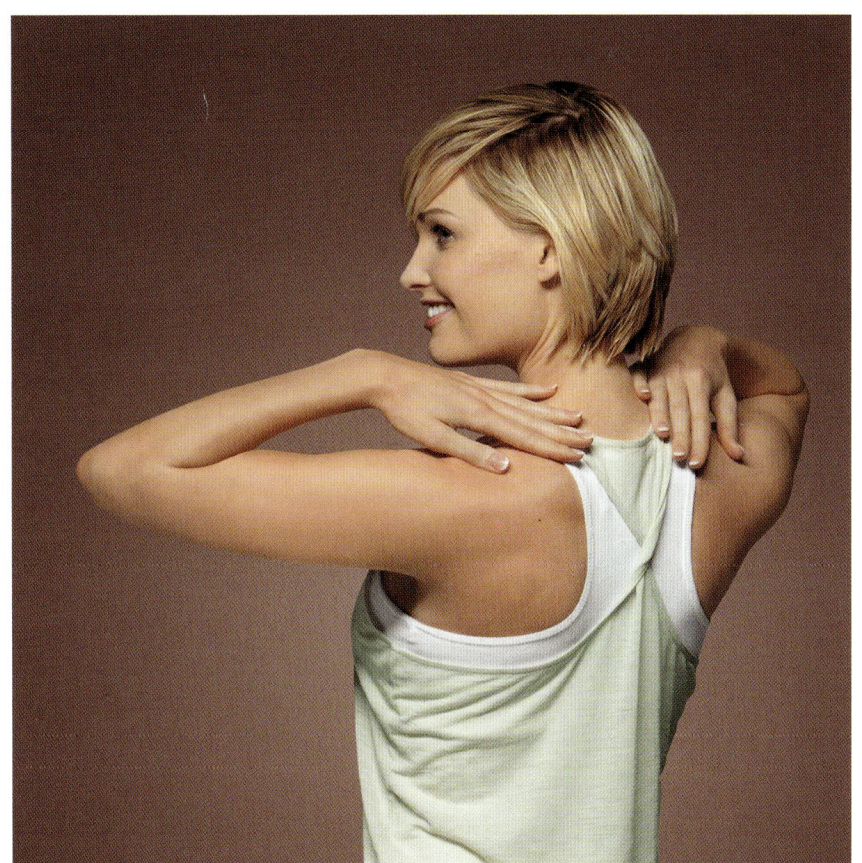

Das neue
Rücken-Akut-Training

So werden Sie schnell schmerzfrei

Inhalt

Schmerzen
Ein Hilferuf des Körpers

7

Das Erste-Hilfe-
Programm

61

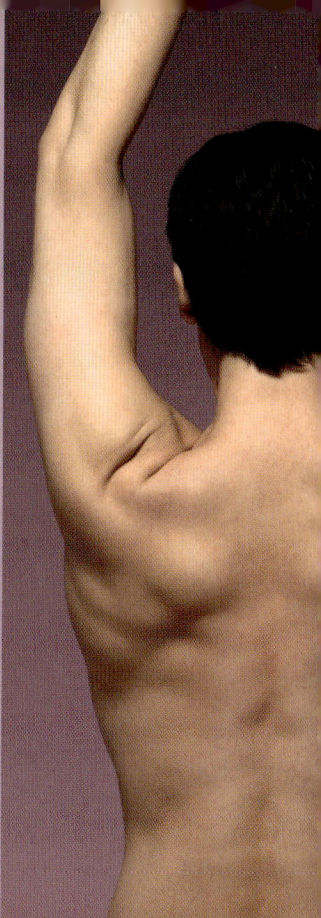

Das Anti-Schmerz-Programm 95

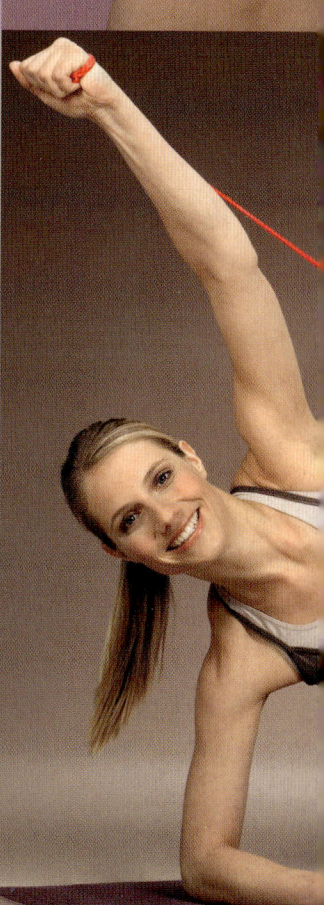

Das Lebenslang-Fit-Programm 149

Zum Nachschlagen

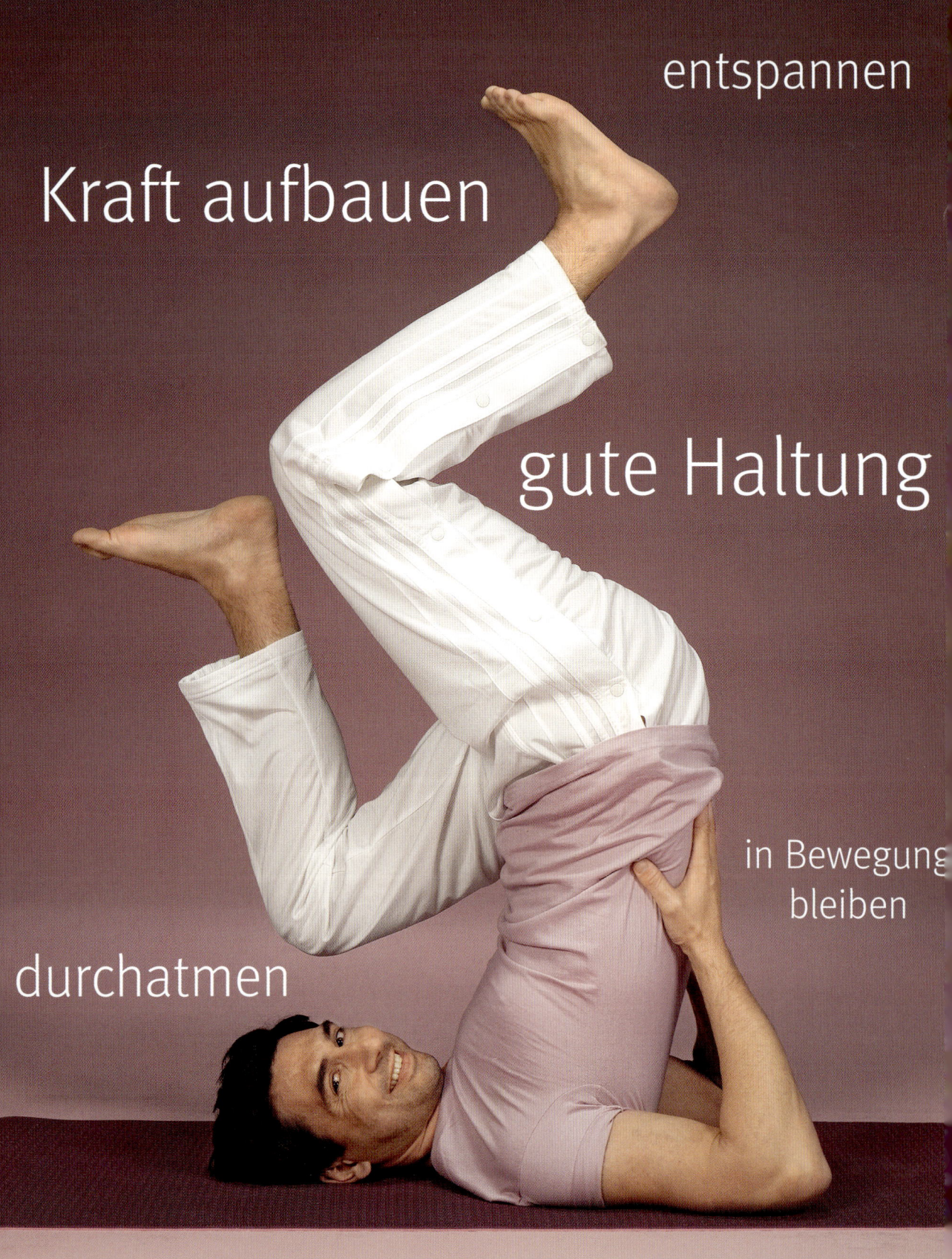

Vorwort

Autsch! Es passierte, als mein Vater und ich vor einigen Jahren im Garten das Herbstlaub sammelten: Beim Versuch, einen Laubhaufen in die Schubkarre zu befördern, »schoss die Hexe«. Mein Vater hatte Tränen in den Augen vor Schmerzen. Beim Laubsammeln konnte er mir an diesem Tag nicht mehr helfen, und auch in den folgenden Tagen lag er vor allem auf der Couch. Nur ganz langsam schlichen sich die Schmerzen wieder aus seinem Leben heraus.

Was hat es eigentlich auf sich mit all den Mythen um den Rückenschmerz? Wussten Sie zum Beispiel, dass Bandscheiben gar nicht verrutschen können und dass sie sogar heilen? Ist Ihnen klar, dass fast 50 kleine Gelenke an der Wirbelsäule Ihre Beweglichkeit unterstützen, aber auch Arthrose bekommen können? Dass die sichernden Bänder voller empfindlicher Gefahrenmelder sind? Dass Rückenmuskeln gar nicht besonders stark sein müssen, sondern dass es vielmehr auf das richtige Training der richtigen Muskeln ankommt?

Immer wenn ich nach meinen Vorträgen Gelegenheit hatte, mit Betroffenen zu sprechen, keimten in mir Zweifel auf, ob wir in der Behandlung von Rückenschmerzen auf einem guten Weg sind. Die bekannten australischen Schmerzforscher David Buttler aus Adelaide und Lorimer Mosley aus Sydney brachten mich auf die richtige Spur: Mit ihrer etwas anderen Sicht auf den Schmerz eröffneten sie mir einen neuen Weg, und zahlreiche Forschungsarbeiten später wusste ich es: Wir müssen mit dem Rückenschmerz vollkommen anders umgehen. Ich entwickelte das Rücken-Akut-Training als Weg aus dem Teufelskreis in ein aktives, schmerzfreies Leben.

Mit Schmerzen will Ihr Körper Sie immer vor einer größeren Gefahr warnen. Der Schmerz schützt Sie davor, dass eine gravierende Schädigung eintritt! Wenn Sie Ihren Schmerz verstehen, können Sie etwas dagegen unternehmen. Gehen Sie mit mir den Weg zu einem gesunden und leistungsstarken Rücken. Ich wünsche Ihnen viel Erfolg mit dem Rücken-Akut-Training – und auch viel Spaß, der sich spätestens bei den ersten kleinen Fortschritten einstellt!

Ihr
Prof. Dr. Ingo Froböse

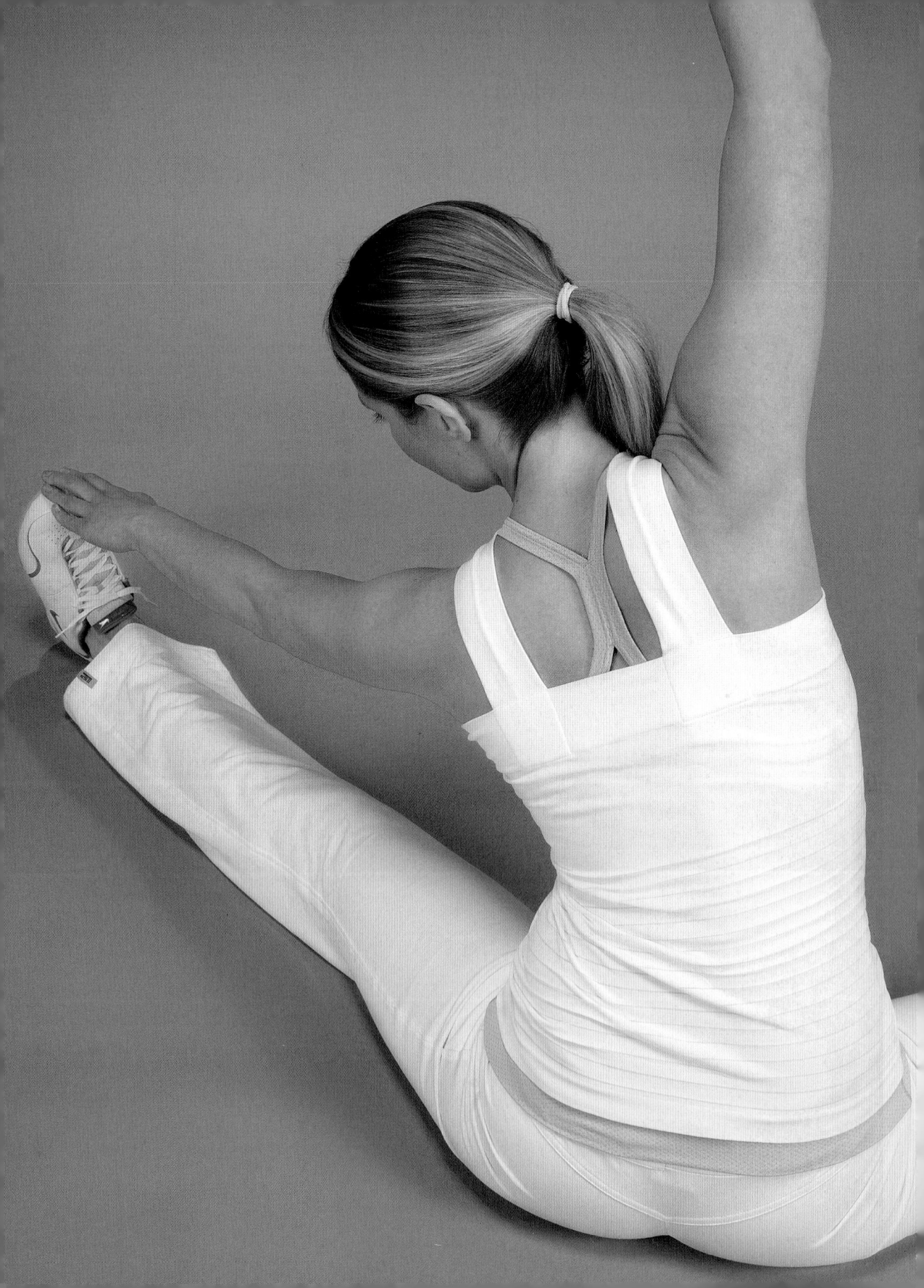

Schmerzen
Ein Hilferuf des Körpers

Wollen Sie wissen, was in Ihrem Körper eigentlich abläuft, wenn Sie Schmerzen empfinden? Das erfahren Sie hier – und auch, wie Rückenschmerzen entstehen, was sie auslösen kann und was Ihnen hilft, wieder beweglich und schmerzfrei zu werden.

Frühwarnsystem Schmerz

Schmerzen können grausam sein. Sie fordern unsere ganze Aufmerksamkeit, sodass es unmöglich wird, sich auf etwas anderes zu konzentrieren. Im Extremfall sind wir von einem Moment auf den anderen wie ausgewechselt: Wir können nicht mehr klar denken, und was wir gerade noch mühelos tun konnten, geht jetzt nicht mehr. Der Körper weigert sich und streikt, indem er mit einem höllischen Schmerz reagiert.

So etwas Unangenehmes hat natürlich einen Sinn. Der Schmerz signalisiert uns, unser Verhalten zu ändern – lange bevor es überhaupt zu einer schwerer wiegenden Schädigung oder Erkrankung kommt. So betrachtet ist der Schmerz eine tolle Einrichtung der Natur! Er will Sie schützen und Ihnen frühzeitig mitteilen, dass Sie einfach nicht genügend auf Ihren Körper

hören. Er fordert Sie auf, sich endlich so zu verhalten, wie Ihr Körper es sich schon lange gewünscht hat: sensibel, aufmerksam und rücksichtsvoll!

Besonders der Rückenschmerz ist so ein Hilferuf des Körpers: In über 90 Prozent aller Fälle gibt es keine klare Diagnose und keine Schädigung des Rückens. Ärzte nennen das den »diffusen Rückenschmerz«. Hier sind die Heilungschancen ideal, denn Ihr Rücken will Sie mit den Beschwerden warnen und Ihnen sagen: »Wenn du so weitermachst, werde ich krank!«

Bei Schmerzen geben Sie Ihrem Rücken, der sonst nur auf der »Rückseite Ihres Lebens« ist, viel mehr Zuwendung. Sie bewegen sich anders, achten auf Ihre Haltung und suchen Entspannung – so weckt Sie der Schmerz aus dem täglichen Trott auf.

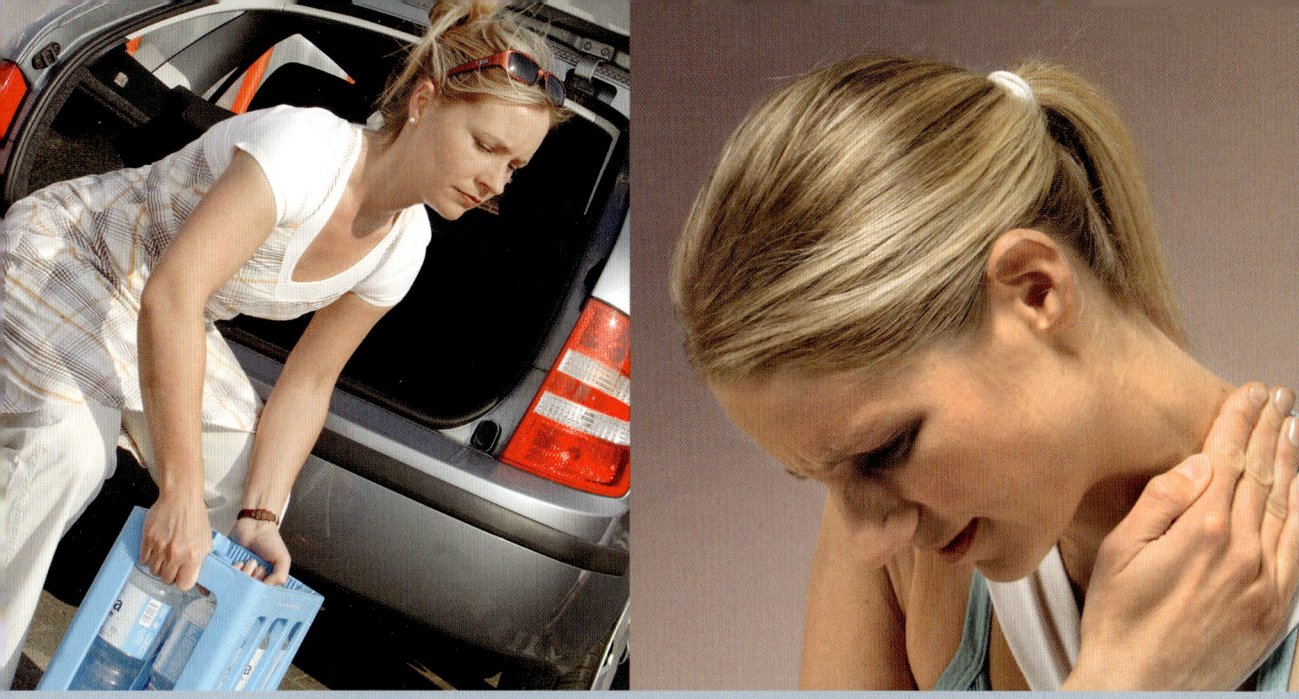

Gute Haltung: Unser Rücken dankt sie uns, indem er Belastungen gut aushält.

Der Körper sendet Alarmsignale: Schmerzen wollen uns vor Schaden schützen.

Rezeptoren – die Informationsexperten

Überall im Körper sind Rezeptoren verteilt, winzige Organe, die wie fleißige »Journalisten« Informationen über körperliche Empfindungen empfangen und an die Zentrale, das Gehirn, senden. Sie sitzen an den Wänden und Enden der Neuronen – den Fasern von Nerven, die Informationen weiterleiten und an die »Redaktion«, das Rückenmark, senden. Als Zwischeninstanz entscheidet dieses, was an den »Chef«, das Gehirn, weitergeschickt wird. Bei überaus wichtigen Neuigkeiten kann es auch eine sofortige Reaktion anordnen: einen Reflex. Im Normalfall aber bestimmt das Gehirn, was mit den Informationen passiert: Manche landen direkt »im Müll« und lösen keine Reaktion aus. Andere kommen »in die Ablage«: Der Chef gibt die Anweisung zu reagieren erst, wenn weitere passende Informationen dazugekommen sind. Und bei einigen wird ohne Umschweife gehandelt. Bei einer Gefahrenmeldung werden übrigens verschiedene Areale im Gehirn aktiviert, die sich von Mensch zu Mensch unterscheiden. Akute Schmerzen »leihen« sich einen Hirnabschnitt für eine gewisse Zeit nur aus, um von dort aus einzugreifen.

Besonders wichtig für die innere Wahrnehmung sind die sogenannten Propriozeptoren. Sie sind für die Tiefensensibilität, die Wahrnehmung von Reizen aus dem Körperinneren, verantwortlich.

Die Propriozeptoren lassen sich unterteilen in Rezeptoren für den Stellungssinn (Stellung der Gelenke), Bewegungssinn (Richtung und Geschwindigkeit der Bewegung) und Kraftsinn (Ausmaß der Muskelkraft).

Pacini-Körperchen

Die Pacini-Körperchen, auch Vater-Pacini-Lamellenkörperchen, kontrollieren den Körper besonders bei Bewegungen. Sie reagieren auf Druckänderungen wie Deformierung von Gewebe äußerst sensibel, weil sie eine sehr niedrige Reizschwelle besitzen. Die Pacini-Körperchen sind etwa vier Millimeter lang und finden sich besonders in Knochenhaut, Sehnen und Fasern, Gelenkkapseln und Bändern sowie an den Übergängen von Knochen zu Sehnen.

Ruffini-Endorgane

Die Ruffini-Endorgane kontrollieren Bewegungen und informieren das Gehirn über die Stellung der Gelenke. Sie bestehen aus einem Knäuel von Nervenendigungen, die von Bindegewebe ummantelt sind. Meist treten sie in kleinen Gruppen auf und liegen gleichmäßig verteilt in Gelenkkapseln, in den Bändern, den Hüllen der inneren Organe und den großen Blutgefäßen. Sie reagieren auf Zug- und Druckbelastungen und besitzen eine sehr niedrige Reizschwelle.

Golgi-Sehnenorgane

Die Golgi-Sehnenorgane reagieren auf Druck und Zug, wobei ihre Antwort von der Intensität des Reizes abhängt. Sie können als einzige Rezeptoren ihre Reflexantwort variieren. Dabei kontrollieren sie die Kraft und Spannung des Muskels und schützen ihn, indem sie ihn bei zu hoher Spannung wieder entspannen. Darüber hinaus geben sie Informationen zur Stellung des Gelenks und der Bewegungsrichtung. Die Golgi-Organe mit einem winzigen Durchmesser bis zu 600 µm findet man speziell am Übergang zwischen Sehne und Muskel, in den Gelenkkapseln und Bändern. Sie sind spindelförmig aufgebaut

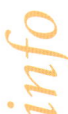

info

_Es gibt keine Schmerzrezeptoren

Die meisten Rezeptoren sind Spezialisten: Die einen reagieren auf mechanischen Reiz, andere auf Temperaturänderung oder chemische Änderungen im Gewebe. Es gibt aber überall im Körper auch Rezeptoren und Neuronen, die als »Allrounder« auf alle Arten von Reizen reagieren können. Sie merken, wenn sich Temperatur, Widerstand oder chemische Prozesse ändern. Sie antworten aber nicht auf jede kleine Veränderung, sondern leiten die Information nur dann weiter, wenn der Reiz so stark ist, dass er das Gewebe schädigen kann. »Richtige« Schmerzrezeptoren in dem Sinne, dass sie bei zu starken Reizen direkt Schmerzgefühle auslösen, haben wir dagegen nicht, ebenso wenig wie Schmerznerven oder -bahnen. Das liegt daran, dass abgesehen von den Rückenmarksreflexen allein das Gehirn darüber entscheidet, ob wir Schmerz empfinden.

und bestehen aus einer Gruppe kollagener Fasern, die von dünnen Bindegewebshüllen umgeben ist.

Muskelspindeln

Die etwa 10 Millimeter langen Muskelspindeln lösen bei übermäßiger Längenänderung einen Reflex aus, der den zugehörigen Muskel kontrahieren lässt. Sie messen ansonsten die Dehnung des Muskels. Die Muskelspindeln liegen in den Muskeln parallel zu den Muskelfasern und bestehen aus jeweils fünf bis zehn dünnen, quergestreiften Fasern, die von einer flüssigkeitsgefüllten, bindegewebigen Kapsel umgeben sind.

Freie Nervenendigungen

Diese nur 0,5–1,5 Tausendstel Millimeter (μm) großen Rezeptoren erscheinen meist in Netzwerken von Nervenendigungen. In fast jedem Gewebetypus des Körpers finden sich diese Sensibelchen, und sie können fast alles registrieren: Sie reagieren sowohl auf mechanische, chemische und thermische Reize und informieren dazu über Geschwindigkeit einer Bewegung, einwirkende Kräfte, Bewegungsrichtung und Gelenkpositionen. Zu ihnen zählen auch die sogenannten Nozizeptoren, die »Gefahrenmelder« des Körpers: Ist ein Reiz gefährlich hoch, werden spezielle Neurone mit ihren Rezeptoren aktiviert. Das »Blaulicht« wird entzündet, und per Eilbote wird die außerordentlich wichtige Botschaft auf der Überholspur an allen anderen Informationen vorbei an das Rückenmark geschickt. Dort wird dann entschieden, ob das Signal auch an unser

Gehirn weitergeleitet wird und wir dann den Reiz als Schmerz verspüren.

Diese Reaktion auf einen zu hohen Reiz nennt die Wissenschaft Nozizeption, was auch oft als Schmerzsinn bezeichnet wird. Dies ist jedoch ein wenig irreführend, denn die Nozizeptoren melden immer nur Gefahren, aber keinen Schmerz! Erst Rückenmark oder Gehirn machen aus der Information eine Schmerzempfindung, indem sie die Gefahrenmeldung als Schmerz interpretieren. Nur wenn das Gehirn also entschieden hat, dass der Reiz eine übergroße Warnmeldung beinhaltet, ordnet es an, etwas zu unternehmen. Dann produziert es Schmerzen und aktiviert die Heilung – oder verlangt von Ihnen eine Änderung Ihres Verhaltens.

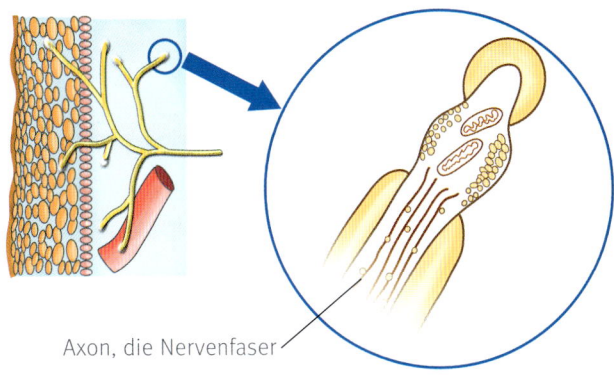

Axon, die Nervenfaser

Freie Nervenendigungen befinden sich überall im Körper. Sie entspringen aus einem Nerv und verzweigen sich in alle Richtungen. Drohende Gefahren werden eingestuft, die Information ans Gehirn weitergeleitet.

Die Typen des Schmerzes

Wie auf den vorhergehenden Seiten beschrieben, entscheidet Ihr Gehirn darüber, ob eine Gefahr groß genug ist, um ein Schmerzgefühl auszulösen. Dafür müssen im Gehirn nicht nur die Informationen aus dem Körper analysiert werden, sondern es werden auch vielfältige Daten aus der Umwelt sowie Ihre bisherigen Erfahrungen mit einbezogen. Schmerz ist zwar zunächst immer unangenehm, er dient aber dazu, dass etwas Gutes passiert: dass Sie gewarnt sind und Ihr Verhalten ändern oder dass die biologischen »Reparaturprozesse« eingeleitet werden. Deswegen unterscheiden wir drei Arten beziehungsweise Typen von Schmerz.

Noch nicht so schlimm – der Überlastungsschmerz

Der Überlastungsschmerz ist eine Art Blaulichtreaktion des Organismus, um uns vor einer drohenden Gefahr oder einem Problem zu warnen. Er ist nahezu immer muskulär bedingt, denn die zu schwach ausgeprägte Muskulatur ist die erste Anlaufstelle des Gehirns, wenn es eine drohende Überforderung signalisieren will. Meist handelt es sich dabei um einen leichten Schmerz, der sich schnell wieder gibt, wenn die Belastung behoben und die Gefahr gebannt ist. Ein typischer Vertreter ist beispielsweise der Schulter-Nacken-Schmerz: Wenn Sie Ihren Muskeln regelmäßig eine Pause und Entspannung gönnen und vor allem darauf achten, die Schultern nicht ständig hochzuziehen, ist

der Schmerz schnell wieder verschwunden. Doch wenn Sie nichts ändern, folgt irgendwann ein intensiverer Hilferuf – der Alarmschmerz.

Es wird ernst – der Alarmschmerz

Der Alarmschmerz ist ein nachdrücklicher Hilferuf des Körpers, um eine drohende Schädigung zu vermeiden. Zahlreiche Überlastungen mit den entsprechenden leichten Schmerzen gingen bereits voraus, ohne dass das Verhalten geändert wurde. Typisch dafür ist der Hexenschuss, der uns plötzlich vollkommen »lahmlegt«, weil es dem Körper und speziell dem Gehirn reicht.

90 Prozent der Alarmschmerzen sind muskulär bedingt. Die Muskeln agieren also als Sprecher des Gehirns und sagen: »Jetzt ist Schluss. Wenn du so weitermachst, dann geht irgendetwas kaputt.« Die Muskeln bauen eine Art schmerzende Schutzspannung auf und bringen uns dazu, anders mit dem Rücken umzugehen und ihm endlich mehr Aufmerksamkeit zu schenken. Drei Viertel aller Fälle von Rückenschmerz sind Alarmschmerzen. Diese Schmerzen sind meist intensiv, verschwinden jedoch bei richtigem Verhalten nach vier bis sechs Wochen wieder. Wenn Sie allerdings einfach abwarten – in der Hoffnung, dass es schon gut gehen wird –, dann sind Sie auf einem Irrweg. Denn irgendwann wird diese Missachtung Ihrer körperlichen Bedürfnisse Sie einholen, und

dann folgt die dritte Schmerzstufe – der Schädigungsschmerz.

Fast zu spät – der Schädigungsschmerz

Dies ist der wohl gravierendste Schmerz, aber zum Glück auch der seltenste, denn so weit lassen es die meisten dann doch nicht kommen. Schädigungsschmerzen entstehen, wenn eine Struktur des Rückens nachhaltig verletzt oder verändert ist, weil alle vorherigen Warnungen missachtet wurden. Instabile Strukturen wie schwache Muskeln und ausgeleierte Bänder sowie ausgetrocknete Bandscheiben ziehen eine dauerhafte Überlastung der Knorpelstrukturen der

wichtigen Gelenke nach sich. Und irgendwann ist der Knorpel nicht mehr zu retten und vielleicht sogar vollständig »aufgebraucht«. Das Facettensyndrom ist entstanden, eine Arthrose an den kleinen Wirbelgelenken. Die Belastung trifft nun ungeschützt auf den Knochen, und der wehrt sich mit einer meist intensiven und sehr zähen, weil hartnäckigen Entzündung. Ähnliches passiert bei einem Bandscheibenvorfall, bei dem es zu einer Schädigung der Bandscheibe mit einer Entzündung kommt. Auch hier bewertet zunächst das Gehirn, ob der Vorfall wirklich problematisch ist. So wird verständlich, warum es auch schmerzfrei verlaufende Bandscheibenvorfälle gibt (siehe auch Seite 36).

tipp

_Wie stark ist Ihr Schmerz?

Jeder empfindet und bewertet Schmerzen anders, und sicher gibt es in Ihrem Alltag Situationen und Zeiten, in denen Sie Schmerzen mehr oder weniger stark empfinden – kein Wunder, da beim Schmerz das Gehirn eine wichtige Rolle spielt. Versuchen Sie doch einmal, den Schmerz, den Sie genau jetzt empfinden, in die Skala einzutragen:

kein Schmerz   stärkster vorstellbarer Schmerz

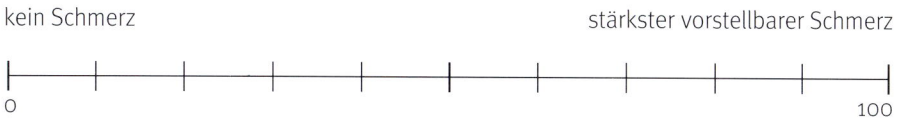

0   100

Da sich Schmerzen nicht objektiv messen lassen, gehen wir diesen individuellen Weg. So können Sie auch ein Tagesprotokoll Ihres Schmerzes anfertigen und Veränderungen leicht und schnell erkennen. Die visuelle Skala kann Ihnen auch im Laufe des Übens mit dem Rücken-Akut-Training immer wieder einzuschätzen helfen, wie Sie sich fühlen: Ist der Schmerz seit Trainingsbeginn mehr oder weniger geworden, oder hat er sich in einem bestimmten Bereich eingependelt? Suchen Sie außerdem nach allen schmerzverändernden Signalen, die Ihnen positive oder negative Empfindungen bescheren – also zum Beispiel Bewegung, Ruhe, Stress, Essen und vieles mehr. Wenn Sie die Skala für so ein Langzeitprotokoll nutzen, dann am besten immer zur gleichen Tageszeit.

Die vielfältigen Ursachen von Rückenschmerzen

Die Wissenschaftler sind sich einmal fast einig: Die Hauptverursacher von Rückenschmerzen sind Bewegungsmangel und die daraus resultierende Unterversorgung von Muskeln, Bändern, Sehnen und Knochen. Daraus resultiert auch eine Unterernährung der Bandscheiben und der Gelenkknorpel. Die Top Ten der Risiken lauten wie folgt:

1 Muskeln schrumpfen durch Unterforderung. Sie brauchen Belastung, sonst baut der Körper sie ab. In einer Woche Bettlägerigkeit werden 35 Prozent der Muskelmasse und damit der Kraft abgebaut!

2 Jede Drehbewegung des Körpers wird bei andauernder Unterforderung zu einem Balanceakt für die Wirbelkörper. Irgendwann geht das schief, weil die Muskeln an der Wirbelsäule nicht mehr führen. Besonders die kleinen, tiefen Muskeln schrumpfen bei Unterversorgung schnell: Genetisch bedingt nehmen sie deutlich schneller als andere Muskeln an Masse und Kraft ab.

3 Die Bänder werden durch Unterforderung und Unterversorgung locker. Bänder, die Ihren Rücken sichern sollen, verlieren an Elastizität und können damit nicht mehr für Stabilität sorgen.

4 Bandscheiben schrumpfen, wenn sie nicht durch genug Be- und Entlastung einer Pumpbewegung unterzogen werden. Dieser Wasseraustausch sorgt für eine ausreichende Nährstoffversorgung. Bei Unterversorgung trocknen Bandscheiben regelrecht aus.

5 Das Bindegewebe kann bei einer Unterversorgung seine wichtigen Aufgaben nicht mehr erfüllen: Es schützt die Hüllen von

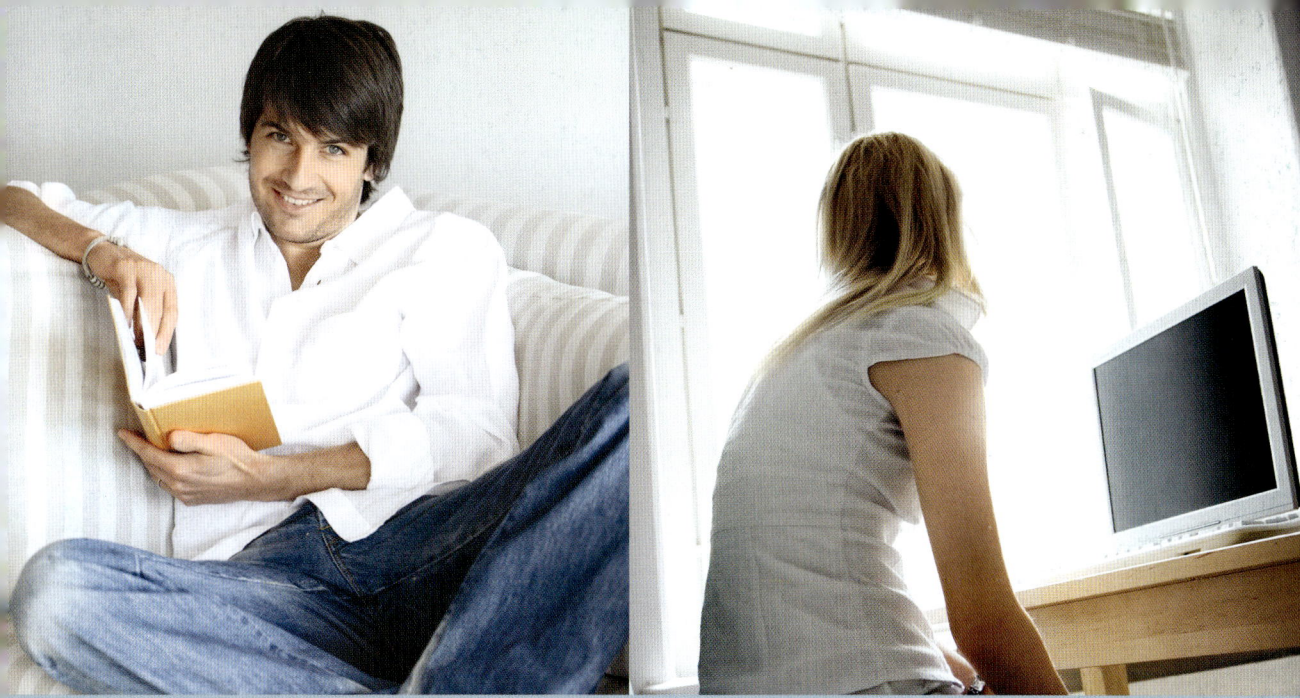

Lümmeln ist besser als sein Ruf – und auf jeden Fall besser als eine starre Haltung.

Wichtig für Schreibtischarbeiter: viele Pausen mit kleinen »Bewegungshäppchen«.

Muskeln, hält die Bänder flexibel und die Sehnen federnd und belastbar.

6 Unterversorgte oder durch verhärtetes Gewebe eingeschränkte Nerven werden unbeweglich und können Bewegungen des Körpers nicht mehr folgen. Nerven müssen aber beweglich bleiben, denn sie bewegen sich schließlich immer mit.

7 Unsere fast 50 kleinen Wirbelgelenke leiden bei dauernder Inaktivität unter Knorpelabbau. Wie ihre großen Brüder, zum Beispiel die Knie, leiden die kleinen Facettengelenke dann unter Arthrose.

8 Zu wenig Bewegung lässt Knochen brüchig werden, denn dann fehlt den Knochenaufbauzellen (Osteoblasten) der Reiz, aktiv zu werden. Die Abbauzellen (Osteoklasten) gewinnen die Oberhand und höhlen die Knochen nach und nach aus.

9 Durch zu wenig Aktivität unbeweglich gewordene Schultern und Hüftgelenke stellen eine Belastung für die Wirbelsäule dar, weil sie die fehlende Mobilität dieser großen Nachbargelenke ausgleichen muss. Und das klappt normalerweise nicht lange.

10 Inaktivität, Unterforderung und Unterversorgung verzögern die Genesung von geschädigtem Gewebe. Heilungsprozesse dauern viel länger oder werden nur unzureichend abgeschlossen, weil die Durchblutung zu gering ist oder fehlt.

Die jahrelang propagierten Strategien der Schonung des Rückens haben uns immer tiefer in den Schlamassel geführt. Denn Schonung bedeutet Unterforderung, und weniger Aktivität ist der direkte Weg in die Sackgasse Rückenschmerz. Werden Sie deshalb möglichst bald aktiv!

Wie entstehen Rückenschmerzen?

Bei starken Rückenschmerzen würden auch Sie wahrscheinlich zum Arzt gehen. Jedoch findet man in mehr als 90 Prozent der Fälle keine eindeutige Ursache für die Schmerzen, weil dynamische Prozesse wie Stoffwechselvorgänge und schleichende Entzündungen meist nicht in Betracht gezogen werden. Rückenschmerz ist viel komplexer, als oft behauptet wird.

Forscher gehen davon aus, dass Rückenschmerzen in über 80 Prozent aller Fälle auf muskuläre Ursachen zurückzuführen sind. Das lässt hoffen, denn die Muskeln können schließlich trainiert werden!

Übersäuerung: nicht nur bei Sportlern

Sportler kennen das nur zu gut: Wenn die Muskeln richtig »blau« sind, wie sie das nennen, befindet sich zu viel Milchsäure (Laktat) in den Muskeln. Es ist ein Abfallprodukt des Energiestoffwechsels und tritt vermehrt nach intensiven Belastungen auf, bei denen zu wenig Sauerstoff zur Verfügung steht, um die Muskelzellen ausreichend zu versorgen. Das Gehirn registriert dies und sendet Schmerzsignale aus.

Das passiert aber nicht nur Sportlern: Auch wenn wir stundenlang am Computer sitzen, übersäuern die Muskeln! Durch die Daueranspannung im Bereich von Schultern und Nacken werden die Muskelzellen zu wenig mit Sauerstoff versorgt und übersäuern. Chemische Rezeptoren werden dann aktiviert und senden Gefahrenmeldungen an das Gehirn.

Das betrifft natürlich nicht nur die Schulter-Nacken-Muskulatur. Der gesamte Rücken und alle unsere 60 Billionen Körperzellen leiden unter Atemnot, wenn wir uns nicht rückenfreundlich verhalten. Ein typisches Beispiel: Nach vier Stunden Autofahrt steigen Sie an der Raststätte ganz steif und mit Schmerzen im unteren Rücken fast schleichend aus dem Auto. Durch das lange, unbewegte Sitzen fallen alle Zellen ins Koma. Der Rücken bekommt keinen Sauerstoff, die Muskeln sind atemlos, nur der »Chef«, das Gehirn, schafft es gerade noch, einen Sauerstoffrest zu bekommen. Körperzellen brauchen Sauerstoff – sonst gehen sie zugrunde, weil der Organismus die Baustoffe der Zellen zum Abbau der Übersäuerung nutzt. Ständiges Sitzen und Verharren in einer Position zieht Sauerstoffmangel nach sich. Darunter leidet der ganze Rücken – besonders auch der untere Rücken, weil er sowieso aufgrund seiner anatomischen Gegebenheiten die geringsten Bewegungsmöglichkeiten besitzt. Das Gehirn weiß sich nicht mehr zu helfen und reagiert mit Schmerzen, um Gefahr für Muskeln, Bänder und Gelenke abzuwenden.

Verstopftes Bindegewebe

In seinem bekannten Werk »Das System der Grundregulation« von 1975 beschreibt der Autor Professor Alfred Pischinger die besondere Bedeutung des Bindegewebes als Grundlage für alle biologischen Funktionen und Prozesse. In Kombination mit den Gefäßen (Blutbahnen und Lymphbahnen) sowie der Verschaltung und Verbindung der Nerven sorgt dieses größte den gesamten Organismus durchziehende System für die Ernährung und Versorgung aller Körperzellen. Damit ist es zuständig für alle Lebensfunktionen unseres Körpers. Es tauscht seine Informationen über die außerhalb der Körperzelle gespeicherte Flüssigkeit aus und verbindet darüber sämtliche Informationen überall aus dem Körper.

Viele Prozesse im Körper laufen aus dem Ruder, wenn das Bindegewebe, die Basis unserer körpereigenen Grundregulation, verstopft oder anderweitig Schaden nimmt. Trotzdem wird es in der medizinischen Lehre oft vernachlässigt. Speziell für den Rückenschmerz ist die Bedeutung dieser Grundsubstanz bisher viel zu wenig erschlossen. Das Netzwerk des Bindegewebes besitzt direkte Bahnen zum Zentralnervensystem, und so münden Veränderungen oft in schmerzhafte Prozesse.

Warnsignale des Bindegewebes

Wenn wir einen »schlappen« Stoffwechsel haben und zu wenig trinken, lagern sich Giftstoffe aus Nahrung und Umwelt im Bindegewebe ab. Das belastete Gewebe meldet dem Gehirn eine Notlage: Vergiftete Bindegewebsregionen reagieren mit kleinsten Entzündungen – die normale Reaktion des Körpers auf ein Problem –, und über eine Entzündung wird das Gehirn sofort informiert. Die Folge ist Schmerz! Sowohl Muskeln als auch Nerven sind von einer bindegewebigen Hülle umzogen. So ist es kein Wunder, wenn auch sie bei verstopftem Bindegewebe schmerzhaft reagieren. Denn die sensorischen Warnsignale strömen auch von dort direkt zum Gehirn.

Reizung der Muskelhüllen

Die bindegewebige Muskelhülle (Faszie) geht am Muskelende in die Sehne über, die anschließend am Knochen ansetzt. Faszien sorgen dafür, dass der Muskel in Ruhe und Anspannung seine anatomische Form behält – dafür müssen die Faszien flexibel und elastisch sein. Blutgefäße und Nerven wachsen in die Faszien ein, so können diese schnell und effektiv auf Gefahren reagieren. Ist das Bindegewebe der Faszie verstopft oder ist sie durch ständige Inaktivität ausgetrocknet, funktioniert das Zusammenspiel von Muskel und Hülle nicht mehr. Nach einer langen Autofahrt etwa behindern die Faszien und weiteres Bindegewebe die Bauchmuskeln in ihrer Bewegungsfreiheit; die Folge sind reflektorische Schmerzen im unteren Rückenbereich.

Auch die kleinen Muskeleinheiten der tiefen Rückenmuskulatur werden durch die Faszienhülle zur großen Einheit. Verkanten sich Wirbelgelenke, verrutschen Wirbelkörper oder lockern sich die Bänder, werden die Faszien der tiefen Muskeln gereizt. Gefahrenmeldungen an das Gehirn (Schmerzen) sind die Folge.

info

_Mehr als nur Füllmaterial

Bindegewebe ist überall im Körper. Es besteht aus kleinen elastischen Fasern, Wasser, Proteinen und Netzstrukturen, welche die eigentlichen Bindegewebszellen fest umschließen. Das Bindegewebe entscheidet stark über die Formgebung des Körpers. Wird es schlaff, bilden sich Dellen; Bänder und Knochen verlieren an Stabilität.

Vernachlässigte Muskeln

Etwa 150 Muskeln wirken direkt auf die Wirbelsäule ein, geben ihr Stabilität und führen die kleinen Wirbelgelenke bei allen Bewegungen. Sie sind der Motor und gleichzeitig der Airbag für die Wirbelsäule. Bevor bei Bewegungen überhaupt Kräfte auf Wirbelsäule, Bandscheiben oder die Knorpelstrukturen der Gelenke treffen, federn gut trainierte Muskeln diese ab: bis zu 90 Prozent der einwirkenden Kräfte! Über vier Fünftel aller Rückenprobleme entstehen so: Aufgrund von fehlender oder falscher Beanspruchung verspannen und verkrampfen die Muskeln, verkürzen sich und werden steif und unbeweglich, können nicht mehr harmonisch miteinander agieren, die Gelenke nicht mehr sichern und führen. Um die Schmerzen zu lindern, schont man sich meist unbewusst, verändert Haltung und Bewegung und beschränkt damit die natürliche Funktion der Muskeln noch mehr.

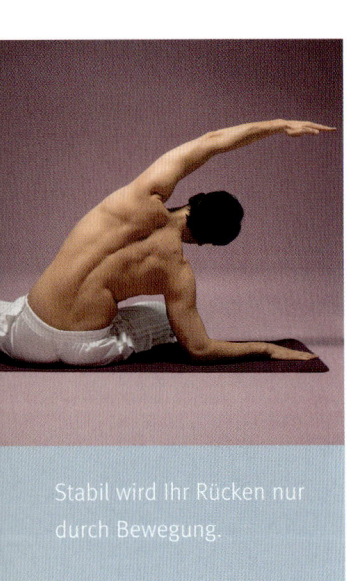

Stabil wird Ihr Rücken nur durch Bewegung.

Lang anhaltende Verspannungen wirken »ansteckend«: Sie lassen immer mehr andere Muskeln ebenso unter Daueranspannung leiden. Das Muskelgewebe übersäuert, kleine Blutgefäße werden nicht mehr ausreichend versorgt und in der Folge abgebaut. Es sprießen neue, auf Gefahren spezialisierte Nervenzellen in Muskelgewebe und Faszie ein. Die Verspannung breitet sich aus, und bald ist eine ganze Region völlig verhärtet. Dann kann schon eine leichte Berührung Schmerzen auslösen, wie etwa bei Schulter-Nacken-Schmerzen.

Drei Muskelschichten

Aufgrund der anatomischen Lage gibt es drei Schichten von Rückenmuskeln:

❯ Die oberste Schicht wird von den großen Rückenmuskeln gebildet, die direkt unter der Haut liegen. Zu ihnen zählen beispielsweise der M. latissimus oder der M. trapezius. Diese Muskeln entspringen an den knöchernen Vorsprüngen der Wirbelkörper, den Dornfortsätzen. Von dort ziehen sie zu Schultergelenk und Hüfte und verbinden so den gesamten Rumpf vom Becken bis zum Schultergürtel mit der Wirbelsäule. Auf diese Weise werden die Bewegungen der Arme und Beine auf den Rumpf übertragen, und Stabilität und aufrechte Haltung werden gewährleistet. Bei vielen durchtrainierten Menschen sind diese Muskeln sichtbar gut entwickelt – trotzdem sind sie oft verspannt, wenig flexibel und oft sogar sehr schmerzempfindlich, weil beim Training die tiefen Rückenmuskeln vernachlässigt wurden (siehe rechts).

❯ Die mittlere Schicht liegt direkt unter den großen Rückenmuskeln. Sie besteht aus fünf Muskelgruppen, die einerseits zwischen den Rippen verlaufen, andererseits die gesamte Länge der Wirbelsäule überbrücken. So verbinden sie den Schädelknochen mit dem Knochen des Beckens. Die Muskeln ziehen fächerförmig von Wirbelkörper zu Wirbelkörper und sind an allen Bewegungen des Rumpfes – außer der Vorbeugung – beteiligt. Sie stabilisieren die Wirbelsäule und verbinden sie direkt mit dem Brustkorb. Zu ihnen zählen zum Beispiel der M. longissimus, die Mm. intercostali und splenii. Sind sie zu schwach, können sich Wirbelkörper verschieben und Blockaden verursachen.

❯ Die tiefe Wirbelsäulenmuskulatur ist die wichtigste Schicht. Sehr oft ist sie verantwortlich für Rückenschmerzen, denn sie ist filigran, sensibel und leidet besonders unter Inaktivität. Dann schrumpft sie noch schneller als die übrigen Muskeln und verursacht so einen großen Stabilitätsverlust der Wirbelkörper untereinander. Die tiefe Schicht besteht aus fünf Muskeln, die zum Teil zu Gruppen zusammengefasst sind. Diese Muskelgruppen verbinden, direkt an der Wirbelsäule liegend, in kurzen und langen Muskelzügen sämtliche Wirbelkörper an den Dorn- und Querfortsätzen miteinander und harmonisieren deren Bewegung. Lange Faserzüge verspannen sogar die ganze Wirbelsäule vom Kreuzbein bis zum Schädelknochen. Sie sind die eigentlichen Garanten für eine stabile Wirbelsäule und schützen sie bei allen Bewegungen. Sie helfen dem Rumpf bei Streckbewegungen, Rotationsbewegungen und Seitneigung. Zu ihnen zählen so wichtige Muskeln wie die Mm. rotatores, Mm. multifidii und spinales. Die tiefen Rückenmuskeln bestehen im Unterschied zu anderen Muskeln zu beinahe 50 Prozent aus Bindegewebe, das nicht aktiv kontrahiert werden kann. Sie bieten deshalb nur passiven Schutz für die Wirbelsäule. Aus diesem Grund sind die anderen 50 Prozent dieser Muskeln auch so enorm wichtig, die aktiv an der gesunden Wirbelsäulenbewegung beteiligt sind. Sie bestehen aus ungewöhnlich großen Muskelfasern – Fast-Twitch-Fasern oder auch »schnelle« Muskelfasern genannt. Diese können rasch große Kräfte entfalten, ermüden jedoch auch schnell, weil sie ohne Sauerstoff sehr bald an ihre Leistungsreserven kommen.

Die tiefen Rückenmuskeln sind ein ideales Sicherungssystem: Der bindegewebige Anteil kann in normalen Situationen die Aufgaben allein bewältigen. Erst bei größeren Belastungen müssen sich die schnellen Fasern aktiv beteiligen. Diese aktiven Teile werden bei den gängigen Übungen kaum mittrainiert. Deswegen legt das Rücken-Akut-Training den Schwerpunkt auf die tiefen Rückenmuskeln. Denn die brauchen eine besondere Behandlung, um fit zu bleiben.

Wie Blockaden entstehen

Bei einer Blockade verliert das harmonisch aufgebaute System der Wirbelkörper an Stabilität. Ausgangspunkt dafür ist fast immer eine zu schwache und überforderte tiefe Rückenmuskulatur! Normalerweise führt und stabilisiert diese die kleinen Gelenke. Die Wirbelkörper werden dadurch immer in der richtigen Position gehalten, egal ob Sie sich beugen, strecken oder drehen.

info

_Nicht zu ersetzen

Muskeln sind Teamplayer und übernehmen auch mal die Funktionen eines geschwächten Nachbarn. Doch was bei den großen und seitlichen Rückenmuskeln funktioniert, klappt nicht bei den tiefen Rückenmuskeln: Die anderen Muskeln liegen nicht so nah an der Wirbelsäule und sind nicht so angeordnet, dass sie die Funktion der tiefen Schicht übernehmen könnten.

Meist passiert es plötzlich, bei einer abrupten Bewegung, dass schwache Muskeln ihre Aufgaben nicht mehr erfüllen können, etwa wenn Sie ausrutschen, einen Ball fangen oder werfen oder eine Getränkekiste anheben. Dann verschieben sich die betroffenen Wirbelkörper, die Gelenkflächen der kleinen Wirbelgelenke nähern sich einander an. Bewegung ist fast unmöglich, die kleinen Gelenke entzünden sich, und die Nerven werden völlig irritiert. Extreme Schmerzen sind die Folge. Diese strahlen dann oft bis in die Beine oder Arme aus, Finger und Zehen werden taub. Langfristig können sich sogar die Bandscheibenkerne verlagern. Halten die Taubheitsgefühle länger als drei Tage an, sollte man unbedingt einen Arzt aufsuchen.

Meist kündigen sich Blockaden an. Falls Sie sich beispielsweise in eine Richtung nicht mehr so gut bewegen können und es bei diesen Bewegungen leicht schmerzt, sind das erste Anzeichen. Wirbelkörper sind dann nicht mehr ausreichend stabilisiert, und Blockaden können die Folge sein. Wenn Sie solche Zeichen wahrnehmen, dann fangen Sie sofort mit dem Lebenslang-Fit-Programm ab Seite 149 an.

Ist jedoch bereits eine Blockade eingetreten, hilft meist eine intensive Dehnung und Entspannung der Muskeln. Wärme und Partnermassage können dies unterstützen, ebenso die Druckpunktmassage aus dem Anti-Schmerz-Programm. Damit der Wirbel später aber auch erfolgreich in seiner angestammten Position bleiben kann, müssen die Rückenmuskeln langfristig gekräftigt werden. Lässt sich der Wirbelkörper nicht wieder in die korrekte Position bringen, kann ein erfahrener Osteopath helfen.

Wenn Bänder erschlaffen

Über die ganze Vorderseite der Wirbelsäule zieht sich das vordere Längsband entlang. Das »gelbe Band« (Ligamentum flavum) stabilisiert die Wirbelsäule zwischen

info

_Wenn die Hexe schießt

Wenn die Hexe plötzlich schießt und meist den unteren Rücken trifft, können sich die Opfer kaum noch aufrichten. Irrtümlich wird der Hexenschuss oft auf einen Bandscheibenvorfall zurückgeführt, woraufhin die Bandscheibe auf einen Nerv drückt. Tatsächlich ist der Ausgangspunkt dieses Schmerzes jedoch fast immer eine stark verspannte Muskulatur und unrund laufende kleine Gelenke an den Wirbelkörpern der Lendenwirbelsäule sowie auch kleinste Verschiebungen der Wirbelkörper. Luftzug oder Kälte, eine überforderte Muskulatur, aber auch Stress können Anlass für diese Probleme sein. Die Rückenmuskeln sind im betroffenen Gebiet völlig verhärtet und unbeweglich. Erst nach geraumer Zeit des Leidens und nach fachgerechter Behandlung verschwindet der Schmerz wieder aus dem Leben. Der Fachbegriff für den Hexenschuss im unteren Rücken ist »Lumbago«. Stellenweise kann es auch zu einer Kombination mit der Ischialgie kommen (siehe Seite 24). Dann spricht man von der Lumboischialgie.

den sogenannten Wirbelbögen, die hinten am Wirbelkörper sitzen. Alle Wirbelbögen zusammen bilden den Wirbelkanal, das Rohrsystem für das Rückenmark. Durch ihn zieht das hintere Längsband, weil das Nervensystem besonderen, individuellen Schutz benötigt. Einige kräftige Bänder verbinden die Dornfortsätze und auch die Querfortsätze an den Wirbelkörpern und sichern so die Wirbel gegen Verrutschen. Nur an wenigen Stellen schaut mal ein Knochenvorsprung heraus.

Sechs verschiedene Bandsysteme sorgen dafür, dass die Wirbelsäule stabil »gestrafft« bleibt, Sie sich nicht überdrehen können und die Aufrichtung leichter fällt, weil Bänder und Muskeln zusammenarbeiten. Die Bänder sind die Sicherheitsgurte Ihrer Wirbelsäule und sollten daher besondere Pflege durch vielfältige Bewegungsreize erfahren. Sonst leiern sie aus wie alte Gummibänder.

Wenn die Bandscheiben schrumpfen, erschlaffen die Bänder. Bei schwachen Muskeln sind sie überfordert. Das Ergebnis: Beschwerden wie Blockaden, Verspannungen bis hin zu Bandscheibenvorfällen.

Weniger Bewegung, weniger Crosslinks

Studien einer französischen Forschungsgruppe haben gezeigt, dass bereits nach vier Wochen Inaktivität die Belastbarkeit von Bändern um 80 Prozent sinkt! Verantwortlich für das Ausleiern ist, dass sich die Querverbindungen zwischen den Fasern der Bänder reduzieren, die sogenannten Crosslinks. Auch werden die Fasern durch Inaktivität dünner, und der Wasseranteil sinkt. Aktive Muskeln dagegen weisen oft bis ins hohe Alter fast jugendliche Bänder auf.

Schmerzhafte und fatale Schäden

Die Bänder sind mit vielen Gefahrenmeldern ausgestattet. Erschlaffte Bänder verrutschen, werden durch unphysiologischen Zug bei Bewegungen gestresst und überfordert und melden dies unverzüglich ans Gehirn. Wenn ein Schutzsystem Gefahr meldet, hat das oberste Priorität, daher reagiert das Gehirn, und Schmerzen entstehen. Gegenüber diesen quälenden Schmerzen verblassen andere Schmerzen an der Wirbelsäule.

Leider werden die Bänder fast nie wieder die alten: Sind sie einmal erschlafft, kann ihnen nur Bewegung helfen, aber den Ausgangszustand erreichen sie nie mehr hundertprozentig. Beugen Sie ab jetzt mit dem Programm vor!

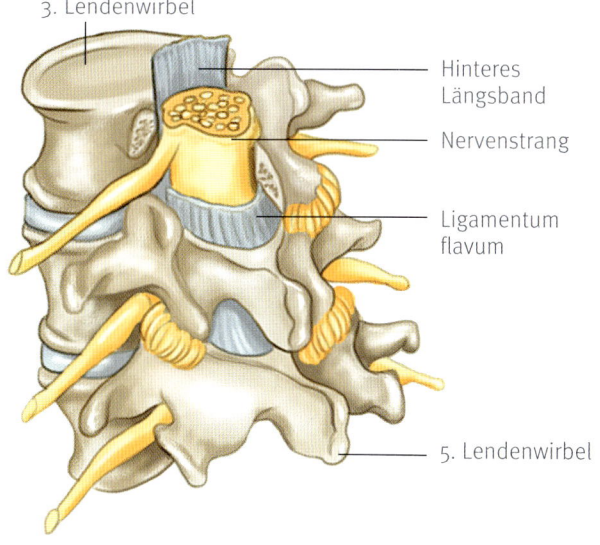

3. Lendenwirbel

Hinteres Längsband

Nervenstrang

Ligamentum flavum

5. Lendenwirbel

Die Bänder an der Wirbelsäule sind für deren Stabilität und damit einen schmerzfreien Rücken von großer Bedeutung. Sie brauchen aber vielfältige Bewegungsreize sowie die Unterstützung gut trainierter, beweglicher Muskeln, um elastisch und gleichzeitig stabil zu bleiben.

Wenn Nerven gestört werden

Mehrere hundert Meter Nerven gibt es in unserem Körper, und sie sind enorm wichtig für alles, was wir tun und fühlen. Die bekannten Nervenforscher Marshall Devor und Ze'ev Seltzer konnten in ihren Studien feststellen, dass Schmerzen sehr viel häufiger durch Nervenstörungen hervorgerufen werden als oft angenommen. Denn Nerven reagieren extrem empfindlich auf Druckbelastungen, auf Unterversorgung und schlechte Durchblutung oder auf biomechanische Veränderungen, etwa durch lokale Entzündungen. Wenn Nerven schmerzen, sprechen wir von einem neurogenen Schmerz.

Nerven bestehen etwa zur Hälfte aus Strukturen wie Bändern, also aus Bindegewebe, und werden dadurch belastbar und stark. Die andere Hälfte setzt sich aus zehntausenden impulsleitenden Fasern zusammen, den Neuromen. Sie sind die Informationsquelle des Gehirns. Einige aktivieren die Muskeln, andere das Rückenmark.

Eingeschränkte Mobilität der Nerven

Damit Bewegung und Impulsweiterleitung reibungslos funktionieren, müssen Nerven einerseits in ihrer eigenen bindegewebigen Hülle beweglich bleiben. Aber sie müssen auch mobil bleiben, wenn sich der gesamte Nerv einschließlich Hülle bewegen muss, wie es im Wirbelkanal der Fall ist. Wenn Sie sich zum Beispiel nach vorn beugen, wird der gesamte Rückenmarkskanal etwa 5 bis 7 Zentimeter länger als in aufrechter Haltung. Die Wirbelkörper ziehen sich auseinander, und die Nerven müssen folgen. Bindegewebswucherungen, Verklebungen und Entzündungen schränken diese Beweglichkeit der Nerven oft ein.

Durch Befestigung auf Spannung gehalten

Außerdem hat die aktuelle Forschung auch biologische Grenzen gefunden: Nerven bewegen sich nicht völlig frei, sondern sind an bestimmten Punkten fixiert. Im Bereich der Wirbelsäule vermuten Wissenschaftler diese sogenannten Spannungspunkte am 6. Halswirbel, 6. Brustwirbel und 4. Lendenwirbel. Das Auffällige ist, dass Spannungsschmerzen sich oft gerade auch an diesen Punkten zeigen. Der Ischiasnerv beispielsweise ist »befestigt« im Bereich des Kniegelenks, und so ist es nicht verwunderlich, dass bei einer Ischialgie viele Betroffene auch unter Schmerzen im Bereich des Kniegelenks leiden.

Wer sich viel bewegt, trainiert nicht nur seine Muskeln, sondern bewahrt auch seine Nerven davor, spröde zu werden, oder gibt ihnen ihre Elastizität zurück. Im Rücken-Akut-Training finden Sie verschiedene Übungen zur Nervenmobilisation.

Wie Nerven Rückenschmerzen auslösen

Nerven sind sehr oft Ausgangspunkt von Schmerzen im Rücken. Wenn sie durch Entzündungen gereizt sind, wird der Stoffwechsel ihrer Zielmuskeln nachhaltig gestört. Die Durchblutung verändert sich, die Versorgung der Muskelzellen mit Nährstoffen versiegt, und auch die Abfallprodukte aus dem Muskelstoffwechsel werden nicht mehr schnell genug abtransportiert. Speziell bei Schmerzen im Schulter-Nacken-Bereich entwickeln sich daraus tastbare Verhärtungen der Muskulatur, die Myogelosen.

Den Begriff aus dem Griechischen könnte man mit »Muskelfrost« übersetzen, wir sagen aber »Muskelhartspann« zu den etwa olivengroßen Knoten, die sich besonders oft im Nacken, in den Muskeln neben der Wirbelsäule und an den Waden bilden: Dort leidet die Muskulatur ständig unter Sauerstoffnot, weil die Durchblutung abgeschnürt und der Stoffwechsel eingeschränkt ist. Dagegen helfen Wärme, Dehnen, Entspannen und Aktivwerden.

Genauso wie Ihre Bänder unten am Fuß oder im Kniegelenk ist der Bandanteil der Nerven mit vielen Gefahrenrezeptoren ausgestattet. So wird bei einer Fehlbelastung oder chronisch bedingten Entzündung die Hülle der Nerven oft überstrapaziert, und Schmerzen sind die Folge.

Auch die unzähligen Neurome (siehe Seite 22) können Auslöser von Gefahrenmeldungen sein und somit Schmerzen verursachen. Sie reagieren zum Beispiel sehr sensibel auf ein ständig hohes Niveau von Stresshormonen wie Kortisol im Blut sowie auf Durchblutungsstörungen oder Quetschungen, Engpässe durch Verknöcherungen, zu intensives Dehnen oder auch Umweltgifte. Ebenso kann ständige Inaktivität Schmerzen verursachen, nämlich wenn Nerven in ihrer Hülle nicht mehr beweglich sind. Die Folge: stechende Schmerzen bei Bewegungen (siehe auch Seite 96).

Nerven können sogar verantwortlich für die Entstehung von Entzündungen sein: Werden sie oft irritiert, hören sie nicht mehr auf, Signale und Informationen ans umliegende Gewebe zu schicken. Die daraus folgenden chemischen Reaktionen im Körper verändern das Bindegewebe und lassen es zum Zentrum der Schmerzentwicklung werden.

info

_Das Minigehirn der Nerven

Die US-amerikanischen Schmerzforscher David Butler und Lorimer Moseley beschreiben eine kleine Ausbuchtung der peripheren Nerven dort, wo der Nerv ins Rückenmark übergeht. Dies ist das sogenannte Hinterwurzelganglion (HWG). Hier befinden sich die Nervenkerne der Neurome. Die Forscher nennen das HWG »Minigehirn«, weil es die erste Anlaufstation für alle Daten aus dem Körper ist, die es überwacht und auswertet. Unser Minigehirn ist extrem empfindlich gegenüber Stoffen im Blut, etwa Stresshormonen, sowie gegenüber Entzündungen der Faszien, Arthrosen der kleinen Wirbelgelenke und Verletzungen der Muskeln. Dann sprießen dort vermehrt kleine Nervenfasern und stören sich gegenseitig, wodurch das HWG zur Nervensäge werden kann. Selbst extrem starke Schmerzmedikamente können dann kaum helfen. Viele Menschen mit starken Nackenschmerzen kennen dies: Wenn die Wirbelgelenke entzündet sind oder sich dort winzige Arthrosen gebildet haben, reagiert das HWG in der Halswirbelsäule oft überempfindlich. Wenn sie den Kopf in den Nacken legen, kann das überempfindliche Minigehirn gequetscht werden. Das tut weh! Wer unter Nackenschmerzen leidet, hält deswegen fast automatisch den Kopf nach vorn gebeugt.

Neuralgie: schmerzende Nerven

Neuralgien (Nervenschmerzen) entstehen, wenn sich Entzündungen an den Nerven entwickeln, sei es durch Druck wie bei einem Bandscheibenvorfall, durch eine Störung der Versorgung und Durchblutung – bei Diabetikern besonders häufig – oder auch durch Virenbefall, beispielsweise mit Herpes Zoster. Zu unterscheiden sind:

❯ Neuralgien an der Nervenfaser (Axon): Die Informationsweiterleitung ist gestört, die Betroffenen spüren meist ein Taubheitsgefühl oder Kribbeln. Daraus entwickeln sich oft schmerzhafte Empfindungen bei Bedingungen wie Kälte oder Druck.

❯ Neuralgien an der Isolationsschicht der Nervenfasern (Markscheide): Dabei werden Nervenfasern freigelegt, sodass die elektrischen Impulse auf Empfindungsrezeptoren überspringen. Dies führt zu plötzlich einschießenden heftigen Schmerzreaktionen.

❯ Neuralgien aufgrund einer Durchblutungsstörung der Nerven: Hierbei werden die Nerven nicht mehr ausreichend versorgt, was ebenfalls zu sehr intensiven Schmerzen führt. Meist ist Druck für diese Störung verantwortlich, und so verschwindet der Schmerz rasch, wenn der Verursacher des Drucks entfernt wird (besonders bei Bandscheibenproblemen). Wichtig ist aber, dass nicht der Druck selbst verantwortlich für den intensiven Schmerz ist, sondern allein die Entzündung, die in seinem Umfeld entsteht. So ist auch zu erklären, warum Bandscheibenvorfälle oft nicht schmerzhaft sind.

Bei Neuralgien schafft es das Immunsystem nicht, die Entzündung in den Griff zu bekommen. Bekämpfen Sie die Entzündung (siehe auch Seite 40), verschwinden die Schmerzen in der Regel schnell. Wie Sie Ihr Immunsystem entsprechend stärken können, erfahren Sie ab Seite 144.

Ischialgie: wenn der Ischias zwickt

Unser größter Nerv, der Ischiasnerv, ist eigentlich ein Nervengeflecht, das an den Hüften beginnt und die Beine versorgt. Der Nervus ischiadicus reagiert besonders sensibel bei Störungen oder Veränderungen im Bereich des fünften Lendenwirbels und des ersten Kreuzbeinwirbels. Dann strahlt der Schmerz oft bis in die Zehenspitzen aus. Auch Taubheitsgefühle, Kribbeln oder ein Kraftverlust in den Beinen können Indiz für eine Ischialgie sein. Dieses Ischiassyndrom ist ein Engpasssyndrom des Nervs. Eine drückende Bandscheibe, ein verschobener Wirbel oder auch eine Verkrampfung der Muskeln kann die Ursache sein.

Stenosen: wenn es Nerven zu eng wird

Die Wirbelsäule bildet mit den Wirbelbögen den Wirbel- oder Spinalkanal, in dem das Rückenmark verläuft. Dieses bündelt die Nervenbahnen. Besonders mit zunehmendem Alter kann sich der Wirbelkanal einengen, dann spricht man von einer Stenose. Am häufigsten finden sich Einengungen zwischen dem dritten, vierten und fünften Lendenwirbel, am Engpass sieht es aus wie in einer Sanduhr. Ursache ist meist eine Kettenreaktion, die ihren Ausgangspunkt in schrumpfenden Bandscheiben hat, was zur Instabilität im betroffenen Wirbelsegment führt. Bänder erschlaffen dann, sodass die Muskulatur umso mehr zum Schutz und zur Stabilisation der Wirbelsäule gefordert wird. Da diese Aufgabe auch für die Muskeln zu groß ist, verspannen sie sich. Die Wirbelgelenke nutzen sich ab, und ihre winzigen Knorpel werden abgerieben. Durch Ablagerungen entstehen Zacken an den Zwischenwirbellöchern, den Austrittsöffnungen für die Nervenwurzeln (Foramenstenose), oder direkt am Wirbelkanal (Spinalkanalstenose). Nerv oder Rückenmark werden bedrängt und eingeengt. Sehr oft klagen Patienten dann über ziehende Schmerzen beim Gehen in den Beinen. Wenn man sich hinsetzt und den Oberkörper nach vorn beugt, verschwinden die Beschwerden sofort, weil sich durch das Nachvornbeugen der Abstand zwischen den Wirbeln nach hinten vergrößert und die Nervenreizung ausbleibt. Leider wird das mit der Zeit immer seltener, weil der Knochenaufbau fortschreitet und den Nervenkanal immer weiter einengt. Erst nach Jahren kommt es zu einem Still-

stand des Problems. Dann ist es aber meist bereits so schlimm geworden, dass Betroffene nur noch maximal 50 bis 100 Meter am Stück gehen können. Der Engpass führt zu einem Abschnüren der Blutzufuhr – das macht längere Gehstrecken unmöglich. Experten sprechen dann von der Claudicatio intermittens spinalis.

Da die Ursache fast immer in einer Instabilität von Wirbelkörpern liegt, ist es wichtig, die Stabilisatoren der Wirbelsäule zu trainieren. Speziell die tiefen, kleinen Muskeln sorgen für Stabilität. Wenn sich also die ersten Anzeichen einer Stenose zeigen, wird es umso wichtiger, diese Muskeln zu trainieren. Wie das geht, erfahren Sie im Übungsteil des Buches ab Seite 61. Wird man nicht rechtzeitig aktiv, droht eine Operation, die Laminektomie. Dabei wird der Wirbelkanal wieder vergrößert, indem Teile der betroffenen Wirbel entfernt werden.

info

_Der Notfall: Cauda-equina-Syndrom

Am unteren Ende der Wirbelsäule treten die Nerven wie ein Pferdeschweif aus dem Rückenmarkskanal aus und erreichen von dort aus ihre Bestimmungsorte, die Muskeln. Schwere Bandscheibenvorfälle, die mehr als üblich anderes Gewebe und Nerven verdrängen, oder auch große Versteifungsoperationen können dazu führen, dass dieser Nervenschweif massiv gequetscht wird. Umfassende neurologische Ausfälle sind die Folge. Wichtig ist, dass die Nerven möglichst innerhalb der ersten sechs Stunden vom Druck befreit werden, ansonsten bleiben sie dauerhaft geschädigt. Mögliche Zeichen sind:

❯ Die »Reithosenanästhesie«: eine Störung der Sensibilität am Gesäß und den Oberschenkelinnenseiten.

❯ Starke Rückenschmerzen, die bis in die Unterschenkel ausstrahlen.

❯ Schwächen der Fußhebemuskulatur.

❯ Fehlende Reflexe an der Kniescheibe und/oder Achillessehne.

❯ Plötzliche Impotenz bei Männern, mit Störung der Sensibilität der Genitalien.

❯ Inkontinenz, durch Schädigung in der Region des zweiten bis vierten Kreuzbeinwirbels.

Problemzonen an der Wirbelsäule

Die Wirbelsäule mit ihren 24 »Bausteinen« ist ein Wunderwerk an Stabilität und Beweglichkeit, das kein Ingenieur nachbauen könnte. Dieses Meisterwerk ist – fast – unendlich belastbar, stabil und dennoch biegsam in alle Richtungen. Allerdings nur wenn alle Bestandteile wie in einem Weltklasseorchester perfekt zusammenspielen. Das ist leider bei vielen Menschen nicht der Fall.

❯ Fast 75 Prozent aller Rückenschmerzen finden sich im Bereich der Lendenwirbelsäule. Da diese recht unbeweglich ist – nur zwei bis drei Grad Drehung sind möglich –, wirkt sich eine Instabilität durch schwache Muskeln und erschlaffte Bänder gravierend aus. Gleichzeitig trägt die Lendenwirbelsäule auch die meiste Last des Körpergewichts.

❯ 24 Prozent der Schmerzen geht vom filigransten Teil des Rückens aus: von der Halswirbelsäule.

❯ Nur 1 Prozent der Schmerzen ist im Bereich der Brustwirbelsäule angesiedelt.

In den drei Regionen finden sich jeweils typische Symptome, die meist zwar einheitliche Ursachen haben, aber durch den Ort des Geschehens oftmals unterschiedliche Maßnahmen erfordern. Deswegen ist das Rücken-Akut-Training nach diesen drei Regionen unterteilt und stellt Ihnen Inhalte und Übungen vor, die speziell für Ihren Problembereich am Rücken das Beste sind.

Halswirbelsäule – die Sensible

Die filigrane Halswirbelsäule mit ihren sieben kleinen Wirbeln trägt den Kopf.

❯ Der oberste Halswirbel heißt Atlas und besteht nur aus einem knöchernen Ring. Er hat die Funktion eines Scharniers zwischen Schädelknochen und Wirbelsäule.

❯ Direkt darunter sitzt der zweite Halswirbel, der Axis. Dieser hat als Besonderheit einen Knochenzapfen nach oben durch den Ring des Atlas. Um diesen »Zahn« (Dens axis) kann der Atlas mit dem aufliegenden Schädelknochen rotieren.

❯ Alle anderen fünf Wirbelknochen sind ebenfalls recht klein, jedoch besitzt der letzte, siebte Halswirbel einen deutlich im Nacken tastbaren Dornfortsatz. Dort endet die Halswirbelsäule. Aus den Halswirbeln treten die ersten Nerven des Rückenmarks aus und versorgen Hände und Arme.

Halswirbel
C1–C7

Brustwirbel
Th1–Th12

Lendenwirbel
L1–L5

Kreuzbein
S1–S5

Steißbein
C01–C05

Bandscheibe

Wirbelkörper

Querfortsatz

Dornfortsatz

Rückenmarkskanal

Wirbelbogen

33 Wirbel bilden unsere Körperachse. Man zählt sie jeweils von oben nach unten.

Schwerstarbeit für die Halsmuskeln

Für die Stabilität der Halswirbelsäule und die vielen Bewegungen des Kopfes ist das muskuläre System verantwortlich, das aus vielen kleinen Muskelanteilen besteht. Die Muskeln bewegen entweder nur ein Segment oder verbinden auch andere Wirbelkörper miteinander. Da der Schwerpunkt des Kopfes vor der Halswirbelsäule liegt, müssen die Halsmuskeln Schwerstarbeit leisten. Wird der Kopf, zum Beispiel bei der Computerarbeit, noch weiter nach vorn geschoben, verschärft sich die Belastung der Muskeln – kein Wunder, dass sich gerade an der Halswirbelsäule oft verspannte Muskeln finden, insbesondere die Oberflächenmuskeln M. scaleni oder M. sternocleidomastoideus. Die kleinen Scaleni-Muskeln finden sich etwas tiefer und reichen sogar bis zur ersten Rippe herab. Daraus ergibt sich der recht enge Zusammenhang zwischen Hals- und Brustbereich.

Typische Nackenbeschwerden

Je nachdem welcher Bereich der Halswirbelsäule betroffen ist von Muskelverspannungen oder Einengungen (Engpasssyndrom), gehen Schmerzen im Nacken von Druck auf die Gefäße oder Nerven aus. Sie strahlen oft in die Hände oder den Brustkorb aus. Die kleinen Scaleni-Muskeln bilden eine winzige Lücke am Hals, wo es durch Schiefhaltung des Kopfes oder ständiges Hochziehen der Schultern zu Einengungen kommt. Die Folgen: Missempfindungen wie Brennen, ziehende Nackenschmerzen, Taubheitsgefühle, Blutstauung in den Venen und Arterien der Arme, ja sogar Atemprobleme. Oft kann der Kopf nicht mehr gedreht oder anderweitig bewegt werden. Schwindelgefühle, Ohrgeräusche und sogar massive Schluckbeschwerden können entstehen. Neben dem Engpassphänomen sind es auch Blockaden der Wirbelgelenke am Hals, die zur Unbeweglichkeit des Kopfes in eine Richtung führen. Selten finden sich hier echte Bandscheibenprobleme.

Sind speziell die oberen Halswirbel blockiert oder sind die muskulären Verspannungen dort ausgeprägter, kann das die Ursache von Kopfschmerzen oder Schwindelgefühlen sein. Der Atlas mit seinen vier winzigen Muskeln (siehe Seite 26) ist besonders anfällig, und seine Fehlstellung kann sich sogar bis in die Beine auswirken.

info

_Schmerzen »gehen fremd«

An jedem Wirbel treten Nervenbündel aus, die Arme, Hände, Beine, Füße und alle inneren Organe versorgen und vernetzen. Werden diese Nerven an ihrem Austritt gequetscht oder gedrückt und entzünden sich sogar, hat das Folgen – nicht unbedingt nur am Rücken. Nervenprobleme, Atemschwierigkeiten, Kribbeln in Füßen oder Händen, Kopfschmerzen oder Verdauungsprobleme sind möglich, je nachdem für welches Gebiet oder Organ der gereizte Nerv zuständig ist. Da im Rücken alles »verschaltet« wird, kann es umgekehrt auch passieren, dass der Schmerz im Rücken zum Beispiel von Herz, Magen-Darm-Trakt, Leber, Nieren, Prostata oder Gebärmutter herrührt.

Das Zungenbein, der unbekannte Partner

Das Os hyoideum ist der einzige Knochen des menschlichen Körpers, der keine direkte Nachbarschaft oder sogar gelenkige Verbindung mit einem anderen Knochen besitzt! Es liegt auf der Strecke zwischen Unterkiefer und Kehlkopf und ist über viele Muskeln mit dem Kiefer, dem Kehlkopf bis hin zum Brustbein und sogar zum Schulterblatt verbunden. Das Zungenbein arbeitet eng mit der Halswirbelsäule zusammen: Alle Bewegungen beim Kauen und die Zungenbewegung beim Sprechen wirken sich direkt auf die Halswirbelsäule aus. Fehlstellungen des Kiefers werden so quasi auf die Wirbelsäule übertragen, und nicht selten sind Kopfschmerzen, Schwindel oder auch Muskelverspannungen am Hals auf fehlerhafte Kaubewegungen zurückzuführen.

Auch die Schulter strahlt aus

60 Prozent aller Hals- und Nackenprobleme sind auf die Schultern zurückzuführen, deswegen werden im Übungsteil die beiden Regionen zur Schulter-Nacken-Region zusammengefasst. Ständig hochgezogene Schultern – etwa am Schreibtisch – überfordern den Nacken und verursachen Schmerzen. Aber auch die Schulterenge, das Engpasssyndrom für den M. supraspinatus (oft Impigmentsyndrom genannt), kann dafür verantwortlich sein, dass Sie bis in den Kopf hinein von der Schulter aus verspannt, verkrampft und hochsensibel auf Druck reagieren. Wenn jede Massage dieser Muskeln richtig wehtut, ist das ein Indiz dafür, dass die Schulter-Nacken-Region überfordert und übersäuert ist. Wenn die Enge der Schulter sich entzündet, strahlen die Schmerzen bis in Arm und Kopf hinein.

Auch Arthrose, Instabilitäten und Kalkablagerungen führen zu Einschränkungen im gesamten Schulter-Nacken-Bereich. Erstes typisches Zeichen ist meist, dass der gestreckte Arm seitlich nicht mehr schmerzfrei über den Kopf gehoben werden kann.

Brustwirbelsäule – die Gutmütige

Über ihre gesamte Länge betrachtet ist die Brustwirbelsäule der Abschnitt mit der geringsten Beweglichkeit – und die Region mit den wenigsten Problemen und Gefahrenstellen. Dies liegt daran, dass die Brustwirbel stärker und größer sind als die Halswirbel und dass nahezu der gesamte Bereich zusammen mit allen Rippen einen stabilen Käfig bildet, die Brusthöhle. Zwölf Brustwirbel sind mit zwölf Rippen ausgestattet, die über eine knorpelähnliche Struktur miteinander verbunden sind. Vorn, genau gegenüber der Brustwirbelsäule, befindet sich das Brustbein (Sternum), das den Brustkorb schließt. Diese knorpeligen Verbindungen bedingen, dass im Bereich der Brustwirbelsäule kaum eine Beuge- oder Streckbewegung erfolgen kann. So können sich viel seltener Wirbel verschieben oder kleine Gelenke verkanten, und Bandscheibenvorfälle treten dort kaum auf. Auch muskuläre Schwächen oder erschlaffte Bänder machen sich an der Brustwirbelsäule viel seltener bemerkbar. Die Knochen kompensieren oft das, was wir versäumen: allen Strukturen unseres Rückens eine ausreichende Zuwendung zu geben. Die Brustwirbelsäule ist eben gutmütig und verzeiht vieles. Aber nicht alles!

Typische Schmerzsymptome

Schwache Muskeln und Bänder sind Ursachen dafür, wenn wir im Bereich der Brustwirbelsäule immer krummer werden. Die Kyphose, die natürliche Krümmung der Wirbelsäule, verstärkt sich (Rundrücken). Das ist nicht ausschließlich ein Phänomen des Alters, sondern speziell der schlechten Haltung bei der Büroarbeit und auch schon in der Schule: Bereits Kinder zeigen erste Anzeichen eines Rundrückens. Verschleißreaktionen an den Wirbelkörpern, die Osteochondrose, oder auch die Osteoporose wirken sich in diesem Sektor besonders aus. Oft brechen dann sogar die Wirbel unter der Last der schlechten Haltung. Auch die seitliche Verschiebung der Wirbelsäule, die sogenannte Skoliose, die oft angeboren ist, zeigt sich besonders oft im Brustbereich. Die Schmerzen halten sich hier in Grenzen. Unser Gehirn vertraut auf den stabilen Brustkorb und schickt kein Schmerzsignal. Wenn es doch dort schmerzt, sind meist die verspannten Muskeln oder auch die kleinen Wirbelgelenke schuld. In der Regel geht dem Schmerz eine Belastung voraus wie schweres Heben oder zu langes Autofahren. Auch ein Sturz aufs Steißbein kann die Ursache sein, weil alle Knochen den Sturz auffangen müssen. Der Schmerz ist meist dumpf und verstärkt sich in der Regel durch Bewegungen. Besonders Husten ist dann eine echte Qual. Die tastbaren Muskeln entlang der Wirbelsäule sind meist völlig verhärtet und verspannt, Druck auf die Dornen der Wirbelkörper ist unangenehm.

Lendenwirbelsäule – die Gequälte

Hexenschuss, Ischialgie, Stenosen, Verspannungen, Verkrampfungen, Wirbelgleiten, Bandscheibenvorfälle: Über 70 Prozent aller Rückenschmerzen sind im unteren Rücken angesiedelt. Dabei hat dieser die größten Wirbelkörper, die dicksten Bandscheiben, die meisten Muskeln.

Fünf Lendenwirbel gehen nahtlos in das unbewegliche Kreuz- und Steißbein mit ihren miteinander verschmolzenen und nur noch schwer zu differenzierenden acht bis zehn Wirbeln über. Dieser Abschnitt der Wirbelsäule trägt die größte Last des Körpergewichts und ist in der Beugung

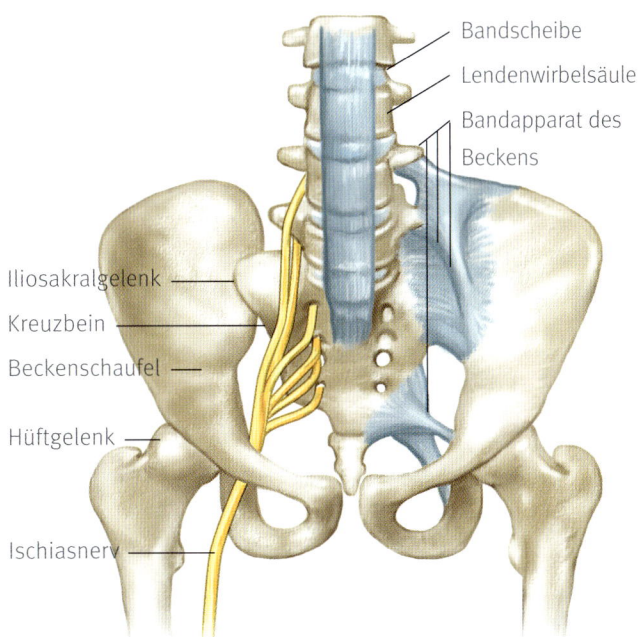

Bandscheibe
Lendenwirbelsäule
Bandapparat des Beckens

Iliosakralgelenk
Kreuzbein
Beckenschaufel

Hüftgelenk

Ischiasnerv

Am Iliosakralgelenk sind Kreuzbein und Darmbein zusammengefügt. Bei Bewegungsmangel versteift und verkantet sich das Gelenk oft. Dadurch wird die Wirbelsäule ungleichmäßig belastet.

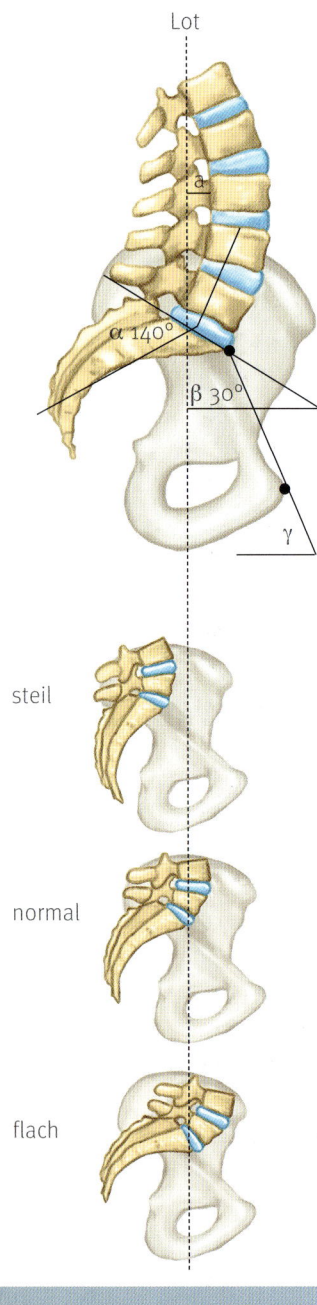

Lot

α 140°

β 30°

γ

steil

normal

flach

und der Streckung sehr beweglich. Eine Drehbewegung kann dort dagegen nur sehr eingeschränkt – um etwa ein bis drei Grad – durchgeführt werden.

Die Lendenwirbelsäule ist durch ihre ständige hohe Belastung im Alltag sehr auf die Zusammenarbeit ihrer unterschiedlichen Strukturen angewiesen. Funktionierende lange, sensible und kräftige Muskeln und elastische Bänder garantieren einen intakten unteren Rücken. Selbst kleinste Schwächen wirken sich dort schnell fatal aus. Ist die Stabilität des beweglichen Bauwerks erst einmal dahin, führen die alltäglichen Belastungen ganz schnell zu Problemen. Besonders Drehbewegungen sind dann Anlass für Unsicherheiten und Überlastungen einzelner Bewegungssegmente. Dabei wirken sich diese Schwächen nach weiter unten hin immer intensiver aus: Die am häufigsten betroffenen Schwachstellen liegen zwischen dem vierten und fünften Lendenwirbel sowie zwischen dem fünften Lendenwirbel und dem Kreuzbein.

Ausgangspunkt Becken und Hüften

So wie das Schultergelenk direkten Einfluss auf die Hals- und Brustwirbelsäule nimmt, ergeben sich durch Becken und Hüftgelenke direkte Einflüsse auf die Lendenwirbelsäule und das Iliosakralgelenk. Die Wirbelsäule taucht mit Beginn des Kreuzbeins ins Becken mit seinen großen Schaufeln ein. Das Körpergewicht verteilt sich gleichmäßig über den fünften Lendenwirbel kommend auf die rechte und linke Beckenhälfte – aber nur, wenn das Kreuzbein physiologisch, also wie von der Natur vorgesehen, in das Becken eingepasst ist. Es gibt individuelle anatomische Abweichungen, die die Wirbelsäule belasten, sofern Muskeln und Bänder nicht ausreichend dagegenhalten können und zu wenig Beweglichkeit in den Wirbelsegmenten möglich ist:

❯ Bei einem sehr aufrechten, steil gestellten Kreuzbein wird die Frontseite der Lendenwirbelsäule vermehrt beansprucht. Dies kann unter Umständen Bandscheibenprobleme begünstigen. Menschen mit einer Steilstellung des Kreuzbeines haben meist einen geraden unteren Rücken, der kaum geschwungen ist.

❯ Eine sehr flache, »horizontale« Stellung des Kreuzbeines dagegen bewirkt eine erhöhte rückwärtige Beanspruchung der Lendenwirbelsäule. Das steigert das Risiko für Schwierigkeiten an den Wirbelgelenken.

Vergleichbares gilt für die Einpassung des Hüftgelenks in das Becken, die ein wesentlicher Faktor für die Stabilität des Rumpfes auf den Beinen ist. Denn Hüftgelenke, Iliosakralgelenk und Lendenwirbelsäule bilden gemeinsam mit dem Becken eine funktionelle Einheit. Sowohl bei steil gestellten wie flachen Einpasswinkeln verliert das Hüftgelenk an Stabilität, die Kontaktflächen des Gelenkkopfes und der Gelenkpfanne reduzieren sich. Dann wird besonders der Übergang von der Lendenwirbelsäule zum Kreuzbein als Ausgleich viel mehr gefordert, was langfristig zu Problemen führt.

Typische Schmerzsymptome

Die Lendenwirbelsäule wird oft richtiggehend gequält, etwa bei langem Sitzen oder schwerem Heben. Bei einem Hexenschuss kommt der Schmerz ganz plötzlich, weil Muskeln und Bänder ihren Dienst quittieren. Bei einer Ischialgie treten Nervenreizungen auf. Bandscheibenvorfälle mit Ausstrahlung in die Beine finden sich mit Abstand am häufigsten in den unteren Lendenwirbeln L3 bis L5. Das Wirbelgleiten prägt sich meist im unteren Rücken als Form eines extremen »Hohlkreuzes« aus.

_Bauchpresse

tipp

Bevor Sie einen schwereren Gegenstand anheben, bauen Sie im unteren Rücken und Bauchraum Spannung auf, indem Sie den Bauchnabel nach innen ziehen. Damit stabilisieren Sie die Lendenwirbelsäule. Am Druckaufbau sind das Zwerchfell, als obere Begrenzung, sowie die Bauch-, Rücken- und speziell auch die Beckenmuskulatur beteiligt. Geschwächte Muskeln können keinen ausreichenden Druck aufbauen. Ein kurzer Ruck, und schon ist es passiert: Wirbel verkantet, Bandscheibe überlastet, Muskeln gezerrt oder Bänder verschoben. Beugen Sie vor!

Die vielen Zwischenwirbelgelenke

Die Wirbelsäule ist enorm beweglich. Dafür verantwortlich sind die kleinen Zwischenwirbelgelenke rechts und links an den Wirbeln, die Facettengelenke. Diese etwa 50 Gelenke sind winzig, aber genauso aufgebaut wie Ihr großes Kniegelenk: Sie sind von einer Gelenkkapsel umschlossen, die Gelenkflächen sind mit Knorpel überzogen, und Gelenkflüssigkeit versorgt das Gelenk. Auf den kleinen Gelenken ruht relativ viel Last – bis zu einem Viertel des Körpergewichts. Das stecken sie leicht weg, wenn die Muskeln ihnen dabei helfen. Wenn diese jedoch schwinden, wenn die Bandscheibe austrocknet und dünner wird, kann sich die Belastung der Facettengelenke auf bis zu zwei Drittel des Körperwichts erhöhen. Das nutzt die Gelenkflächen ab, sodass sich die Minigelenke bei Dreh- und Beugebewegungen abrupt verkanten können. Die Symptome: plötzliche Blockaden (meist bei noch gesunden, intakten Gelenken), massive Muskelverspannungen und, gerade bei abgenutzten Gelenken, Entzündungen.

Das Facettensyndrom

Die Zwischenwirbelgelenke können sich ebenso abnutzen und entzünden wie ihre großen Brüder. Meist trifft das Problem den unteren Rücken oder auch die Halswirbelsäule, die Brustwirbelsäule dagegen kaum. Der Arzt spricht dann vom Facettensyndrom, also einer Abnutzung der winzigen Gelenkflächen wie bei einer »richtigen« Arthrose. Das Facettensyndrom ist sehr schmerzhaft, und die Betroffenen haben Angst vor nachhaltigen Auswirkungen. Die Untersuchung zeigt jedoch in der Regel, dass Nerven unbeschadet sind.

Die Schmerzen strahlen meist kreisförmig bis zu sechs Zentimeter weit aus. Besonders empfindlich reagieren Betroffene auf Druck auf die kleinen Gelenke. Richtiges, entlastendes Liegen bringt Linderung. Drehbewegungen schmerzen jedoch auch im Liegen und lassen kaum ruhig schlafen. Was bei akuten Beschwerden wie Blockaden hilft, lesen Sie im Erste-Hilfe-Programm ab Seite 61. An erster Stelle steht aber die Vorbeugung: Kräftige, bewegliche Muskeln bewahren die winzigen, sensiblen Gelenke vor Abnutzung und Sie vor Blockaden. Viel Bewegung »schmiert« die Gelenke und ernährt die Knorpel, weil dabei Gelenkflüssigkeit produziert wird.

Osteoporose: wenn Wirbel sich auflösen

In Deutschland leiden etwa fünf Millionen Menschen an Knochenschwund, auch Osteoporose genannt. Besonders Frauen nach den Wechseljahren zeigen diese Symptome, weil die Verringerung der weiblichen Geschlechtshormone den Knochenabbau beschleunigt. Aber auch Männer sind betroffen: Etwa 20 Prozent über 50 Jahren weisen einen zunehmenden Knochenabbau auf.

In der Jugend funktioniert noch alles bestens: Knochenaufbau und -abbau halten sich die Waage. So bleibt der Knochen stabil. Gerade unter Belastungen wie beim Gummitwist – übrigens eine ideale Sportart für den Knochenaufbau – wächst das Knochennetzwerk im Inneren der Knochen unaufhörlich und macht sie fest und stabil. Doch mit zunehmendem Alter verzeiht der Körper immer weniger. Hinzu kommt, dass aus den seilspringenden, fußballspielenden Kindern später allzu oft Bewe-

gungsmuffel werden – auch durch den Beruf bedingt. Hinzu kommen ein Mangel der Sexualhormone Östrogen und Testosteron sowie an Nährstoffen durch einseitige Ernährung, Diäten, die regelmäßige Einnahme von Kortison, Rauchen und nicht zuletzt die Antibabypille – all das begünstigt den Abbau der Knochen. Im Schnitt gehen ab dem 25. Lebensjahr jährlich etwa 0,4 Prozent an Knochenmasse verloren. Mit zunehmendem Alter steigt der Abbau immer rascher an.

Das Gleichgewicht von Abbau und Aufbau ist gestört: Die für den Abbau zuständigen Knochenzellen (Osteoklasten) arbeiten ununterbrochen, während sich die Aufbauzellen (Osteoblasten) zunehmend zur Ruhe setzen. Altern macht Knochen müde, lässt besonders den Oberschenkelhals brüchig werden, zersetzt aber auch die dicken Wirbelkörper von innen.

Den Bruch eines Wirbelkörpers bemerkt man kaum. Kurzfristig schmerzt es zwar, aber das legt sich schnell. Der Organismus heilt den Bruch rasch, und dann ist das Problem für unser Gehirn zunächst erledigt. Doch durch den Bruch verändert sich die Statik der Wirbelsäule, und die Muskeln müssen viel mehr leisten. Betroffene leiden daher besonders an einer schmerzhaften Dauerverspannung der Muskeln und des darunterliegenden Gewebes, wie der Bänder. Gefahrenmeldungen gehen an das Gehirn, Schmerzen entstehen, die zu Dauerquälgeistern werden – vor allem wenn die Osteoporose weiter fortschreitet.

Das einzige Möglichkeit, den Knochenaufbau anzukurbeln, heißt: Bewegung! Folgen Sie dem Anti-Schmerz-Programm ab Seite 95, und besprechen Sie mit Ihrem Arzt einen ausgewogenen Ernährungsplan und die weitere Therapie. Doch vor allem sollten Sie vorbeugen: mit dem Lebenslang-Fit-Programm ab Seite 149. Ihre Knochen sind lebendige Teile Ihres Körpers. Schenken Sie Ihnen Aufmerksamkeit!

Osteochondrose – die Arthrose der Wirbelsäule

Arthrose, also ein »Verschleißen« der Gelenke, gibt es nicht nur in der Schulter oder am Knie- oder Hüftgelenk, auch die Wirbelsäule zeigt gelegentlich arthrotische Veränderungen. Dabei können sich sowohl die Knochen (die Wirbelkörper) als auch die Knorpel der Wirbelgelenke (chondros = Knorpel) und der Bandscheibe verändern. Ausgangspunkt ist meist eine Bandscheibe, die zu wenig Flüssigkeit aufnimmt, austrocknet und dünner wird, weil Bewegungsreize ausbleiben (siehe Seite 14). Auch die kleinen Gelenke an den Wirbelkörpern brauchen vielfältige Formen von Bewegung, denn auch ihr Knorpel wird durch das »Hineinwalken« von Flüssigkeit ernährt. Bekommen also diese beiden Strukturen durch mangelnde Aktivität zu wenig Wasser, schrumpfen sie. Dadurch

wird das gesamte Segment instabil, und die Wirbelkörper werden mehr belastet.

Die Belastungen, die normalerweise von Bandscheibe und Wirbelgelenken abgefangen werden, reizen nun die Knochenstrukturen der Wirbelsäule. Diese erhöhen als Antwort darauf ihre Stoffwechselaktivität und werden »dichter«. Dadurch wird zunächst der Belastungsdruck besser abgefangen. Da die Wirbelkörper jedoch unter dem ständigen Druck leiden, führt das meist zu Reizzuständen und sogar Ödemen (Wassereinlagerungen) in den Knochen und umliegenden Gelenken.

An diese notleidenden Knochen wird mehr Kalzium geliefert, damit eine größere Oberfläche entsteht. Dadurch verformen sich die Knochen, und »Anbauten« entstehen, die sogenannten Spondylophyten. Damit verändert sich die gesamte Statik der Wirbelsäule. Sie biegt sich mehr nach vorn, wenn so etwas im Brustbereich passiert, oder mehr nach hinten, wenn der untere Rücken betroffen ist. Die Gelenke werden zunehmend parallel abgebaut, sie »verknöchern«, werden richtiggehend steif und unbeweglich. Schmerzhafte Verspannungen der Muskulatur sind die Folge.

info

_ Bewegung schützt die Wirbelgelenke

Oft bemerkt man die komplexen Prozesse der zunehmenden Versteifung erst, wenn die Muskeln sich verspannen. Obgleich die Gelenke der Wirbelkörper mit vielen Gefahrensensoren ausgestattet sind, registriert das Gehirn den Knorpelabbau als Schädigung erst dann, wenn schon fast kein Knorpel mehr da ist und die Knochen sich verformt haben. Man sagt oft, dies sei altersbedingt, es ist jedoch vor allem passivitätsbedingt! Denn bei einer funktionstüchtigen Muskulatur führen die kleinen Muskeln die Wirbelgelenke in der richtigen Position und ernähren darüber den Knorpel. Inaktivität schwächt die Muskeln und startet die Kaskade des Verschleißes. Sie können sich also gegen Arthrose der Wirbelsäule wehren!

Die Bandscheibe: fast immer unschuldig

Die Bandscheiben sind das »Berühmteste«, was unser Rücken zu bieten hat. Sie werden sehr oft komplett isoliert von allen anderen Bestandteilen des Rückens betrachtet und zum Hauptangeklagten für den Rückenschmerz gemacht – und das völlig zu Unrecht! Denn Bandscheiben sind sehr »gutmütige« Wesen. Möglicherweise stecken auch wirtschaftliche Interessen dahinter? Denn immer noch werden viel zu viele Menschen an den Bandscheiben operiert, ohne wirklich einen durchgreifenden Erfolg davon zu haben. Oft ganz im Gegenteil! Aber vor allem sind, wie aktuelle Studien zeigen, nur maximal zwei bis drei Prozent aller Fälle von Rückenschmerzen auf die Bandscheiben zurückzuführen! Da jedoch die Diagnostik der anderen Ursachen so schwierig ist, wird immer nach »einfachen« Lösungen gesucht. Da kommt die Bandscheibe als Übeltäter gerade recht ...

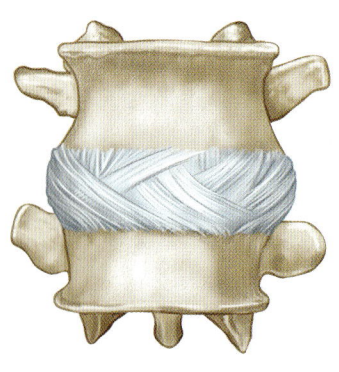

Starke Bänder verbinden Bandscheiben und tiefe Rückenmuskeln.

Ein folgenschweres Stück Geschichte

Schmerzt es intensiv am Rücken, denken fast alle das eine: »Die Bandscheibe – geplatzt, verrutscht, gequetscht, gerissen!« Bereits im Jahr 1933 beschrieben die beiden britischen Forscher William Jason Mixter und Joseph Seaton Barr in einer aufsehenerregenden Studie, dass Bandscheiben sich vorwölben und gegen Nerven drücken können. In der Folge trugen besonders die Selbststudien des schwedischen Forschers Alf Nachemson erheblich zum »Mythos Bandscheibe« bei: Er implantierte sich 1967 einen winzigen Kraftaufnehmer in die Bandscheibe L4/L5. Generationen von Ärzten, Therapeuten, Wissenschaftlern reproduzieren bis heute diese erhobenen Daten vom Kompressionsdruck in dieser einzigen Bandscheibe nur eines einzigen Menschen! Aus diesen Daten werden allgemeingültige Schlussfolgerungen gezogen und darauf therapeutische Maßnahmen aufgebaut.

Zum Glück hat das der deutsche Orthopäde Hans-Joachim Wilke Ende der 1990er Jahre hinterfragt: Er baute einem Kollegen ebenfalls einen Kraftaufnehmer in die Bandscheibe L4/L5 ein und überprüfte die Daten des Schweden. Heraus kamen völlig andere Resultate! Das ist auch nicht verwunderlich, da wir alle unterschiedliche körperliche Voraussetzungen haben und entsprechend unterschiedlich auf Belastungen reagieren.

Im Gegensatz zu Nachemson, der das aufrechte Sitzen und das Liegen als entlastend für die Bandscheibe beschrieben hat, ermittelten Wilke und sein Team, dass das Lümmeln im Sessel die ideale Möglichkeit ist, den Druck in der Bandscheibe zu reduzieren. Diese Ergebnisse haben sich jedoch in der Öffentlichkeit und teils auch bei den Experten bisher nicht durchsetzen können.

Bandscheiben leben nicht allein

Sie werden meist als flache Scheiben zwischen zwei Wirbelkörpern ohne feste Verbindung dargestellt. Doch tatsächlich sind Bandscheiben gar keine Scheiben.

Fassen Sie einmal an Ihr Ohr! So ähnlich fühlt sich Ihre Bandscheibe an, denn sie ist aus dem gleichen faserknorpelhaltigen Material gebaut. Die britischen Forscher David Baxter und Lorimer Moseley beschreiben die Bandscheiben als »lebendige, anpassungsfähige Energieumwandler«, die straff zwischen die beiden angrenzenden Wirbelkörper eingepasst sind. Dicke, starke Bänder und die tiefen Rückenmuskeln umgeben dieses Team aus Wirbelknochen und Bandscheibe und sind damit regelrecht verschmolzen. Deshalb muss die Bandscheibe immer in Kombination mit ihren beiden Wirbelkörpern, zwischen denen sie befestigt ist, und mit ihren Bändern und Muskeln betrachtet werden. Denn alle diese Strukturen wachsen und altern gemeinsam.

Übrigens: Bandscheiben rutschen niemals irgendwo heraus. Ihr Kern kann sich vorwölben, aber dies muss noch längst keine Schmerzen bereiten. Denn die Außenhülle der Bandscheibe ist nicht sehr umfangreich durch Nerven versorgt. In den Muskeln und Bändern sind dagegen viele Nervenfasern zu finden: Das Alarmsystem ist logischerweise von außen nach innen aufgebaut, um das Wichtigste zu schützen. Wenn die äußeren Systeme in Ordnung sind, gibt es auch keine Probleme mit den Bandscheiben.

Bandscheiben halten viel aus

Bandscheiben können natürlich altern, was unsinnigerweise als »Degeneration« und damit als Krankheit bezeichnet wird. Die Abbauerscheinungen sind aber nicht auf die Bandscheibe beschränkt, sondern betreffen das Gesamtsystem Rücken und sind ein völlig normaler Alterungsprozess wie bei allen Geweben des menschlichen Organismus. Selbst nach Verletzungen heilen auch Bandscheiben – allerdings langsam. Lassen Sie sich nicht einreden, dass Bandscheiben sensible Gebilde seien, die unbedingt sanft behandelt werden müssten. Ganz im Gegenteil! Das »Bewegungssegment« aus Knochen, Bandscheiben, Muskeln und Bändern ist überhaupt nicht empfindlich. Allein unsere Bandscheiben können ohne Probleme einen kurzzeitigen Druck von bis zu 1500 Kilogramm aushalten – im Team mit den anderen Strukturen vermutlich noch mehr.

Es ist normal, wenn Bandscheiben ab dem 30. bis 35. Lebensjahr »ausgefranst« sind oder leichte Risse aufweisen. Trotzdem tun sie auch weiterhin gut ihren Dienst, wenn man sie gut behandelt. Lassen Sie sich also von einem Röntgenbild Ihrer vermeintlich lädierten Bandscheiben nicht beeindrucken. Denn so ein Bild kann krank machen!

Aktivität: Nahrung für die Bandscheiben

Zu wenig Bewegung schwächt das Schutzsystem der Bandscheiben: Die Muskeln werden schwach, die Bänder locker und unelastisch. Auch die Bandscheibe selbst braucht Beanspruchung, denn sonst trocknet sie aus, da sie nicht über die Blutbahn mit Nährstoffen versorgt wird. Nur wenn Bandscheiben »gequetscht« werden, sind sie gut versorgt: In einer Art Pumpbewegung wird bei körperlicher Betätigung verbrauchtes Gewebswasser herausgedrückt, und frisches Wasser mit vielen Nährstoffen kann in die Bandscheibe strömen.

Die wahre Schmerzursache

Natürlich können auch Bandscheiben Schmerzen auslösen. Die Kerne können sich vorwölben (Protrusion) oder nach vorn fallen (Prolaps – der berühmte Bandscheibenvorfall). Dann hat sich der gallertartige Kern im Faserring der Bandscheibe verschoben und verursacht Risse im Gewebe der Bandscheibe. Durchbricht in seltenen Fällen der Gallertkern den Faserring, spricht die Medizin von Sequestration.

Drückt das Bandscheibengewebe, gewölbt oder ausgebrochen, auf einen Nerv und bildet sich dort eine Entzündung, dann schmerzt es. Die Schmerzen entstehen aber nicht durch die Vorwölbung und den Druck auf die Nerven, sondern nur durch die Immunreaktionen an dieser Stelle. Deswegen muss die erste Therapie immer die Entzündungshemmung sein. Abschwellende oder entzündungshemmende Injektionen können rasch Linderung bringen. Das Wichtigste aber ist, dass Sie Ihr Immunsystem dabei unterstützen, die Entzündung auszuschalten – dann verschwinden auch die Schmerzen. Wie das geht, lesen Sie ab Seite 144.

»Stumm« verlaufende Vorfälle

Bandscheiben können nach rechts oder links vorfallen und dort eine Nervenwurzel irritieren. Diese sendet Gefahreninformationen an das Gehirn. Erst die Einschätzung des Gehirns, ob die Vorwölbung oder der Vorfall bedrohend für das umliegende Gewebe ist, entscheidet darüber, ob der Vorfall schmerzhaft wird oder unbemerkt bleibt. Dieser Prozess dauert mindestens acht bis zwölf Stunden. Oft setzt sogar erst ein bis zwei Tage nach einem Vorfall der

Schmerz ein. Bandscheibenvorfälle schmerzen also nie sofort und akut! Erst die Entzündung lässt den Schmerz entstehen.

Viele Menschen gehen ohne Rückenschmerzen durchs Leben, obgleich sie einen oder mehrere Bandscheibenvorfälle mit deutlicher Nervenkompression haben. Die umfangreichen bildgebenden Verfahren der Medizin haben dafür keine Erklärung, aber meist eine eindeutige Therapieempfehlung parat: Operation! Bandscheibenvorfälle und besonders diese stummen Vorfälle müssen aber fast nie operiert werden (abgesehen von massiven neurologischen Vorfällen – siehe Cauda-equina-Syndrom, Seite 25). Denn größtenteils helfen sich die Bandscheibe und der Körper selbst. Die meisten Vorwölbungen und normalen Vorfälle bilden sich von allein wieder zurück und verursachen keine Beschwerden. Auch Bandscheiben können also heilen (siehe Seite 35)!

info

_Operation mit Folgen

Nach Operationen an der Bandscheibe bildet sich oft Narbengewebe an der bindegewebigen Haut der Nervenwurzel und mauert diese quasi ein. Das lässt die Wurzel unbeweglich werden, und bei Bewegungen treten dann oft starke Schmerzen auf (Epiduralfibrose). Die Symptome lassen in flacher Rückenlage meist nach, jedoch bleibt die Bewegungseinschränkung meist lebenslang bestehen. Zwar gibt es individuelle Erfolge, doch in der Regel ist eine solche riskante Operation kein geeignetes Mittel gegen den Schmerz.

Der Anteil der Gene

Manchmal sind wir einfach ratlos, denn die Natur hat ihre eigenen Gesetze. Warum sich bei einigen – zum Glück nicht so vielen – Menschen irgendwann ein Defekt im Wachstum und in der Entwicklung des Rückens und der Wirbelsäule gebildet hat, wird wohl ein Rätsel bleiben, bis man die dafür verantwortlichen Gene gefunden hat. Manchmal läuft etwas schief, und die Wirbelsäule entwickelt sich anders. Wir müssen dann das Beste daraus machen!

Frauen haben es schwerer

Dies gilt gerade was den unteren Rücken betrifft. Bei Männern treten die meisten Rückenschmerzen im Alter von 35 bis 50 Jahren auf, während sie bei den Frauen mit dem Alter immer mehr zunehmen. Speziell ihr Becken, aber auch die übrigen Strukturen weisen Merkmale auf, die den Rückenschmerz begünstigen:

❯ Das weibliche Becken ist viel flacher und leichter, aber dadurch auch instabiler.

❯ Das Becken und auch der Beckenausgang ist bei den Frauen deutlich breiter. Allein der Abstand der Sitzbeinhöcker ist im Durchschnitt 1,2 bis 2 Zentimeter weiter.

❯ Das weibliche Kreuzbein ist deutlich kürzer, breiter und im unteren Teil nach vorn gebogen – das macht es instabiler.

❯ Der Beckeneingang ist bei Frauen größer und rundlich oval, der männliche Eingang ist dagegen herzförmig.

❯ Die Iliosakralgelenke sind kleiner und daher sensibler gegenüber muskulären Veränderungen. Sie überlasten schneller.

❯ Frauen sind im Bereich des Übergangs von der Lendenwirbelsäule zum Kreuzbein beweglicher als Männer. Auch dies verringert die Stabilität der Wirbelsäule.

❯ Die Krümmung der Lendenwirbelsäule, die Lordose, ist bei Frauen stärker ausgeprägt. Während einer Schwangerschaft verschärft sich dieser Unterschied noch mehr. So bilden überwiegend Frauen ein dauerhaftes »Hohlkreuz« aus.

❯ Die Sicherung der Wirbelsäule durch Muskeln und Bänder ist bei Frauen weniger gut ausgebildet als bei Männern. Hormone tun den Rest dazu und verschlimmern diesen Zustand während einer Schwangerschaft und nach der Menopause weiter.

❯ Bänder und Muskeln müssen aber, aufgrund der Größe des Beckens, viel mehr leisten, damit die Körpermitte stabil bleibt. Oft werden sie dadurch überfordert.

❯ Die Beckenbodenmuskulatur nimmt oft durch eine Geburt Schaden und kann dann nicht mehr ausreichend sichern.

Alle diese Faktoren sind natürlich darauf ausgerichtet, den Geburtsvorgang zu ermöglichen. Das bringt jedoch auch viele Nachteile mit sich, vor allem eine geringere Stabilität und eine schlechtere Verbindung des Oberkörpers zum Unterkörper. Die meisten schwangeren Frauen können dies bestätigen, und oft halten sich dadurch bedingte Schmerzen hartnäckig – oder kommen in der Menopause zurück, wenn die hormonelle Situation sich ändert.

Aus den hier aufgezählten Gründen müssen Sie als Frau noch mehr für einen gesunden Rücken tun!

Morbus Scheuermann – jung und rund

Die Scheuermann-Krankheit ist eine typische Wachstumsstörung der Wirbelsäule, die meist in der Pubertät beginnt. Die Wirbel im Brustbereich sind zu wenig fest und verformen sich. Ein Teil des Wirbelkörpers wird durch die Bandscheiben eingedrückt, und es entsteht ein Rundrücken, meist im Alter von 10 bis 16 Jahren. Die Schultern fallen nach vorn, und das Becken kippt aus der aufrechten Position. Eltern erkennen dies oft zu spät, weil die »schlaksigen« Bewegungen auch ein normaler Wachstumsprozess sein könnten. Am Ende des Wachstums manifestiert sich der Rundrücken, die Brustwirbelsäule bleibt ein Leben lang deutlich druckempfindlicher, was langfristig zu Fehlstellungen der Wirbelkörper und damit einem Verschleiß von Bandscheiben und Gelenkknorpel führen kann. Um Schmerzen zu vermeiden, hilft nur lebenslanges Muskeltraining des gesamten Rumpfes. Die Muskeln können die Fehlstellung fast vollständig kompensieren! Korsetts bewirken langfristig eher eine Verschlechterung. Operationen sind nur bei sehr schweren Fällen und therapieresistenten Schmerzen anzuraten.

Skoliosen – seitliche Schieflage

Das griechische Wort »skolios« bedeutet »krumm« und beschreibt den Zustand der Wirbelsäule sehr treffend: Sie ist nach rechts oder links verbogen, weil sich einige Wirbel zur Seite neigen. Nicht selten verdrehen sie sich dabei auch ein wenig.

Etwa zwei Prozent der Jugendlichen sind betroffen. Die Ursache der Skoliose liegt sicher nicht nur in den Genen, sondern wahrscheinlich auch in schwacher Muskulatur, Verklebungen und Verspannungen, wodurch die Wirbelsäule einseitig in ihrem Wachstum behindert wird. Mädchen sind dreimal häufiger betroffen als Jungen.

Normalerweise macht diese Veränderung ein Leben lang keine Probleme – wenn man die Muskeln fit hält, indem man die Innenseite der Skoliose kräftigt und die Außenseite dehnt. Betroffene berichten, dass der Körper sich hervorragend an die statischen Veränderungen anpassen kann. Unternimmt man jedoch nichts, sind massive Probleme vorprogrammiert.

Eine Skoliose ist keine Krankheit, sondern eine Formvariante der Wirbelsäule. Sie birgt allerdings das Risiko, dass die kleinen Gelenke überbeansprucht werden, wenn Muskeln die übermäßige Seitkrümmung nicht abfangen. Eine Osteochondrose (Arthrose der Wirbelsäule, siehe Seite 13, 33) ist dann nicht mehr abzuwenden. Verantwortlich ist nicht die Skoliose, sondern die fehlende Aktivität des Betroffenen.

Spondylolisthesis – gleitende Wirbel

Angeborene knöcherne Veränderungen von Wirbelkörpern, die dazu führen, dass Wirbel hin und her gleiten, sind zum Glück selten. Meist findet sich dieses Phänomen im unteren Rücken, wo die Wirbel ihre Position so verändern können, dass sie sogar auf das Rückenmark drücken. Nur sehr starke Muskeln und intakte Bänder können diese Instabilität verhindern. Lebenslanges Muskeltraining ist die einzige Möglichkeit, Verkantungen und schmerzhaften Entzündungen der Wirbelgelenke zu entgehen. Was die Knochen nicht schaffen, weil sie defekt sind, müssen eben die anderen Strukturen des Rückens leisten.

Neben den angeborenen Veränderungen können sportliche Aktivitäten mit reklinierenden (überstreckenden) Bewegungen über das physiologische Maß der Wirbelsäule hinaus zum sogenannten erworbenen Wirbelgleiten führen. Bei Leistungsturnen, rhythmischer Sportgymnastik, aber auch bei »Schlangenmenschen« können sich in früher Kindheit Instabilitäten der Wirbelkörper entwickeln. Ein begleitendes Stabilitätstraining der Muskeln und Bänder muss daher von Anfang an dazugehören.

Morbus Bechterew – entgleistes Immunsystem

Bilder von stark nach vorn geneigten Menschen mit einem ausgeprägten runden Rücken zeigen das Endstadium der Erkrankung Morbus Bechterew, die zum großen Formenkreis der entzündlich rheumatischen Erkrankungen zählt. Letztlich handelt es sich um eine Entgleisung des Immunsystems, eine Autoimmunerkrankung, die dadurch geprägt ist, dass das Immunsystem den eigenen Körper angreift. Die Folge sind entzündete Gelenke an den Wirbelkörpern. Schmerzhafte Schübe dieser Entzündungen, die entlang der gesamten Wirbelsäule verlaufen und manchmal sogar umliegende Organe befallen, prägen das Leben der Betroffenen. Die Ursache der Erkrankung ist noch immer rätselhaft, allerdings zeigt sich im Bluttest meist ein bestimmtes Antigen (HLA-B27).

Die Erkrankung beginnt oft nach der Pubertät im Alter von 16 bis 30 Jahren und befällt vor allem Männer. Mittelfristig führt sie zu einer bambusartigen Versteifung entlang der Wirbelsäule. Im Endstadium werden die Wirbelkörper miteinander »verschmolzen« und sind später vollständig steif.

Morbus Bechterew ist bisher unheilbar, jedoch lässt sich der Verlauf verzögern und die Lebensqualität der Betroffenen deutlich steigern. Das Wichtigste ist, die Bewegungsfähigkeit zu erhalten – mit regelmäßigem Sport und gezielten Rückenübungen zur Aufrichtung (siehe Anti-Schmerz-Programm ab Seite 95). Sehr gut helfen auch alle entspannenden Maßnahmen, besonders in den akut entzündlichen Phasen.

Stress – Auslöser für Schmerzen

Der bekannte Göttinger Schmerzforscher Professor Jan Hildebrandt brachte es auf den Punkt: Stress schadet dem Rücken und sorgt mit dafür, dass der Schmerz lange bleibt. Inzwischen sind sich nahezu alle Rücken- und Schmerzforscher einig, dass der Rückenschmerz eine sehr enge Beziehung zu Stress und psychischen Belastungen hat. Denn die Wirbelsäule ist neben unserem Gehirn die wohl bedeutsamste Kommunikationsplattform unseres Organismus. Dort laufen alle Informationen aus dem Körper zusammen und werden über die Rückenmarksbahnen nach oben geleitet. Vorher wurden aber bereits viele Informationen aussortiert, um unser Gehirn nur mit den ganz wichtigen Dingen zu belasten.

Auch die Gefahrenmeldungen aus dem Körper werden im Rückenmark gefiltert, bewertet und beantwortet oder nach oben weitergeleitet. So wird der Rücken täglich mit Sorgen, Ängsten und Stress konfrontiert – kein Wunder, dass er sich irgendwann wehrt. Warum soll er für Probleme geradestehen, die andere Regionen nicht bewältigen können oder einfach abschieben?

Stress und ungelebte Emotionen

Körper, Geist und Seele sind untrennbar verbunden. Alle Gedanken und unverarbeiteten Gefühle landen irgendwann im Rücken. Regen wir uns auf, steigt sofort der Muskeltonus. Kein Problem, wenn wir schreien und stampfen, unser Gefühl rauslassen. Aber wer kann sich das schon leisten? Mindestens jeder dritte Rückenpatient leidet unter Stress, Ängsten oder depressiven Verstimmungen. Die moderne Hirnforschung konnte belegen, dass »schlechte Gedanken«, Überlastung, aber auch Unterforderung Nervenimpulse auslösen, die unkontrolliert im Körper umhersausen und irgendwann in den Muskeln landen oder andere organische Systeme verändern.

Ängste, Stress und Sorgen mobilisieren den Sympathikus, den unbewussten Teil des Nervensystems, der die Stressreaktion steuert. Er setzt im Körper Energie frei, damit wir sofort handeln können. Muskeln werden – wie damals im Neandertal – angespannt für Kampf oder Flucht. Die Hormone Adrenalin, Noradrenalin und Kortisol werden ausgeschüttet, um Atmung, Blutdruck, Verdauung und alles, was wir für den Kampf brauchen, zu regulieren. Doch in unserem zivilisierten Alltag können wir selten fliehen oder kämpfen. Der Organismus muss allein fertig werden mit den freigesetzten, aber nicht verbrauchten Botenstoffen. Die Muskeln spannen sich an und schicken Warnsignale ans Gehirn. Dauerstress verengt die Blutgefäße, sodass das Gewebe nicht ausreichend versorgt wird. Viele können den »Adrenalin-Schalter« nicht umlegen und bleiben im Dauerstress gefangen. Die Schmerzen sind besonders abends schlimm, wenn der Kortisolspiegel niedrig ist: Der hohe Kortisolspiegel hat tagsüber das Schmerzempfinden etwas unterdrückt. Typisch ist auch die Schutzhaltung, die sich aus nicht ausgelebten Reaktionen des Körpers entwickelt: Wer ständig einem hohen Erwartungsdruck ausgesetzt ist, versucht sich zu schützen. Da Weglaufen nicht möglich ist, versuchen wir uns wegzuducken – indem wir uns leicht nach vorn beugen (siehe Foto Seite 15). Wie Sie wieder relaxen lernen, lesen Sie ab Seite 140.

Stress fördert Entzündungen

Recht neu ist die Erkenntnis, dass das Immunsystem bei Schmerzen eine große Rolle spielt. Bei einer Grippe etwa sind wir viel schmerzempfindlicher. Verantwortlich sind bestimmte Moleküle des Immunsystems, die Zytokine. Manche fördern Entzündungen, andere versuchen sie zu stoppen. Bei entzündlich bedingten Rückenschmerzen ist oft das Immunsystem überfordert und reagiert mit einer Überproduktion der »entzündlichen« Zytokine. Grund dafür ist vor allem lang anhaltender Stress. Ihr Immunsystem kann also für Schmerzen mitverantwortlich sein, aber vor allem kann es Ihnen helfen, sie wieder loszuwerden.

Wenn Schmerzen nicht verschwinden

Für Schmerzen durch akute Verletzungen oder Schädigungen von Gewebe sind die therapeutischen Ansätze meist klar. Gerade beim Rückenschmerz finden wir aber auch zahlreiche Fälle, wo der Schmerz einfach nicht verschwindet. Der Begriff »chronischer Schmerz« ist meines Erachtens nicht immer richtig. Speziell bei Rückenschmerzen entscheidet das Gehirn, dass trotz Heilung des Gewebes immer noch eine Bedrohung für den Körper besteht. Dies kann unterschiedliche Ursachen haben, etwa dass Strukturen wie Muskeln, Bänder, Nerven oder Gelenke immer noch Signale aussenden, obgleich die primäre Schädigung, etwa eine Nervenentzündung, beseitigt wurde.

Auch Rückenmark und Nervensystem können dafür verantwortlich sein, dass die erhöhte Alarmbereitschaft bestehen bleibt, oft noch lange nach der Heilung. Das Gehirn wird quasi durch die erhöhte Alarmbereitschaft des Rückenmarks ausgetrickst und denkt, dass immer noch Gefahr droht. Es reagiert mit mehr Sensoren in den Schmerzknotenpunkten und wird so ebenfalls sensibler. Darüber hinaus ist seit Langem bekannt, dass Gehirnareale, die mehr gebraucht werden als andere, größer werden. Das gilt auch für den »Schmerzbereich« im Gehirn. Schmerzen ohne Ursache haben also nichts mit Einbildung zu tun. Das Gute ist, dass man diesen Prozess genauso umkehren kann, wie er sich entwickelt hat. Dazu muss das Gehirn lernen, dass die Gefahrenmeldungen nur Täuschungen sind, und es muss wieder positive Erfahrungen machen dürfen. Ängste vor Bewegung und damit vielleicht verbundene Schmerzen müssen »verwischt« werden. Werden Sie aktiv und bekämpfen Sie die Ängste. Auch wenn es zunächst schmerzt: Bewegen und belasten Sie sich! Die alte »Schmerz-Festplatte« muss gelöscht werden. Wenn Sie kontrolliert, in Absprache mit Ihrem Arzt schmerzhemmende Präparate einnehmen, fällt der Einstieg leichter.

tipp

_Kein Gedankenstress!

Gedanken wie »Die Bandscheibe ist kaputt« sind wie ein Alarmsignal für Ihr Gehirn, das nur das Beste für Sie will und Sie schützen möchte. Gedanken können den Heilungsprozess beeinflussen oder Schmerzen lange aufrechterhalten. Gerade bei Rückenschmerzen wurde dieser Zusammenhang wissenschaftlich nachgewiesen. Brechen Sie aus diesen Gedanken aus. Bei den meisten Rückenschmerzen gibt es eine hundertprozentige Heilungschance, wenn Sie Ihrem Rücken aktive Zuwendung geben! Alle Rezeptoren (siehe Seite 9 ff.) leben nur wenige Tage und werden dann durch neue ersetzt. So verändert sich Ihre Schmerzempfindung jeden Tag aufs Neue. Das lässt hoffen – besonders bei allen »chronischen« Schmerzen. Die Produktion der Rezeptoren lässt nur dann nach, wenn die Nachfrage nachlässt! Von modernen Konzepten der Rückentherapie profitieren besonders jene, die eine lange Leidenszeit hinter sich haben.

Der Weg aus dem Rückenschmerz

Das Robert-Koch-Institut befragte Frauen und Männer nach ihren Rückenschmerzen. 66 Prozent der Frauen und 58 Prozent der Männer gaben an, in den letzten zwölf Monaten mindestens einmal unter Rückenschmerzen gelitten zu haben. Jede fünfte Frau und jeder siebte Mann berichteten sogar darüber, dass sie die Schmerzen gar nicht mehr loswerden.

Operationen und Schmerzmedikamente sind kein Ausweg und lindern nur die Symptome. Mit dem Rücken-Akut-Training zeigen wir Ihnen einen aktiven Weg zu einem schmerzfreien Rücken – für Ihr ganzes Leben. Sie haben zu Beginn des Buches die unterschiedlichen Strukturen Ihres Rückens kennengelernt und auch die Mechanismen, die Schmerzen verursachen. Alle diese Strukturen können Sie mithilfe der richtigen Maßnahmen positiv zur Gesundung und Regeneration hin beeinflussen.

So heilt der Körper sich selbst

Überall in unserem Organismus läuft der Heilungsvorgang weitgehend gleich ab. Unterschiedlich ist nur, wie lange es dauert, da dies von der Durchblutungssituation und dem Stoffwechsel vor Ort abhängt: Ein gebrochener Knochen braucht mehr Zeit für die Genesung als eine Schürfwunde. Muskeln, Bänder, Sehnen, Bandscheiben, Knorpel, Gelenkkapseln, Knochen, die Schutzhüllen der Nerven: Alles heilt der Körper in drei recht gut abgrenzbaren Phasen.

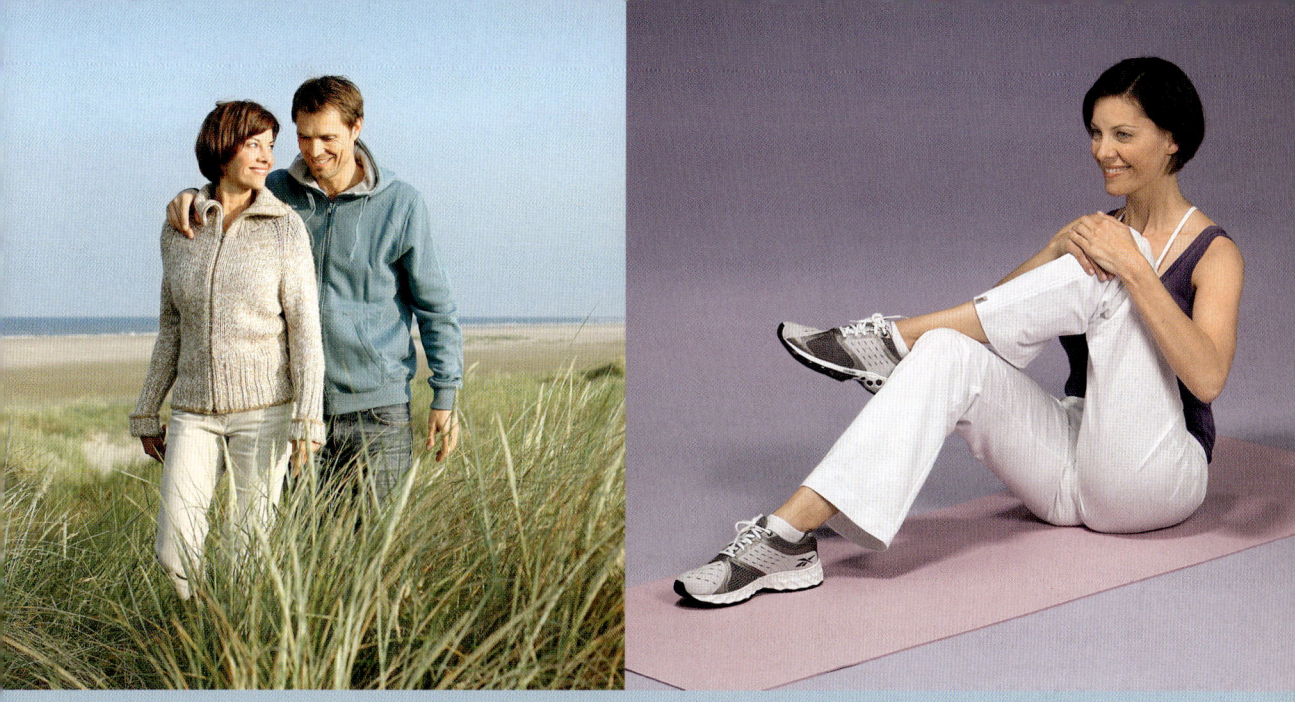

Entspannende Pausen vom sitzenden Alltag:
Dabei atmet auch Ihr Rücken auf.

Dehn- und Kräftigungsübungen sind das
Herzstück Ihres Rücken-Akut-Trainings.

1. Entzündungsphase: In der ersten Phase des Heilungsprozesses entsteht durch die Schädigung des Gewebes eine Entzündung. Sie aktiviert das Immunsystem zu handeln. Es werden neue Blutgefäße gebaut, um die Durchblutung zu verbessern und für einen schnellen, reibungslosen Abtransport von zerstörtem Gewebe und das Herbeischaffen von neuen Materialien zu sorgen. Gleichzeitig gelangen Abwehrzellen des Immunsystems wie Fresszellen oder Leukozyten in das geschädigte Areal und produzieren Entzündungsmediatoren (Prostaglandine und Zytokine), welche die Entzündungsreaktion aufrechterhalten.

2. Proliferationsphase: Nach der Entzündung beginnen Fibroblasten, die Bindegewebszellen, neues Bindegewebe zu produzieren und das geschädigte Gebiet damit aufzufüllen. Dieses junge Gewebe wird Granulationsgewebe genannt und kann noch nicht an die Funktion des alten Gewebes heranreichen. Es gewährleistet aber, dass beim Um- und Abbau keine Lücken oder Instabilitäten entstehen. Anschließend bildet sich dort Bindegewebe von höherer Qualität, das schon viel belastbarer und vor allem zugfester ist.

3. Organisationsphase: Nun finden verstärkt Veränderungen der Gewebequalität zur Erhöhung der mechanischen Belastbarkeit statt. Die anfänglich noch locker angeordneten Kollagenfasern werden dicker und wachsen zu Bündeln zusammen. Diese Strukturen müssen gereizt und belastet werden, um die alte Belastbarkeit wieder zu erreichen. Schonung ist in dieser Phase des Heilungsvorgangs kontraproduktiv.

Eine rückenfreundliche Lebensweise finden

Sogar eine Bandscheibe kann wieder heilen, das belegen aktuelle Studien aus den USA. Auch Professor Jan Cabri aus Lissabon konnte zeigen, dass die Bandscheibe selbst im Inneren, dem Kern, wieder nahezu völlig ausheilen kann. Er konnte sogar dort, wo keine Blutgefäße mehr zu finden sind, Sauerstoff nachweisen. Dieser wird über die Wirbelkörper übertragen und sorgt für einen normalen Aufbau der Bandscheibe in etwa sechs Monaten. Die Bandscheibe durchläuft in diesen sechs Monaten den üblichen Prozess der Wundheilung. Er ähnelt der Genesung von körpereigenen Bändern, dauert nur etwas länger.

Um den Organismus bei dieser Arbeit zu unterstützen, muss die heilende Bandscheibe unbedingt belastet werden, um den Transport von Nährstoffen in die Bandscheibe hinein und von Abfallstoffen aus ihr hinaus zu gewährleisten.

Sich von »Vorschriften« verabschieden

Etwa sechs Millionen Rückenschmerzpatienten wurden in der klassischen Rückenschule behandelt. Jeder Büroarbeitsplatz muss heute mit einem rückengerechten Bürostuhl ausgestattet werden. Teure Lattenroste und Matratzen sollen den Rückenschmerz besänftigen. Doch eine groß angelegte Analyse der Europäischen Union zu allen entsprechenden Studien der letzten 20 Jahre ergab: Keine einzige Studie konnte zeigen, dass Bürostühle und Co. irgendeinen Effekt im Kampf gegen den Rückenschmerz haben. Manche dieser Maßnahmen fördern ihn sogar!

Einlagen, Stühle, Lattenroste, Matratzen, ergonomische Schreibtische sind nur »Krücken«, die manchmal kurzfristig Symptome ändern oder sogar bessern können. An der Ursache aber – zu wenig Bewegung und zu viel Stress – setzen all diese Dinge nicht an. Es muss scheitern, wenn man Bewegung und eine gesunde Lebensweise durch Konsumgüter ersetzen möchte! Der Weg liegt im Handeln, in der aktiven Bewegung gegen den Schmerz!

Die traditionelle Rückenschule

Kurse und Bücher zur Vorbeugung und Behebung von Rückenschmerzen beinhalteten bisher viele Regeln, wie man sich bewegen und was man auf keinen Fall tun sollte. Dabei wurden Bewegungsmöglichkeiten und auch die entsprechende Muskelaktivität stark eingeschränkt. Das führte dazu, dass der Körper noch mehr geschwächt wurde und immer weniger Bewegungen ausführen konnte. Schonung als »rückengerechte« Maßnahme scheiterte.

❯ In den letzten Jahren wurde die Rückenschule grundlegend reformiert. Fast alle Anbieter schlossen sich zusammen und entwickelten ein neues Konzept, das dem aktuellen Wissensstand entspricht. Suchen Sie, zum Beispiel bei den Angeboten Ihrer Krankenkasse oder im Internet, nach dem Konzept »Rückencoaching« oder nach einer Anerkennung durch die Konföderation der Deutschen Rückenschulen, dann finden Sie das richtige Angebot.

Sitzen am Arbeitsplatz

Vor einiger Zeit machte man Schreibtischarbeitern weis, dass ab sofort ein neues Sitzmöbel, ein überdimensionaler aufblasbarer Ball, die Alternative zum Bürostuhl sei. Ziel war ein »dynamischeres« Sitzen durch die Instabilität des Balles. Jedoch können selbst Rückengesunde nicht längere Zeit auf diesem Ball sitzen: Es ist viel zu anstrengend und überlastend. Der Pezziball ist ein Trainingsgerät – kein Sitzmöbel! – und sollte deswegen auch nur zum Training der Muskulatur herangezogen werden.

Neben dem Ball gibt es viele Modelle von modernen, futuristisch anmutenden Bürostühlen. Hebel sollen den Stuhl auf alle individuellen Körpermerkmale einstellen und so Rückenbelastungen vermeiden. Dabei ist das Problem am Büroarbeitsplatz die Unterforderung der Muskeln durch statisches Sitzen und die Unterversorgung des Gewebes mit Sauerstoff. Da schaffen auch »dynamische Sitzsysteme« keinen Ausgleich, denn der Muskelapparat muss sich aktiv bewegen. Darüber hinaus stellen viele Menschen den Stuhl nicht richtig ein. Dann wird der Körper in eine unphysiologische Haltung gezwungen, und das kann sogar Ursache für neue Muskelverspannungen sein.

❯ Wenn Sie Ihren Stuhl 30 Minuten am Tag durch den Pezziball ersetzen, reicht das völlig. Statt sich einen teuren Hightech-Bürostuhl zuzulegen, stehen Sie lieber mindestens alle 30 Minuten vom Arbeitsplatz auf und gehen etwas umher. Telefonieren Sie im Stehen. Gehen Sie ins Nachbarbüro, statt eine E-Mail zu schicken. Wenn Sie aktiv werden, kommen Sie auch mit einer Bierbank klar!

Ergonomischer Schreibtisch?

Wie muss der Schreibtisch genau ausgerichtet sein? In welchem Winkel sollte das Kniegelenk stehen, wie soll man die Ellbogen auflegen und den Kopf halten? Eine Wissenschaft für sich – die allerdings höchstens für Roboter nützliche Ergebnisse bringt. Zwar werden dadurch extreme Fehlhaltungen verhindert, die sich durch einen zu nahen oder zu hohen Bildschirm oder die auf einem viel zu hohen Tisch liegende Tastatur ergeben. Aber für den Rücken ist jede starre, eindimensionale Position ohne Beachtung der individuellen Gegebenheiten und Vorlieben eine Sackgasse.

❯ Die bessere Alternative: Ändern Sie Ihre Sitzposition mindestens alle 20 Minuten. Lümmeln Sie herum, oder stehen Sie auf. Drehen Sie Ihren Oberkörper, und beugen Sie sich gelegentlich vornüber.

»Rückengerechte« Autositze

Auch die Autohersteller haben auf den Rückenschmerz-Boom reagiert und in manche Modelle »rückengerechte« Lösungen eingebaut. Besonders die im unteren Rücken aufblasbare Polsterung zur Unterstützung der Lendenwirbelsäule wird angepriesen. Aber auch dies fördert nur die Passivität und damit die schlechte Versorgung des Rückens. Auch sogenannte Massage- oder Kugelmatten, die auf den Sitz geschnallt werden, stimulieren höchstens die Durchblutung der oberen Hautschichten, nützen dem Rücken aber nichts.

❯ Halten Sie bei langen Autofahrten lieber spätestens alle zwei Stunden an und machen einen kleinen Spaziergang sowie leichte Gymnastikübungen.

Lösen Sie sich von der »ergonomischen« Position, denn sie widerspricht den biologischen Anforderungen Ihres Körpers. Denken Sie stattdessen über einen Schreibtisch nach, der sich stufenlos in der Höhe verstellen lässt. Dadurch bringen Sie Dynamik in Ihr Arbeitsleben. Die Skandinavier nutzen diese Tische seit Jahrzehnten, und dort sind Rückenschmerzen viel weniger ein Thema. Allerdings bewegen sich die Skandinavier auch sonst viel mehr als wir …

Matratzen: nicht zu weich!

Wir verbringen rund ein Drittel unseres Lebens im Bett – was liegt da näher, als die Matratze für den schmerzenden Rücken verantwortlich zu machen! Die Hersteller bieten seit Langem vermeintlich gesunde Unterlagen, doch nur wenige haben Studien über den Zusammenhang von Rückenschmerz und Liegekomfort durchgeführt.

❯ Eine gute Matratze bietet der Wirbelsäule optimale Erholung, indem sie die Wirbelsäulenkrümmung normalisiert. Das schafft keine weiche Matratze und kein Wasserbett. Die Matratze sollte der Form des Körpers und der Wirbelsäule kaum nachgeben, auch wenn die Werbung etwas anderes vermitteln will. Sie sollten also lieber etwas härter liegen – allerdings auch nicht bretthart, weil der Schlaf durch häufiges Umdrehen dann unruhig wird.

Einlagen sind nicht immer sinnvoll

Durch Einlagen in Schuhen verändert sich auf einmal die gesamte Statik, die der Körper über Jahre aufgebaut hat und die seine Stabilität garantiert. Beinlängendifferenzen, an die der Körper sich schon lange angepasst hat, werden plötzlich wieder betont. Das schadet mehr, als es nützt. Eine Asymmetrie kann nie allein verantwortlich für den Schmerz sein, schon gar nicht, nachdem der Körper sich über Jahre darauf eingestellt hat.

❯ Sofern die Einlagen nicht vom Arzt verordnet sind und eine klare Diagnose als Grundlage haben, sollten Sie darauf verzichten. Und auch wenn Sie welche tragen: Gehen Sie viel barfuß, damit Ihre Muskeln sich erholen und gekräftigt werden.

Das Immunsystem einspannen

Da für einen Großteil der Rückenschmerzen Entzündungen verantwortlich sind, ist das Immunsystem immens wichtig beim Kampf gegen den Schmerz. Stärken Sie daher Ihr körpereigenes Abwehrsystem! Die beste Methode heißt Ausdauertraining, denn dadurch wird Ihr Immunsystem angriffslustiger und gleichzeitig effektiver. Außerdem werden beim Ausdauersport auch entzündungshemmende Hormone aktiviert. Ob die Ursache für den Schmerz bei Ihnen eine Entzündung ist, kann am besten Ihr Arzt klären. Ausgewählte Parameter im Blut, die auf eine erhöhte Aktivierung des Immunsystems hinweisen, zeigen rasch, ob sich entzündliche Reaktionen abspielen.

tipp

_Genug Schlaf

Das Immunsystem arbeitet rund um die Uhr, und nachts ist die wichtigste Reparaturzeit. Gönnen Sie sich also ausreichend Schlaf, damit das Immunsystem genug Zeit für seine Arbeit hat.

Rückenfreundlich essen

Alle Strukturen Ihres Rückens brauchen zahlreiche Nährstoffe, um gesund zu bleiben. Wenn sie heilen, brauchen sie noch mehr davon, denn die Reparatur verlangt auch mehr. Eine ausgewogene, gesunde Ernährung sorgt dafür, dass Ihr Organismus alle Baustoffe erhält, die für die Renovierung notwendig sind. Nährstoffe, Spurenelemente und Enzyme liefern den Muskeln, Bändern, Sehnen, Knochen und auch den Bandscheiben das, was sie benötigen, um Stabilität und Elastizität wiederzuerlangen. Die wichtigsten Nährstoffe und Vitamine für die Wirbelsäule sind:

> Vitamin A unterstützt den Knochenaufbau und sorgt für stabile Wirbelkörper.
> Vitamin B fördert die Entwicklung eines elastischen und belastbaren Bindegewebes.
> Vitamin C stärkt Ihr Immunsystem und kräftigt Bänder und Sehnen der Muskeln.
> Vitamin D ist wichtig für stabile Wirbelkörper: Es sorgt dafür, dass der Knochenbaustoff Kalzium verwertet und eingelagert werden kann. Ein Muss bei Osteoporose!
> Vitamin K regt die Bildung des Knochenproteins Osteocalcin an.
> Fluor stimuliert den Knochenaufbau.
> Kalium hemmt den Knochenabbau.
> Magnesium hält Nerven und Muskeln jung und den Stress in Schach.
> Mangan unterstützt den Sauerstoffwechsel der Knochen und hilft damit bei den ständig notwendigen Aufbauprozessen.

Wie viel Sie von den einzelnen Nährstoffen bei normalem und erhöhtem Bedarf brauchen und wo die Nährstoffe drinstecken, können Sie Nährstofftabellen entnehmen (siehe zum Beispiel Buchtipp Seite 170).

Die Hormone nutzen

Nutzen Sie die wunderbaren Möglichkeiten, die in Ihrem Körper stecken. Er wehrt sich gegen alles, was ihm schaden könnte – unterstützen Sie ihn bei seinen Heilungsaktivitäten, indem Sie die Ausschüttung aktivierender »Glückshormone« unterstützen, wie Endorphine oder Serotonin. Diese Stimmungsmacher hemmen das schmerzaktivierende System und heben das Wohlbefinden deutlich. Die Zauberformel heißt: Bewegung an der frischen Luft und bei Tageslicht. Denn Licht und Ausdauerbewegung lassen die Muntermacher sprießen und den Schmerz vergessen. Nicht umsonst haben Sie vermehrt Schmerzen, wenn es dunkel ist. Ein Spaziergang bei Tageslicht ist die beste Schmerztablette!

Das Rauchen aufgeben

Studien zeigen, dass Rauchen die Versorgung der Bandscheibe, aber auch aller anderen heilenden Strukturen des Rückens deutlich verschlechtert. Die notwendige Durchblutung des Gewebes wird durch das Rauchen – und übrigens auch durch Ablagerungen in den Blutgefäßen wie bei Arteriosklerose, die (auch) durch das Rauchen gefördert wird – so beeinträchtigt, dass die Neubildung von Gewebe behindert wird. Dass die Heilungschancen der Rückenstrukturen durch das Rauchen schlechter sind, sollte Raucher wirklich einmal zum Nachdenken bringen. Heilung kann man tatsächlich wirkungsvoll beeinflussen – sei es durch das Annehmen positiver Gewohnheiten oder eben auch durch das Weglassen schädlicher Einflüsse.

Rundumschutz für die Muskeln

Wissen Sie eigentlich, warum Sie abends etwa ein bis zwei Zentimeter kleiner sind als morgens? Obwohl einige »Experten« es immer noch behaupten: Mit schrumpfenden Bandscheiben hat das rein gar nichts zu tun. Stattdessen hängt es mit der tollen Konstruktion der Wirbelsäule zusammen. Sie ist wie ein doppeltes S geschwungen. Im Bereich der Hals- und Lendenwirbelsäule zeigt die Wölbung nach vorn (= Lordose). Die Brustwirbelsäule ist dagegen nach hinten gekrümmt (= Kyphose). Zusammen mit der Krümmung des Kreuz- und Steißbeins resultiert daraus die doppelte S-Form. Die S-Form ist das eigentliche Dämpfungssystem der Wirbelsäule. Belastungen wie Laufen lassen Sie um 0,5 bis 1 Zentimeter schrumpfen, weil sich die Krümmungen ausweiten. Dabei verändern die Zwischenwirbelgelenke im Laufe des Tages ein klein wenig ihre Position. Das passiert den ganzen Tag über – außer beim Liegen. Gehen, Stehen, Sitzen und die Schwerkraft verstärken die Kurven der Wirbelsäule. Nachts flacht sich die Wirbelsäule durch das Liegen wieder ab, und Sie stehen erneut »groß« auf. Wollen Sie auch im Tagesverlauf groß bleiben, dann recken und strecken Sie sich so oft wie möglich.

Nur durch Bewegung belastbar

Diese natürliche Reaktion der Wirbelsäule auf Belastung muss unbedingt erhalten bleiben, denn nur eine flexible, bewegliche Wirbelsäule ist eine belastbare Wirbelsäule.

Dazu müssen die Wirbelkörper und ihre kleinen Gelenke beweglich bleiben – nach vorn, nach hinten, zur Seite und auch in der Richtungskombination bei der Drehung. Sind Wirbelkörper untereinander mobil, können sie fast alle Belastungen abfangen – und Sie können sich unbeschwert bewegen. Hat sich dagegen die Wirbelsäule in Teilbereichen versteift, müssen die Segmente darunter und darüber die fehlende Beweglichkeit und Mobilität kompensieren. Diese Bereiche werden dann überbeweglich und dadurch instabil, weil die Wirbelsäule sich auf Kosten anderer Elemente die Beweglichkeit so weit wie möglich zurückholt. Die Wirbelsäule ist das »Gehirn« unseres Rückens, deshalb kommen ihre Bedürfnisse vor denen von Muskeln und Co.

Rotationen fördern

Erinnern Sie sich noch, wann Ihre Rückenprobleme zuerst aufgetreten sind? Die meisten berichten, dass es in Verbindung mit einer Drehbewegung geschah, und seither haben sie Angst vor Drehbewegungen im Oberkörper – zumal zahlreiche Empfehlungen sogenannter Experten diese Furcht anfachen und von Rotationen abraten.
Lassen Sie sich bitte keine Angst machen: Drehen Sie sich im Dienste der Gesundheit Ihrer Wirbelsäule und Ihres Rückens. Denn gerade Rotationen sind enorm wichtig für eine bewegliche Wirbelsäule. Beim Drehen werden nicht nur alle Segmente der Wirbelsäule bewegt, sondern auch zahlreiche Muskeln und Bänder müssen mitwirken.

Auf Drehbewegungen zu verzichten ist fatal für den Rücken: Die Wirbelsäule verliert an Beweglichkeit zur Seite, und Muskeln, Sehnen, Bänder, Knorpel werden nicht ausreichend gefordert und versorgt. Beispielsweise verkümmern Anteile der tiefen Rückenmuskeln, die so wichtig für den Rücken sind (siehe Seite 19). Trainieren Sie Drehbewegungen deshalb gezielt. Im Praxisteil finden Sie viele Übungen dazu.

Die richtigen Muskeln richtig trainieren

Wie Sie inzwischen längst wissen, ist die Frage, ob der Rücken schmerzt oder nicht, eng damit verknüpft, ob und wie Sie Ihre Muskulatur belasten. Dabei kommt den kleinen, tiefen Muskeln und der ausgewogenen Bewegung der gesamten Muskulatur eine besonders wichtige Rolle zu.

Überall in der Muskulatur liegen kleine Rezeptoren (siehe Seite 9 ff.). Besonders wichtig für die Muskeln sind die Muskelspindeln, welche die Länge des Muskels unaufhörlich messen und registrieren. Sie sind zum Schutz der Muskeln gegen ein Zerreißen in die Muskelfasern eingebaut (siehe Seite 11). Wird der Muskel übermäßig in die Länge gezogen, dann reagiert das spindelförmige Schutzsystem sofort und meldet Gefahr. Ein Nervenimpuls schießt ins Rückenmark, und von dort erfolgt der Befehl »Anspannen und dagegenhalten«, um eine weitere Dehnung zu verhindern – ein ganz normaler Reflex, der Ihre Muskeln schützt. Diesen Reflex nutzen wir bei unseren Übungen für die tiefen Muskeln. Da sie so kurz sind – manche sind gerade 20 Millimeter lang –, reichen kleinste Bewegungen, um eine Längenzunahme der Winzlinge anzuregen. Dann spannen sie sich an, und Anspannung heißt Training! Speziell winzige Drehbewegungen im Rumpf veranlassen die kleinen rechts und links der Wirbelsäule liegenden Muskeln, sich anzuspannen, da die eine Seite zusammengedrückt und die andere in die Länge gezogen wird. Beim Wechsel von rechts nach links werden so alle Anteile einbezogen.

Die Drehbewegung sollte zügig ausgeführt werden, weil wir ja »schnelle« Muskelfasern trainieren wollen. Langsame Bewegungen würden einen Teil der Muskelfasern nicht einbeziehen. Darüber hinaus verstärken schnelle Bewegungen die Antwort der Muskelspindel, sodass der Muskel intensiver zum Gegenhalten angeregt wird. Das Tolle an den Drehbewegungen ist übrigens, dass Sie sie überall und immer zwischendurch ausführen können – ganz ohne Trainingsgeräte.

info

_Falsche Bewegungen gibt es nicht

Für den Oberkörper und im Speziellen die Wirbelsäule gibt es keine falschen Bewegungen. Alle Bewegungsmöglichkeiten, die der Körper mitbringt, sind erlaubt und richtig. Nur durch möglichst vielfältige Bewegungen erhält die Wirbelsäule ihre doppelte S-Form – der Garant dafür, dass Ihr Rücken allen Belastungen trotzen kann. Vorsichtig und langsam sollten Sie allerdings bei Bewegungen vorgehen, die Sie lange nicht ausgeführt haben. Mit der Zeit werden Sie auch dabei leistungsfähiger.

Ein Superteam: Bauch und Rücken

Bauch und Rücken arbeiten perfekt zusammen. Besonders die geraden und schrägen Bauchmuskeln unterstützen Rücken und Wirbelsäule bei deren Aufgaben. Sie fungieren auch als Gegenspieler und stabilisieren damit die Körpermitte. Dazu müssen die Bauchmuskeln lang und kräftig sein. Allerdings sind gerade die Bauchmuskeln oft stark verkürzt – ein Ergebnis unseres ständigen zusammengesunkenen Sitzens. Von Natur aus groß und kräftig, ziehen sie bei häufigem langem Sitzen den Oberkörper wie eine Ziehharmonika vorn zusammen und verändern die gesamte Statik.

Trainiert man in dieser Situation auch noch intensiv die Bauchmuskeln, womöglich um einen »Sixpack« aufzubauen, verschärft sich das Problem – weil hierbei meist das ausreichende Dehnen vergessen wird. Auch hier setzt das Rücken-Akut-Training an.

Muskeln in Balance

Beuger und Strecker, Innen- und Außenrotatoren, Flexoren oder Extensoren – egal, wie sie genannt werden: Muskeln sind immer Teamplayer, und nur wenn das Zusammenspiel funktioniert, profitiert auch der Rücken von der Bewegung. Das Zusammenspiel ist abhängig von der Kraft, der Länge und der Koordination der Muskeln. Ist zum Beispiel nur ein einzelner Muskel gut ausgebildet, kommt die Balance der Muskeln ins Trudeln. Muskeln dürfen nicht einseitig trainiert werden, weil sich sonst das Gesamtsystem verschiebt.

Im Sport passiert dies oft, etwa wenn der Schlagarm beim Tennis viel besser trainiert ist als der andere Arm. Schwimmer haben je nach Schwimmstil unterschiedlich trainierte Muskeln am Schultergelenk. Das verändert die Balance. Sportler mit ihrem gut trainierten Körper können das allerdings meist gut kompensieren, vor allem wenn sie noch eine Ausgleichssportart betreiben. Im Alltag sollten Sie aber darauf achten, dass Sie vor allem den Muskeln an Bauch, Rücken, Schultern und Hüften einen Rundumschutz gewähren – also allen Muskeln, die auf Gelenke einwirken. Sonst verändert sich langfristig die Statik. Wir haben deshalb besonders fürs Lebenslang-Fit-Programm ab Seite 149 die Übungen so ausgewählt, dass beim Training eine Harmonie der Muskeln entsteht.

info

_Muskeltraining wirkt in jedem Alter

Jede Sekunde entstehen im Körper 50000 neue Zellen! Die Haut erneuert sich zum Beispiel etwa alle 28 Tage komplett. Nach rund 15 Jahren sind alle Muskeln Ihres Körpers runderneuert. Muskelzellen brauchen in jedem Alter vor allem eines: Action, Action, Action! Ihre Muskeln haben keine biologische Uhr. Deshalb können Sie, egal wie alt Sie sind und bei welchem Ausgangsniveau Sie starten, Ihre Muskelkraft in zwölf Monaten um 100 Prozent steigern. Auch die Beweglichkeit kann schnell wiederhergestellt werden, sodass Sie Dehnübungen so mühelos wie zur Schulzeit hinbekommen.

Oft vergessen – der Beckenboden

Unser Becken ist nach unten geöffnet, und auf ihm lastet das Gewicht aller inneren Organe. Deshalb muss es durch eine »Platte« aus Bändern und Muskeln stabil abgeschlossen werden. Dies ist auch für die Wirbelsäule wichtig, weil sie im Becken verankert ist. Wird der Beckenboden instabil, »schwimmt« die Wirbelsäule im Becken, was Muskeln und Bänder überlastet. Daher klagen auch viele Frauen nach einer Schwangerschaft über Rückenschmerzen.

Beckenbodentraining

Der Beckenboden bildet eine muskuläre Einheit mit den tief liegenden Bauchmuskeln. Dadurch stabilisieren sie gemeinsam mit der tiefen Rückenmuskulatur den Rumpf und die Wirbelsäule bei allen Bewegungen. Im Anti-Schmerz-Programm ab Seite 95 sowie im Spezialprogramm für Schwangere auf dem Poster haben wir einige Übungen eingebaut, die speziell auch auf den Beckenboden einwirken. Aber alle Betroffenen mit Rückenschmerzen profitieren von diesen Übungen – auch Männer! Josef Pilates, der Begründer der Pilates-Technik, hat recht früh die Bedeutung des Beckens erkannt. Das von ihm benannte »Körperzentrum« oder »Powerhouse« stellt das Zentrum des gesamten Konzepts dar. Die Muskeln dort arbeiten im Team für ein stabiles Körperzentrum zusammen und helfen damit besonders auch Rückenpatienten mit Stabilitätsproblemen, welche häufig im unteren Rücken auftreten. Zwei Buchtipps zu Pilates finden Sie im Anhang auf Seite 170.

Massage und Druckpunkte

Massagen sind eine Wohltat und helfen bei verspannten Muskeln oft schnell, den Schmerz zu lindern. In unserem Erste-Hilfe-Programm ab Seite 61 finden Sie einfache, hilfreiche Anleitungen zur Selbstmassage. Danach ist es allerdings notwendig, dass Sie aktiv werden und mit regelmäßiger Bewegung etwas für Ihre Muskeln tun! Der Effekt einer professionellen Massage hält länger an und hat eine tiefer gehende Wirkung. Aber um diese Wirkung zu erhalten, müssen Sie auch hier Ihre Muskeln täglich aktiv beanspruchen.

Klassische Akupressurpunkte

Da die Rezeptoren (siehe ab Seite 9) auf Druck reagieren, können wir das Phänomen der reflektorischen Entspannung nutzen. Dazu wird direkt auf die Sehne mechanischer Druck ausgeübt, am besten mit einem oder zwei Fingern. Im Anti-Schmerz-Programm ab Seite 95 finden Sie für jede Rückenregion solche Druckpunkte – sie beruhen auf Akupressurpunkten aus der Traditionellen Chinesischen Medizin und liegen an Stellen, über die neben der mechanischen Entspannung der Muskeln auch die Selbstheilungskräfte aktiviert werden, indem Blockaden im Fluss der Lebensenergie gelöst werden. Sie finden in unseren Übungsprogrammen auch Druckpunkte, die weit entfernt von Ihren Schmerzpunkten liegen, aber große Effekte für den gesamten Körper und gegen den Rückenschmerz haben. Probieren Sie es aus. Es lohnt sich! Nebenbei entwickeln Sie dabei auch ein sehr gutes Gespür für die Signale Ihres Rückens.

Testen Sie Ihren Rücken

Ihr Rücken-Risiko-Profil

Gemeinsam mit der Deutschen Angestellten-Krankenkasse (DAK) hat das Zentrum für Gesundheit der Deutschen Sporthochschule Köln einen kurzen, aber aussagekräftigen Selbsttest entwickelt. Beantworten Sie die Fragen möglichst spontan. Zählen Sie zum Schluss Ihre Punkte zusammen. Auf Seite 54 finden Sie die Auswertung.

1. Wie oft hatten Sie in den vergangenen zwölf Monaten Rückenschmerzen (abgesehen von menstruationsbedingten)?

Gar nicht	0
Ein- bis viermal im Jahr	2
Ein- bis zweimal im Monat	5
Etwa jede Woche einmal	10
Nahezu täglich	15

❯ Gehen Sie zum Arzt, wenn Sie einmal pro Woche oder öfter Rückenschmerzen haben!

2. Ist Ihr Rücken durch Bewegungsmangel verspannt?

Ich quäle mich täglich mit starken Verspannungen herum.	15
Ich habe regelmäßig schmerzhafte Verspannungen im Rücken, in den Schultern und/oder im Nacken.	10
Ich habe mindestens einmal im Monat Verspannungen.	5
Ich hatte schon einmal Verspannungen, das ist aber länger her.	2
Ich hatte noch nie Verspannungen.	0

3. Wie viel Zeit am Tag verbringen Sie schätzungsweise ohne Bewegung?

Den Arbeitstag und (fast) meine
gesamte Freizeit   15

Den Arbeitstag und etwa zwei
Stunden meiner Freizeit   10

Den gesamten Arbeitstag, aber
dann hole ich die Bewegung nach.   2

Ich bewege mich viel, auch
bei der Arbeit.   0

4. Wie oft treiben Sie Sport oder sind anderweitig körperlich aktiv?

Ich treibe fast täglich Sport.   0

Etwa ein- bis dreimal pro Woche   2

Etwa ein- bis zweimal im Monat   10

Ich treibe so gut wie keinen Sport, bewege mich aber viel im Alltag (mit dem
Fahrrad zur Arbeit, Spaziergänge ...).   5

Ich treibe nicht aktiv Sport und
bewege mich auch sonst wenig.   15

5. Sorgen, Ängste, Zeitdruck lasten auf dem Rücken. Wie viel Stress haben Sie?

Ich stehe ständig unter großem Druck
und fühle mich oft überfordert.   15

Ich habe ab und zu Stress, komme
aber in der Freizeit schnell runter.   5

Ich habe gute Strategien gegen den
Stress entwickelt und wirkungsvolle
Entspannungsmethoden erlernt, deshalb stehe ich selten unter Stress.   2

Ich bin grundsätzlich ruhig und
gelassen.   0

6. Mineralien und Spurenelemente sind wichtig für den Rücken. Was essen Sie?

Ich ernähre mich ausgewogen, mit
viel Vollkornbrot, Milch, Obst und
Gemüse.   0

Ich ernähre mich meist ausgewogen,
ab und zu genehmige ich mir aber
ein »Schmankerl« – ein Fertiggericht,
Süßigkeiten, Alkohol, Softdrinks ...   5

Ich nehme aus Zeitmangel regelmäßig
Fertiggerichte, aber wenn ich Zeit
habe, versuche ich gesund zu essen.   10

Ich achte kaum auf meine Ernährung.   15

7. Wasser ist das wichtigste Transportmittel aller Nährstoffe für den Rücken. Ihr Flüssigkeitsbedarf liegt bei 30 Millilitern pro Kilo Körpergewicht – rechnen Sie nach. Wie viel Wasser und ungesüßte Flüssigkeit trinken Sie täglich?

Ich liege mindestens einen Liter
unter dem Wert.   15

Ich liege einen halben Liter darunter.   10

Ich treffe den Wert nahezu genau.   5

Ich trinke rund einen halben Liter
mehr.   2

Ich trinke über einen Liter mehr.   0

8. Rückenschmerzen treffen die meisten Menschen unvorbereitet. Umso wichtiger ist es, richtig zu reagieren. Was tun Sie, wenn der Rücken schmerzt?

Ich nehme eine Schmerztablette und
bewege mich so wenig wie möglich.   15

Ich gehe sofort zum Arzt.   10

Ich versuche, meine Schmerzen selbst
zu lindern, zum Beispiel durch
schmerzfreie Lagerung oder Wärme
und Kälte.   2

Ich nehme das nicht so ernst und
mache einen kleinen Spaziergang oder
lasse mir den Rücken massieren.
Wenn es schlimmer ist, nehme ich
eine Schmerztablette und mache
ganz normal weiter.   0

Auswertung

› Bis 20 Punkte: Super! Sie liegen goldrichtig und fühlen sich wohl in Ihrer Haut. Selbst wenn es ab und zu in Ihrem Rücken zwickt, finden Sie meist einen Weg, Ihre Verspannungen schnell zu lösen. Machen Sie weiter so. Viel Bewegung, eine ausgewogene und nährstoffreiche Ernährung sowie ein aktiver Ausgleich zum manchmal stressigen Alltag stärken Ihr Rückgrat, und Ihre Wirbelsäule profitiert davon. Aber bitte nicht auf den Lorbeeren ausruhen! Nutzen Sie das Lebenslang-Fit-Programm für Ihren Rücken (ab Seite 149).

› 21 bis 37 Punkte: Noch ist alles okay! Ihr Rücken verhält sich normalerweise ruhig und entspannt, zeigt aber bereits erste Schwächen. Ein plötzliches Stechen hier, eine störende Verspannung dort. Meist verschwinden diese Beschwerden aber recht schnell wieder.

Achten Sie mehr auf die Warnzeichen Ihres Körpers – Ihr Rücken möchte Ihnen etwas mitteilen. Vielleicht ernähren Sie sich zu einseitig? Kommt die Bewegung im Alltag zu kurz, oder geraten Sie schnell in Stress? Prüfen Sie kritisch Ihre Lebensgewohnheiten, und stellen Sie ungünstige Gewohnheiten Schritt für Schritt um. Bei welchen Fragen im Test hatten Sie eine hohe Punktzahl? Dies sind die Bereiche, in denen es etwas zu verbessern gilt. Suchen Sie sich aus dem Lebenslang-Fit-Programm ab Seite 149 das Passende heraus.

› 38 bis 85 Punkte: Vorsicht! Sie muten sich zu viel zu. Dauerndes Sitzen bei der Arbeit und am Feierabend, wenig Zeit für den Ausgleich in der Freizeit oder viel Stress verhageln Ihnen nicht nur die Stimmung, sondern auch der Rücken leidet: Ihr Schmerzrisiko steigt und ist an der Grenze zu chronischen Rückenbeschwerden.

Werden Sie aktiv! Ungesunde Angewohnheiten sollten Sie schnell abstellen, damit Ihre Beschwerden nicht schlimmer werden und zu ernsten Erkrankungen führen. Beginnen Sie mit einem Yogakurs oder langsamem Joggen. Für eine gesündere Ernährung belegen Sie sich morgens leckere Stullen, um mittags nicht wieder beim Fastfood zu landen. Trinken Sie vor allem auch tagsüber viel – aber bitte nichts Süßes! Stellen Sie sich einen Plan aus dem Anti-Schmerz-Programm (ab Seite 95) zusammen, und profitieren Sie von den vielen Spezialprogrammen für bestimmte Zielgruppen auf dem beiliegenden Poster – für ein lebenslanges Aktivsein.

› 86 bis 120 Punkte: Sie laufen Gefahr, bald den Tag nicht mehr ohne Schmerzmittel durchzustehen. Wahrscheinlich kennen Sie schon die typischen Stellen in Nacken, Schulter oder Kreuz, die Ihnen immer wieder das Leben zur Hölle machen.

Ziehen Sie die Notbremse! Sie müssen unbedingt Ihren Lebensstil ändern, damit die Rückenschmerzen nicht Ihren gesamten Alltag bestimmen und in ernste Erkrankungen münden. Wenden Sie sich an Ihren Arzt, ergründen Sie die Ursachen für Ihre Beschwerden und lassen Sie sich entsprechend behandeln. Versuchen Sie aber auf jeden Fall, Ihr »Rückenleben« umzukrempeln. Es wird höchste Zeit, aber es ist nie zu spät: Bei akuten Schmerzen nehmen Sie das Erste-Hilfe-Programm (ab Seite 61) vor. Um langfristig aus dem Teufelskreis auszubrechen, helfen Ihnen die beiden anschließenden Programmstufen.

Der Mobilitätstest

Wenn Sie genau wissen wollen, wo eventuelle Beschwerden ihren Ursprung haben, dann machen Sie noch den folgenden Praxistest. Danach können Sie sich mithilfe des Rücken-Akut-Trainings ganz gezielt um diese Schwachstellen kümmern.

Wie beweglich ist Ihre Halswirbelsäule?

Setzen Sie sich für beide Tests aufrecht auf einen Stuhl und blicken Sie geradeaus.

1. Seitneigung des Kopfes

Versuchen Sie, jedes Ihrer Ohren auf die Schulter zu legen, ohne dabei die jeweilige Schulter hochzuziehen. [_1]
> Schlecht: Sie können Ihren Kopf in dieser Haltung kaum zur Seite legen.
> Durchschnittlich: Ihr Kopf schafft fast die halbe Strecke, und Sie können den Kopf problemlos zur Seite kippen.
> Gut: Sie können Ihr Ohr so weit der Schulter annähern, dass höchstens noch eine schmale Handbreit dazwischenpasst.

2. Drehung des Kopfes

Drehen Sie mit geraden Schultern den Kopf so weit wie möglich nach rechts. Schauen Sie dabei geradeaus. Testen Sie dann die Drehung zur anderen Seite. [_2]
> Schlecht: Sie können Ihren Kopf fast gar nicht zu einer Seite drehen.
> Durchschnittlich: Sie können das Gesicht ein wenig nach links und rechts drehen, sodass Sie Ihre Schultern aus dem Augenwinkel bereits sehen.

> Gut: Sie können Ihr Gesicht so weit drehen, dass Ihr Blick weit über Ihre Schulterachse hinausgeht. Dabei verläuft Ihre Nasenspitze quasi parallel zur Schulterachse.

Auswertung

Bei beiden Tests sollten Sie die Bewertung »Gut« erreichen. Wenn nicht, haben Sie ein Problem im Bereich von Hals und Nacken, um das Sie sich kümmern sollten. Haben Sie bei beiden Tests einmal oder sogar zweimal ein »Schlecht« erreicht, dann liegen gravierende Probleme vor. Folgen Sie in beiden Fällen unbedingt dem heilsam wirkenden Anti-Schmerz-Programm ab Seite 95.

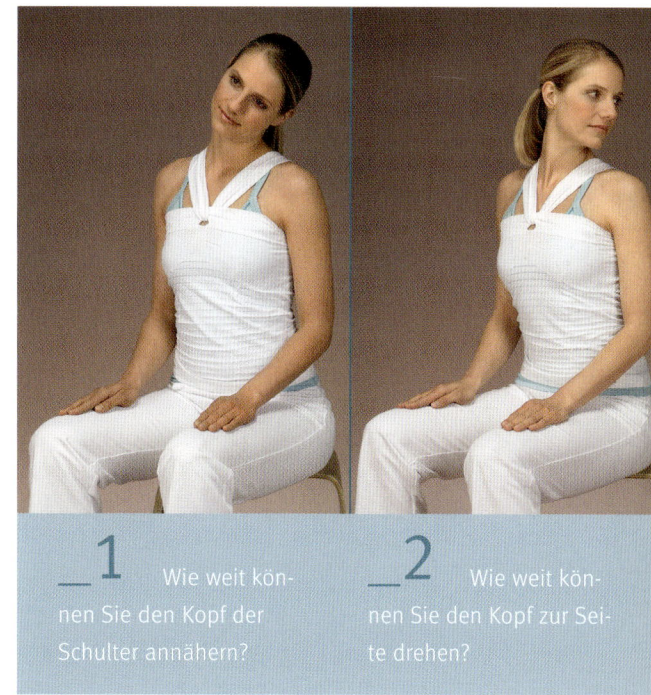

_1 Wie weit können Sie den Kopf der Schulter annähern?

_2 Wie weit können Sie den Kopf zur Seite drehen?

Wie mobil ist Ihre Brust- und Lendenwirbelsäule?

1. Rumpfbeuge

Setzen Sie sich aufrecht mit gestreckten Beinen auf den Boden, die Beine sind hüftbreit gespreizt. Ziehen Sie die Füße zum Körper und beugen sich mit gestreckten Armen und durchgedrückten Knien so weit nach vorn, wie es geht. [_1]

› Schlecht: Sie kommen mit den Fingerspitzen gerade bis zum Knie oder knapp darunter.

› Durchschnittlich: Ihre Finger reichen bis unter die Mitte des Unterschenkels, etwa eine Handbreit über die Fußknöchel.

› Gut: Sie erreichen mit den Fingerspitzen Ihre Füße.

2. Seitneigung des Rumpfes

Setzen Sie sich aufrecht auf einen Stuhl oder einen Hocker, Ihre Füße stehen dabei etwa schulterbreit auseinander. Die Fußspitzen zeigen leicht nach außen. Führen Sie nun eine Hand neben der Sitzfläche in Richtung Boden, sodass sich Ihr Oberkörper aufrecht zur Seite neigt. Die Sitzbeinhöcker bleiben beide auf der Sitzfläche und werden nicht angehoben. Wechseln Sie dann die Seite. [_2]

› Schlecht: Sie kommen mit aller Mühe gerade auf die Höhe der Unterschenkelmitte.

› Durchschnitt: Sie kommen mit den Fingerspitzen etwa auf Knöchelhöhe.

› Gut: Sie erreichen auf beiden Seiten mit den Fingerspitzen den Boden, ohne sich dabei vorzubeugen.

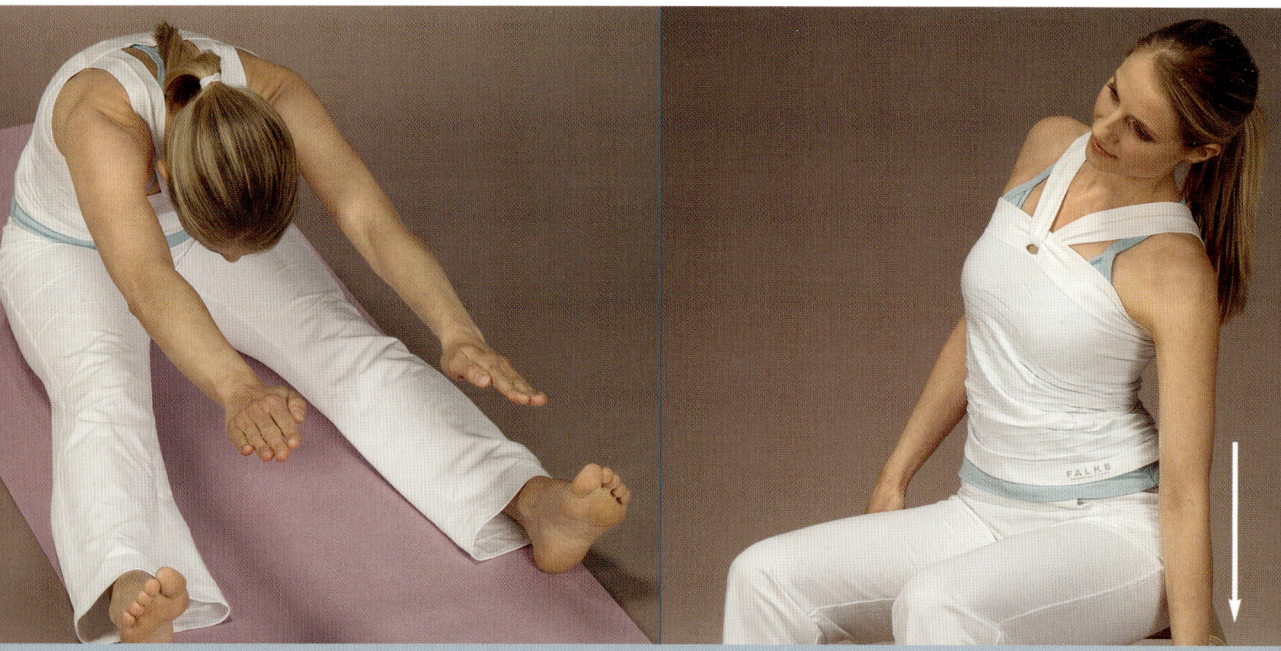

_1 Kommen Sie in dieser Haltung mit den Fingerspitzen gerade bis zu den Knien oder bis an Ihre Zehen? Die Knie sollen dabei durchgestreckt bleiben!

_2 Wie weit kommen Sie mit Ihrer Hand nach unten, wenn Sie Ihren Oberkörper aus dem aufrechten Sitz gerade zur Seite neigen?

3. Drehung

Setzten Sie sich aufrecht auf einen Stuhl, Ihre Beine stehen etwa schulterbreit auseinander. Verschränken Sie die Arme locker vor der Brust. Nun drehen Sie die Schultern so weit wie möglich langsam nach rechts und nach links. Der Kopf folgt dabei der Bewegung der Schultern, beide Gesäßhälften bleiben fest auf dem Stuhl. [_3]

› Schlecht: Ihre Drehung kann – wenn Sie sich das Zifferblatt einer Uhr vorstellen – fünf Minuten kaum erreichen.

› Durchschnittlich: Sie können Ihre Schultern auf dem Zifferblatt bis zur Stellung von fünf bis zehn Minuten bewegen.

› Gut: Sie können Ihre Wirbelsäule so weit drehen, dass die Position der Schultern mindestens zehn Minuten entspricht.

4. Rückneigung

Stellen Sie sich mit schulterbreit gegrätschten Beinen aufrecht hin. Bei leichten Standunsicherheiten lehnen Sie sich mit einer Schulter an eine Wand an. Die Arme werden vor der Brust gekreuzt, und die Hände ruhen auf den Schultern. Strecken Sie sich nun so weit wie möglich nach hinten, ohne das Becken nach vorn zu schieben. [_4]

› Schlecht: Sie können sich fast gar nicht nach hinten lehnen und die Wirbelsäule strecken.

› Durchschnitt: Sie strecken sich so weit nach hinten, dass Ihre Nase schräg nach oben zeigt.

› Gut: Sie können sich so weit nach hinten strecken, dass Ihre Nase fast senkrecht zur Decke zeigt.

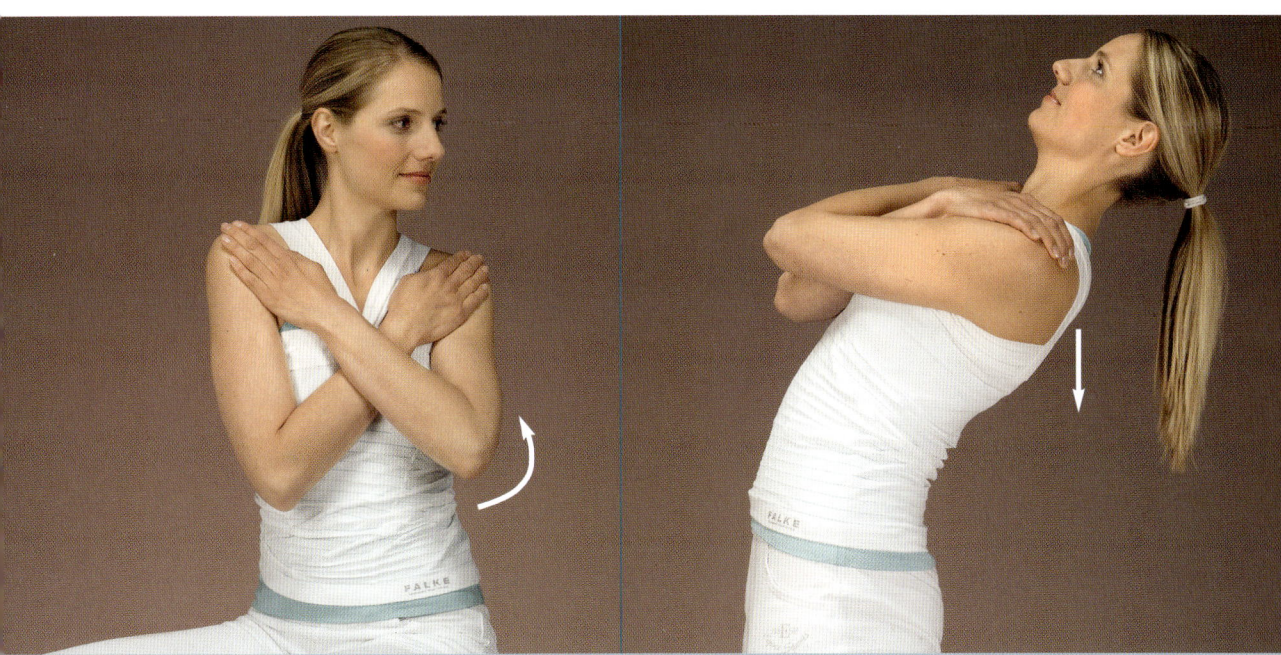

_3 Können Sie Ihren Oberkörper so weit zur Seite drehen, dass Ihre Schultern „zehn Minuten" auf dem imaginären Zifferblatt erreichen?

_4 Wie sieht es mit der Neigung nach hinten aus? Können Sie Ihren Rücken so weit nach hinten lehnen, dass die Nasenspitze fast zur Decke zeigt?

Auswertung

❯ **Drei- oder viermal »Gut«:** Ihr Ergebnis ist optimal, denn es bedeutet, dass Ihre Wirbelsäule richtig mobil und beweglich ist. Und das ist die beste Garantie für einen fitten Rücken. Lassen Sie nicht nach, und pflegen Sie Ihren Rücken mit genug Entspannung, gesunder Ernährung – und dem Lebenslang-Fit-Programm ab Seite 149!

❯ **Zwei- bis viermal »Durchschnitt«:** Ihre Beweglichkeit ist nicht übel, aber Sie sollten doch noch etwas daran arbeiten. Denn gerade Muskeln, die verspannt sind, beeinträchtigen die Mobilität. Werden Sie also mit dem Lebenslang-fit-Programm beweglicher, dann hilft das meist auch gegen die Schmerzen.

❯ **Ein- oder zweimal »Schlecht«:** Sie wissen sicher auch selbst, dass es mit Ihrer Beweglichkeit nicht zum Besten bestellt ist – kein Wunder, dass Sie ständig oder zumindest regelmäßig unter Rückenschmerzen leiden. Bevor Ihre Rückenbeschwerden chronisch werden, müssen Sie aktiv etwas dagegen unternehmen. Folgen Sie unserem Anti-Schmerz-Programm ab Seite 95, dann werden Sie bald wieder beweglich sein wie eine Katze!

❯ **Drei- bis viermal »Schlecht«:** Ihr Rücken ist verspannt und ziemlich unbeweglich, wahrscheinlich haben Sie auch Schmerzen in verschiedenen Bereichen des Rückens. So werden seine Strukturen, die Zellen, Muskeln, Sehnen und Bänder, kaum noch durchblutet und mit Nährstoffen versorgt. Durchbrechen Sie den Teufelskreis, und fangen Sie gleich heute an: Sind die Schmerzen stark, dann beginnen Sie mit dem Erste-Hilfe-Programm. Nach drei bis fünf Tagen machen Sie mit dem »Anti-Schmerz-Programm« weiter.

tipp

_Erfolgskontrolle und Motivation

Ihr Rücken-Risiko-Profil und der Rücken-Praxistest haben Ihnen gezeigt, in welchem Zustand Ihr Rücken jetzt ist und an welcher Stelle Sie ansetzen sollten, damit es Ihnen mit Ihrem Rücken (wieder) dauerhaft gut geht. Wiederholen Sie beide Tests, vor allem aber den praktischen, etwa alle sechs bis acht Wochen. So wird Ihnen bewusst, was sich in dieser Zeit verändert und verbessert hat – und der Erfolg wird Sie motivieren dranzubleiben. Außerdem zeigt Ihnen der Test auch, ob und wie Sie Ihre Trainingsschwerpunkte verändern müssen, weil sich durch Ihre Aktivität der letzten Wochen das Verhältnis der Muskeln und Bänder zueinander verändert hat.

Hat sich beispielsweise die Seitneigung verbessert, sodass Sie nun fast mit Ihren Fingerspitzen den Boden berühren, aber Sie können Ihren Oberkörper noch immer nicht sehr weit zurücklehnen? Dann wählen Sie gezielt mehr Übungen aus, mit denen Sie die Neigung nach hinten trainieren.

Am besten führen Sie ein Rückentagebuch, in das Sie nicht nur alle Testergebnisse eintragen, sondern auch Ihre Rückenbeschwerden, Ihre durchgeführten Maßnahmen und Übungen und alles, was Sie sonst rund um Ihren Rücken wichtig finden.

Rücken-Akut-Training – ein Selbsthilfeprogramm in drei Stufen

Der Schmerz überfällt Sie ganz plötzlich und setzt Sie außer Gefecht? Schnelle Hilfe ist als erste Maßnahme erforderlich, damit Sie die nächsten Tage einigermaßen überstehen. Dann aber müssen Sie im zweiten Schritt aktiv gegen den Schmerz und vor allem gegen seine Ursachen angehen. Wenn Sie das geschafft haben, der Schmerz also verschwunden ist und alles wieder normal scheint, ist jedoch keinesfalls »Zurücklehnen und Abwarten« angesagt. Im Gegenteil: Nun müssen Sie auf der dritten Stufe Ihren Körper und Geist so trainieren, dass der Schmerz keine Chance mehr hat. Denn wenn Sie nicht in den Teufelskreis aus immer häufiger auftretenden Schmerzepisoden geraten wollen, müssen Sie unbedingt vorbeugen. Sie dürfen nicht nachlassen in Ihrem Bemühen für einen lebenslang gesunden Rücken. Um dieser Anforderung gerecht zu werden, ist das Rücken-Akut-Training in drei Stufen aufgebaut:

1. Stufe: Mit dem »Erste-Hilfe-Programm« bekommen Sie den ersten akuten Schmerz schnell in den Griff.

2. Stufe: Das »Anti-Schmerz-Programm« hilft Ihnen, die Ursachen für den Schmerz zu bekämpfen, belastete Strukturen wie Muskeln und Bänder wieder zu normalisieren und damit dem Rücken wieder zur optimalen Funktion zu verhelfen. Gerade in dieser Phase ist es wichtig, dass Sie Ihre Bemühungen um einen schmerzfreien Rücken unterstützen, indem Sie sich oft gezielt entspannen und Ihr Immunsystem wirksam stärken. Denn Stress und eine schwache köpereigene Abwehr sind ursächlich für Rückenschmerzen mitverantwortlich (siehe ab Seite 39).

3. Stufe: Das »Lebenslang-Fit-Programm« sorgt dafür, dass Ihr Rücken und Ihre Wirbelsäule Ihnen keine Sorgen mehr bereiten und lebenslang fit und gesund bleiben.

Jede dieser Stufen des Rücken-Akut-Trainings gliedert sich in die einzelnen Regionen des Rückens, damit Sie gezielt etwas für Ihre Wirbelsäule tun können.

Mehrere Wege führen zum Ziel

Unser Trainingsprogramm setzt jeweils Schwerpunkte, doch in der Regel ist es nicht nur eine Maßnahme, die zum Erfolg führt. Deshalb gibt es auf allen drei Stufen wiederum unterschiedliche Ebenen, wie etwa einfache physikalische Maßnahmen oder Muskeltraining. Immer jedoch finden Sie sowohl Trainingsansätze als auch Entspannungstechniken sowie allgemeine Bewegungsempfehlungen. Die Ursache für den Rückenschmerz ist meist eine Vernachlässigung der Körpersysteme, der physischen oder psychischen Probleme und des Bewegungsmangels. Blicken Sie daher aus allen Richtungen auf den Rücken. Wichtig ist aber: Stressen Sie sich nicht! Die meisten Rückenprobleme lassen sich lösen, wenn man sie gezielt angeht – und jeder kann es schaffen!

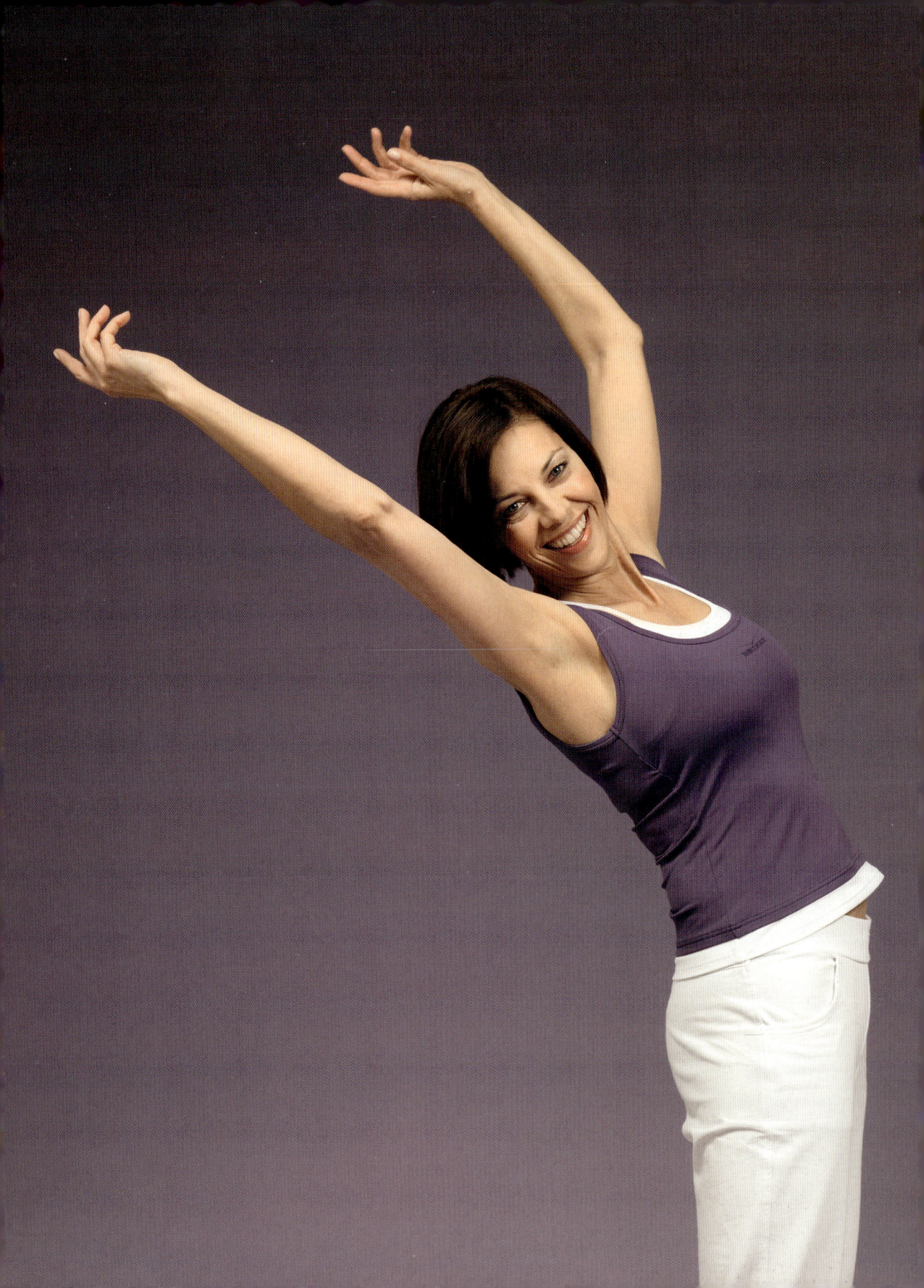

Das Erste-Hilfe-Programm

Niemand muss Rückenschmerzen heldenhaft ertragen. Es gibt wirkungsvolle Akutmaßnahmen, die in den meisten Fällen vorübergehend helfen können, indem sie den Schmerz erst einmal lindern und Sie wieder handlungsfähig machen.

Maßnahmen, die schnell helfen

Lagerung und Ruhe

Anfangs hilft die Entlastung durch Lagerung und Ruhe, akute Schmerzen an Brust- und Lendenwirbelsäule zu überwinden. Finden Sie eine Position, die Ihnen angenehm ist und in der Sie wieder einigermaßen durchatmen können. Eine bewährte Entlastungsposition ist die sogenannte Stufenlagerung.

_Wann Sie unbedingt zum Arzt gehen sollten

Wenn die Schmerzen nicht verschwinden und zudem Gefühlsstörungen auftreten wie Kribbeln, Taubheitsgefühle oder leichte Lähmungen, kann es sich um einen beginnenden Nervenschaden handeln. Gehen Sie rasch zum Arzt, besonders bei folgenden Anzeichen:

❯ Die Schmerzen strahlen bis weit ins Bein hinunter und sind besonders nachts schlimm. Auch nach einer Woche tritt keine Besserung ein.

❯ Sie empfinden ein Taubheitsgefühl in Rücken, Beinen oder Genitalbereich.

❯ Sie können sich nicht bücken oder den Kopf nicht nach links oder rechts drehen.

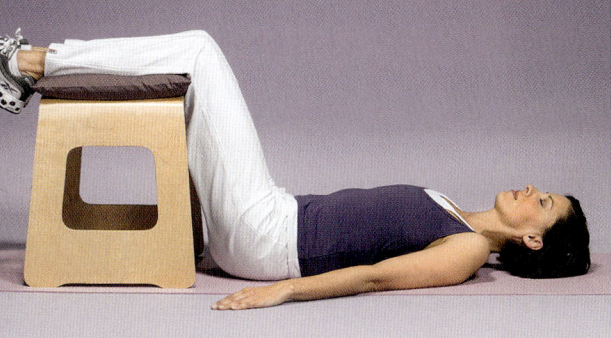

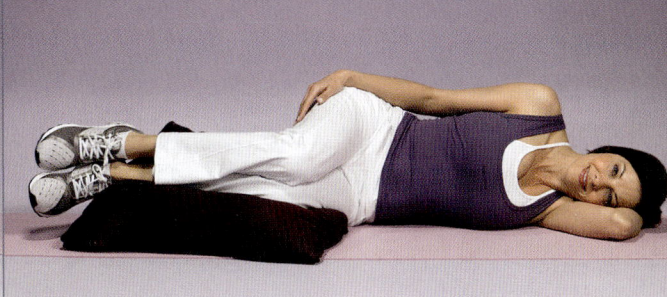

In der Stufenlagerung oder der Seitenlage entlasten Sie Ihre Wirbelsäule und die angespannten Muskeln. Bedrängte Nerven bekommen dadurch wieder mehr Spielraum und auch die kleinen Wirbelgelenke werden geschont.

Stufenlagerung

_1 Bei der klassischen Stufenlagerung in Rückenlage werden die Beine im Hüft- und Kniegelenk etwa im rechten Winkel gebeugt und abgelegt. Die Sitzfläche eines Stuhls oder Sessels kann dabei ebenso wie ein Stapel Polster als Auflage für die Unterschenkel dienen. Die Nerven der Brust- und Lendenwirbelsäule werden dabei entlastet. Die Wirkung ist noch intensiver, wenn Sie den unteren Rücken flach ablegen.

Seitenlage

_2 Wenn die links beschriebene Stufenlagerung Ihnen nicht gut tut, legen Sie sich am besten in die Seitenlage und beugen auch hier die Beine in den Hüften und den Knien, sodass jeweils ein rechter Winkel entsteht. Legen Sie sich ein Kissen unter die Kniegelenke, damit Sie möglichst in einer waagerechten Position liegen. Nur so können Sie Ihre Muskeln optimal entspannen und sich lockern.

Wohltuende Anwendungen

Wenn Sie nicht schon längst wissen, was Ihnen bei akuten Rückenschmerzen am besten hilft, probieren Sie doch einmal die folgenden Vorschläge aus.

Salben zur äußeren Anwendung

Bei leichteren akuten Beschwerden können Salben oder Gels gute Dienste leisten, deren Wirkstoffe wie Diclofenac, Ibuprofen oder Ketoprofen schmerzstillend und entzündungshemmend wirken. Sie werden in der schmerzenden Region auf die Haut aufgetragen und eingerieben. Die meisten Salben zählen zur Gruppe der nicht steroidalen Antirheumatika (NSAR), richtige Alleskönner, die vor dem Griff zur Tablette immer einen Versuch wert sind. NSAR-Produkte gibt es aber auch in vielen anderen Darreichungsformen: (Brause-)Tabletten, Granulat, Kapseln, Zäpfchen. Die geläufigsten Wirkstoffe sind Azetylsalizylsäure, Ibuprofen und Paracetamol. Probieren Sie aus, was Sie am besten vertragen.

Dagegen sollten Sie Salben oder Gels, die durchblutungsfördernd und somit wärmeerzeugend wirken, auf keinen Fall bei einem Hexenschuss nehmen, etwa Salben mit Cayennepfeffer oder auf Latschenkieferölbasis oder auch die beliebten Hausmittel Tigerbalsam und Teebaumöl. Durch Wärme können sich die Schmerzen verstärken, weil die Nerven ihre Schmerzimpulse bis in die obere Hautschicht dann viel besser und schneller senden können.

In der Akutbehandlung sollten deswegen besonders kühlende und entzündungshemmende Salben oder Gels zum Einsatz kommen. Fragen Sie Ihren Apotheker.

Salben und Gels tragen Sie 3- bis 5-mal pro Tag großflächig auf, massieren sie langsam und sanft in die schmerzende Region ein.

Medikamente zum Einnehmen

Medikamente können kurzfristig sehr gute Dienste leisten. Bedenken Sie aber auch die nicht unerheblichen Nebenwirkungen. So sind gerade die verbreiteten NSAR-Medikamente in Tablettenform für die Magenschleimhäute und den gesamten Verdauungstrakt problematisch. Verzichten Sie daher immer auf eine langfristige Einnahme, und sprechen Sie mit Ihrem Arzt über die Medikamente, wenn nach einer Woche keine deutliche Besserung eingetreten ist.

Auch Naturheilmittel wirken

Homöopathische Mittel können gute Erfolge erzielen, insbesondere Bryonia D4 und Nux vomica D 6. 3- bis 5-mal täglich bis zu 5 Globuli oder auch Tropfen helfen gegen den akuten Schmerz. Wenden Sie sich an einen erfahrenen Homöopathen, der Ihnen ein geeignetes Präparat empfiehlt.

Andere pflanzliche Präparate helfen bei der Entzündungshemmung und können auf diesem »Umweg« ebenfalls die Schmerzen auf sanfte Art reduzieren. Zu empfehlen sind Brennnessel- oder Teufelskrallentee. Beides gibt es in der Apotheke. Trinken Sie über den Tag verteilt drei bis vier Tassen.

Wärme und Kälte

Manche Menschen vertragen bei Beschwerden Wärme sehr gut, andere reagieren viel besser auf Kälte. Gerade bei intensiven Muskelverspannungen ist Wärme oft die bessere Lösung. Bei einem Hexenschuss dagegen berichten viele, dass Kälte viel wirksamer für Schmerzlinderung sorge.

Durch die thermische Therapie, wie man die Behandlung mit Wärme und Kälte nennt, werden die Schmerzrezeptoren blockiert und viele chemische Botenstoffe gebremst, die uns schmerzsensibel machen. Ob Ihre Schmerzen besser mit Wärme oder Kälte zu behandeln sind, sollten Sie ausprobieren. Versuchen Sie es zunächst mit Wärme. Wenn sich die Schmerzen dadurch verschlimmern, wechseln Sie sofort zur Kälte.

Wärme fördert die Durchblutung

Wärme empfiehlt sich besonders bei Verspannungen und bei Blockaden (siehe Seite 19). Sie fördert den Stoffwechsel der betroffenen Region, steigert die Durchblutung und unterstützt damit den Abtransport von Abfallstoffen aus Stoffwechselprozessen, die verantwortlich für den Schmerz sein können.

Im Schulter-Nacken-Bereich wird Wärme am besten direkt an der schmerzenden Stelle angewandt. Auch an der Brustwirbelsäule wird dies oft gut vertragen. Bei Schmerzen im unteren Rückenbereich sollten Sie allerdings in den ersten akuten Tagen Wärme nicht direkt anwenden. Stattdessen kann die Wärmequelle auf den Bauch oder die Brustwirbelsäule gelegt werden und durch ihre Ausstrahlung auch im unteren Rücken wirken. Nach drei bis vier Tagen kann aber meist direkte Wärme angewandt werden.

Kälte betäubt

Muskelverspannungen profitieren gerade in der Anfangsphase oft von Kälte. Nehmen Sie dazu Eiswürfel (die Sie auch in eine Plastiktüte füllen können), und tupfen Sie den schmerzenden Bereich vorsichtig damit ab. Kühlen Sie nur sanft und nicht länger als 10 bis 15 Minuten, denn oft verkrampfen Muskeln, wenn sie zu kalt werden. »Eispackungen« aus dem Kühlschrank sollten Sie aus diesem Grund maximal drei Minuten lang anlegen.

Kälte betäubt und reduziert unmittelbar die Schmerzempfindung. Sie wirkt daher nie an der Ursache, sondern lindert nur für den Moment – dies aber meist sehr effektiv. Kälte wirkt auch entzündungshemmend und kann daher gerade bei akuten Entzündungen gut eingesetzt werden.

Da Kälte auch die Muskelzellen »erstarren« lässt, sollten Sie nach der Anwendung für mindestens 60 bis 90 Minuten auf jegliche körperliche Betätigung verzichten. Die Muskeln müssen erst wieder ihre Betriebstemperatur erreichen, bevor sie erneut beansprucht werden können.

wichtig

_Keine Wärme bei Entzündungen

Bei akuten Entzündungen ist von Wärme immer abzuraten, weil die Symptome sich dadurch sehr stark intensivieren. Wenn Sie nicht sicher sind, greifen Sie also am besten zu Kälteanwendungen. Damit sind Sie auf der sicheren Seite.

Warme Packungen

Bei Muskelverspannungen, etwa im Schulter-Nacken-Bereich, können die altbewährten Packungen (Wickel mit »Füllung«) schmerzlindernd und entspannend wirken. Sie fördern die Durchblutung und unterstützen die Giftableitung aus den Zellen.

Ingwerpackung

Für eine Ingwerpackung überbrühen Sie zwei gehäufte Esslöffel frische, geraspelte Ingwerwurzel mit kochend heißem Wasser und lassen das Ganze fünf Minuten ziehen. Über ein Sieb in eine große Schüssel abgießen und noch etwa 1 Liter heißes Wasser zugeben. Nun tränken Sie ein Tuch aus Baumwolle darin, wringen es aus und legen es so heiß wie verträglich auf die schmerzende Stelle. Darüber kommt ein trockenes Handtuch. Gut zugedeckt 20 bis 40 Minuten ruhen, dann die Packung abnehmen.

Kartoffelpackung

Kochen Sie rund ein Kilogramm Kartoffeln weich und zerdrücken sie mitsamt der Schale zu einem Brei. Schlagen Sie diesen locker in stabiles Küchenpapier ein. Packen Sie das Ganze in ein Baumwollhandtuch ein und legen es so heiß, wie Sie es vertragen, auf die schmerzende Region.

Fangopackung

Die wärmende, wohlriechende Packung ist besonders bei schmerzhaften Blockaden im Bereich der Brustwirbelsäule angenehm und wirksam, kann aber auch bei Muskelverspannungen im unteren Rücken sehr gut helfen. Fango ist ein spezieller Schlamm aus Italien, der viele Mineralien wie Magnesium und Kieselsäure, Aluminiumoxid sowie Spurenelemente wie Brom oder Jod enthält. Er wird an der Luft getrocknet und zu Pulver gemahlen. Dieses erhalten Sie in der Apotheke. Für eine Packung mischen Sie es mit Wasser zu einer geschmeidigen Masse und erhitzen diese auf etwa 45 bis 50 °C. Nun können Sie die Packung auf die schmerzende Region auftragen. 30 bis 40 Minuten sind ideal, damit sich die lockernde, beruhigende und schmerzhemmende Wirkung entfalten kann.

Kirschkernkissen

Die mit Kirschkernen gefüllten Baumwollkissen erhalten Sie im Sanitätshaus, in der Apotheke oder im Bioladen. Das Kissen wird in der Mikrowelle oder im Backofen (Umluft bei 120 °C) erhitzt. Legen Sie es auf die schmerzende Region, und genießen Sie die Wärme, die oft länger als 30 Minuten anhält. Ist das Kissen zu heiß, legen Sie ein Tuch zwischen Haut und Kissen.

Das Kirschkernkissen kann auch als Eiskompresse eingesetzt werden: Lassen Sie es im Gefrierfach richtig durchfrieren. Lagern Sie es noch eine Stunde bei Zimmertemperatur, dann können Sie es direkt auf der betroffenen Region anwenden.

Rotlicht

Rotlicht steigert die Temperatur des Gewebes, fördert die Durchblutung lokal, indem es die Blutgefäße weitet, entkrampft so die Muskeln und lindert den Schmerz. Das Infrarotlicht sollte 20 bis 30 Minuten lang angewandt werden. Die Lampe sollte nicht näher als 20 Zentimeter an der Haut sein, sonst drohen Verbrennungen.

Sanfte Massage gegen den Schmerz

Massage ist ein ideales Mittel, um kurzfristig gegen den akuten Schmerz vorzugehen. Auch Druckpunktmassage oder Akupressur (siehe ab Seite 51) wirkt gerade bei Rückenschmerzen oft sehr schnell. Wichtig ist dabei, dass Sie sehr exakt den Punkt der Behandlung treffen.

Kopf-Nacken-Massage

Diese Massage entspannt die kleinen Kopf- und Nackenmuskeln, fördert sanft die Durchblutung und kann bei regelmäßiger Anwendung helfen, Blockaden und Verhärtungen im Schulter-Nacken-Bereich zu lösen. Auch muskulär bedingter Spannungskopfschmerz vermindert sich durch die Massage oft.

_1 Setzen Sie sich an einen Tisch, und stützen Sie sich mit den Ellbogen darauf ab. Lassen Sie Ihren Kopf locker zur Brust fallen, und legen Sie Ihre Daumen oder Ihre Zeige- und Mittelfinger jeweils rechts und links aufs Hinterhaupt, etwas oberhalb der beiden Knochenvorsprünge. Schließen Sie die Augen, und konzentrieren Sie sich auf mögliche Schmerzpunkte.

_2 Üben Sie nun Druck auf Ihren Hinterkopf aus, indem Sie mit den Daumen beziehungsweise Fingern winzige kreisende Bewegungen in langsamem bis mittlerem Tempo ausführen.

_3 Wandern Sie nun mit dieser Kreisbewegung für etwa 60 Sekunden langsam weiter nach un-ten und außen in Richtung Schultern. Vermeiden Sie direkten Druck auf die Wirbelsäule. Wenn Sie eine besonders schmerzhafte Stelle ertasten, halten Sie dort kurz inne, und bearbeiten Sie diese Stelle, solange es Ihnen gut tut.

_4 Arbeiten Sie sich Stück für Stück weiter nach unten. Wenn Sie am Hals ankommen, streichen Sie ihn mehrmals seitlich mit allen Fingern nach unten bis zur Schulter aus.

_5 An den Schultern angekommen fassen Sie den tastbaren Muskelwulst zwischen Daumen und Fingern und machen sanfte bis mäßig starke Knetbewegungen, indem Sie etwas Haut immer wieder von oben nach unten schieben.

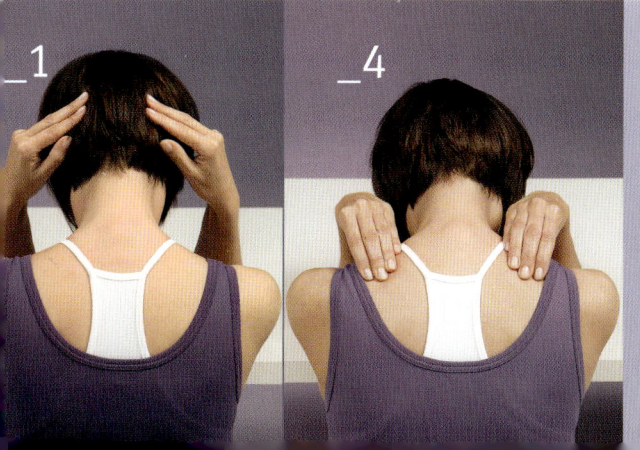

_1   _4

beachten

_wichtig: Lassen Sie sich so viel Zeit wie möglich. Das Wohlfühlerlebnis bestimmt die Länge der Behandlung. Halten Sie während der Massage nicht die Luft an, und versuchen Sie, sich aktiv zu entspannen. Vermeiden Sie störende Reize wie Lärm im Hintergrund, untermalen Sie die Massage lieber mit angenehmer Musik.

Tennisballmassage für Brust- und Lendenwirbelsäule

Besonders im Bereich der Schulterblattinnenseite sind häufig schmerzende Stellen aufzuspüren. Durch die Massagebewegung und den punktuellen Druck werden die Muskeln (etwa M. rhomboideus major und minor) entspannt, und das Gewebe wird besser durchblutet. Aufgrund des entstehenden Wärmeeffekts können sogar Stoffwechselprodukte, die sich im Gewebe festgesetzt haben und dieses zusätzlich verhärten, leichter abtransportiert werden.

_1 Nehmen Sie einen Tennisball zur Hand, und stellen Sie sich mit dem Rücken an eine freie Wand oder Tür. Senken Sie Po und Oberkörper so weit an der Wand entlang nach unten, dass Sie Ihre Füße etwas nach vorn setzen müssen, so als ob Sie auf einem unsichtbaren Stuhl Platz nehmen würden – allerdings nicht ganz so tief, damit Sie noch Spielraum zum Rollen des Balls haben.

_2 Klemmen Sie nun den Tennisball zwischen Wand und oberen Rücken. Üben Sie mäßigen bis größeren Druck auf den Ball aus, und beginnen Sie mit leichten Auf- und Abbewegungen, sodass der Ball neben der Wirbelsäule hoch und runter läuft. Führen Sie die Bewegung langsam aus, damit Sie stets die Kontrolle über den Ball haben und ihn nicht verlieren.

_3 Wenn Sie mit dem Ball auf einen verhärteten Punkt stoßen, halten Sie an dieser Stelle inne und rollen Sie mehrmals hintereinander eine kürzere Strecke darüber. Sie können auch dort, wo es richtig verhärtet ist, einfach über längere Zeit einige Sekunden nur punktuellen Druck auf einen Schmerzpunkt ausüben.

_4 Wiederholen Sie die Massage auf der anderen Seite neben der Wirbelsäule.

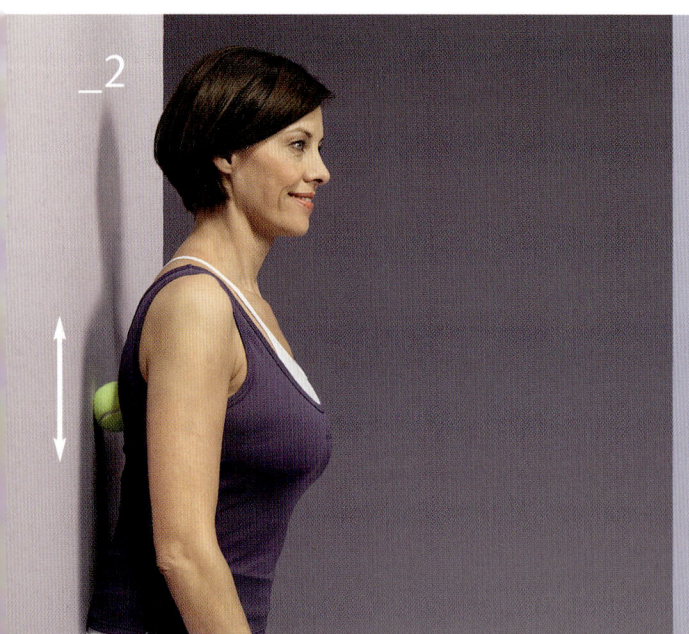

_2

beachten

_wichtig: Der Ball läuft seitlich der Wirbelsäule, nie auf den Wirbeln selbst! Atmen Sie im gewohnten Rhythmus weiter. Senken Sie Ihren Po nicht zu weit ab, denn die Übung soll nicht anstrengend sein, sondern vor allem konzentriert ausgeführt werden.

_tipp: Die Massage kann beliebig lange und oft ausgeführt werden. Wenn Sie etwas zu lang (mehr als ein paar Minuten an einer Stelle) massieren, kann eine Art Muskelkater entstehen, der jedoch unbedenklich ist.

Flankenmassage für den unteren Rücken

Die Massage im Becken- und Lendenwirbelbereich sorgt für mentale Entspannung und fördert die Durchblutung. So wirkt sie gezielt auf die Strukturen des unteren Rückens ein. Bei regelmäßiger Anwendung lockern und lösen sich hartnäckige Verhärtungen. Die Muskeln werden leistungsfähiger und können die Lendenwirbelsäule besser schützen und stabilisieren. In dieser Rückenregion bereitet Instabilität die meisten Probleme – lassen Sie Ihre Muskeln mit Massage wieder durchatmen!

_1 Legen Sie sich auf die Seite und stützen sich mit dem unteren Arm ab, den Sie anwinkeln oder nach vorn ausstrecken können. Legen Sie Ihren Kopf entspannt auf den Arm. Die Beine können Sie etwas anwinkeln, um stabil zu liegen. Fassen Sie mit Ihrer oberen Hand in die Taille, wobei der Daumen zum Rücken und die Finger zum Bauch zeigen. Wandern Sie mit der Hand etwas am Rücken nach oben, bis Sie den Rippenbogen spüren.

_2 Üben Sie nun mit dem Daumen Druck auf den fühlbaren Muskelwulst neben der Wirbelsäule aus. Arbeiten Sie mit mäßigem bis festerem Druck zur Wirbelsäule hin und dann wieder nach außen. Sobald Sie eine schmerzhafte Verhärtung erfühlen, verharren Sie auf diesem Punkt und führen kleine Kreisbewegungen mit

etwas größerem Druck aus, den Sie je nach Wohlbefinden dosieren können.

_3 Wandern Sie auf diese Weise mit Ihrem Daumen Stück für Stück an Ihrem Rücken weiter nach unten, bis Sie auf den Knochen des Beckenkamms stoßen. Streichen Sie den Beckenkamm mit dem Daumen einige Male nach außen aus.

_4 Wechseln Sie nach einigen Minuten des Ausruhens die Seite.

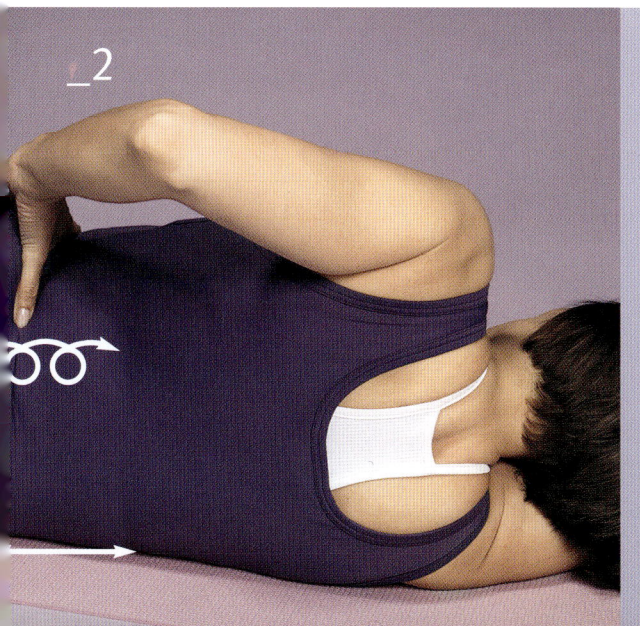

_2

beachten

_wichtig: Üben Sie nie direkten Druck auf die Wirbelsäule selbst aus! Atmen Sie während der Massage ruhig und gleichmäßig weiter, und schließen Sie vielleicht auch die Augen. Vermeiden Sie störende Reize von außen wie Lärm oder Kälte. Achten Sie darauf, dass Sie Ihre Schulter der »arbeitenden Seite« nicht zum Ohr hin ziehen!

Die Massage kann beliebig oft und lange ausgeführt werden.

»Einflusspunkt des Nieren-Funktionskreises« Shenshu (BL 23)

Der Shenshu beeinflusst den Spannungszustand aller Rückenmuskeln, entspannt verhärtete Regionen und erlöst so die Nerven von zu viel Druck und Zug. Der Punkt ist sehr vielseitig, denn er verspricht nicht nur Linderung bei LWS-Syndrom, Ischialgien oder anderen Beeinträchtigungen der Lendenwirbelsäule (siehe ab Seite 22), sondern wirkt sich auch positiv aus bei allgemeinen Schwächezuständen, chronischer Müdigkeit, Depression, chronischen Harnwegsinfekten, Impotenz und selbst Ohrerkrankungen wie etwa Tinnitus.

_1 Der Shenshu befindet sich jeweils zwei Fingerbreit seitlich der Unterkante des Dornfortsatzes des 2. Lumbalwirbels (L2). Er liegt jeweils links und rechts von der Wirbelsäule. Ertasten Sie den Bereich, in dem der Punkt liegt, und Sie werden schnell die richtige Lage finden. Dort finden Sie mit Ihren Fingern eine Stelle, bei der Sie sofort das Gefühl haben, dass es die richtige ist: Sie empfinden den Druck Ihrer Finger hier schmerzhafter als in der Umgebung. In der Akupressur wird dieser Punkt auch »Spezialpunkt KA-TE« genannt.

_2 Drücken Sie den Punkt sanft bis mittelstark, sodass es für Sie angenehm ist. Die Dauer des Drucks, den Sie auch zwischendurch durch leichte Bewegungen verändern können, sollte etwa drei bis fünf Minuten betragen.

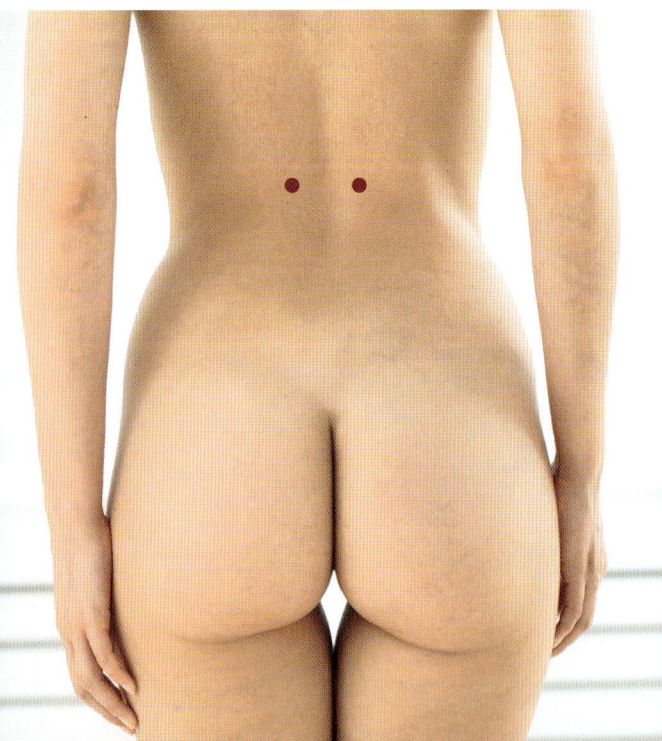

beachten

_tipp: Da die Druckpunktmassage am Rücken nicht so einfach durchzuführen ist, lassen Sie sich doch von einem Partner behandeln – am besten während Sie entspannt auf dem Bauch liegen.

Bewegungsübungen für Schultern und Nacken

Bewegung ernährt den Rücken, lockert die Muskeln und stimuliert das Immunsystem: die beste körpereigene Waffe gegen Entzündungen. Verwenden Sie bei allen Übungen im Liegen eine Matte oder eine dicke, längs gefaltete Decke als Unterlage.

Gerade Schreibtischarbeiter kennen Verspannungen und Schmerzen im Bereich von Schultern und Nacken. Die folgenden Übungen stärken die Halswirbelsäule und helfen wirksam dabei, in ihrem Umfeld wieder locker und schmerzfrei zu werden.

wichtig

_Bei diesen Beschwerden zum Arzt!

Wenn Sie folgende Beschwerden an der Halswirbelsäule haben, sollten Sie unbedingt den Arzt zu Rate ziehen:

> lang anhaltende Schmerzausstrahlung bis in die Arme hinein

> intensives Taubheitsgefühl in den Fingern

> starke Kopfschmerzen

> Schwindel, eventuell noch verbunden mit Übelkeit

> extreme Steifigkeit im Bereich des Nackens

> zunehmende Schmerzen beim Krafttraining, etwa im Fitnessstudio

Schulterheber

Der Schulterheber sorgt sofort für Entspannung. Wenn Sie die Übung regelmäßig wiederholen, senkt sich die Grundspannung in den Muskeln Ihrer gesamten Schulter-Nacken-Partie. Das vermindert nicht nur Daueranspannung und Verspannungen in diesem Bereich, sondern lindert auch Schmerzen bis hin zu muskulär bedingten Spannungskopfschmerzen.

_1 Sie können die Übung sowohl im Stehen als auch im Sitzen durchführen. Ihr Oberkörper sollte dabei aber immer aufrecht sein. Versuchen Sie zunächst, Ihre Schultern möglichst entspannt und locker hängen zu lassen. Schon dieses bewusste Loslassen ist oft sehr wohltuend.

_2 Ziehen Sie nun beide Schultern so weit wie möglich gerade nach oben in Richtung Ihrer Ohren, und verharren Sie etwa 6 bis 10 Sekunden in dieser Position. Achten Sie darauf, während der Anspannung gleichmäßig weiterzuatmen.

_3 Mit einer kräftigen Ausatmung lassen Sie nun die Schultern fallen, sodass sich die Muskulatur entspannt.

_4 Nehmen Sie einen Moment lang den Unterschied zwischen Anspannung und Entspannung bewusst wahr.

Wiederholungen: Machen Sie die Schulterbewegung 2- bis 3-mal.

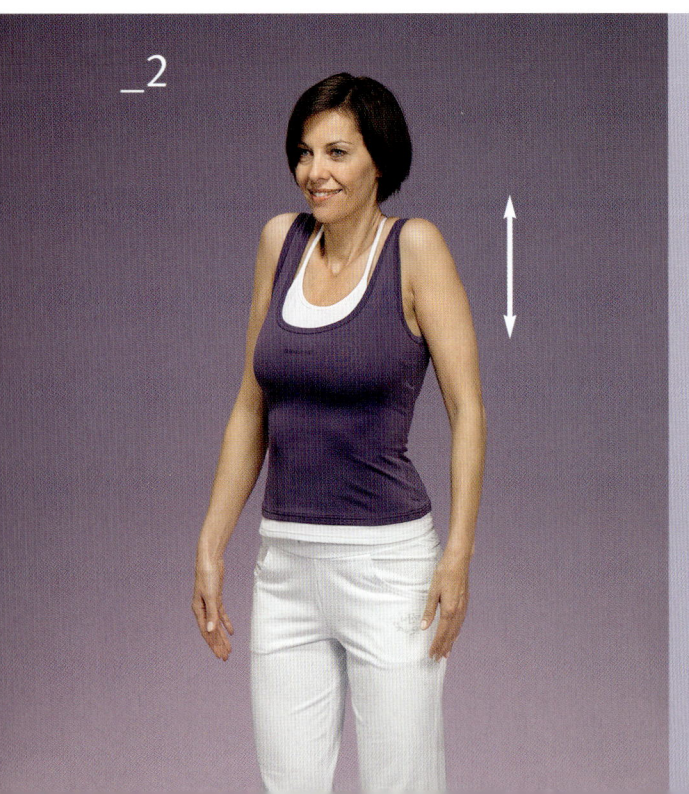

_2

beachten

_tipp: Kontrollieren Sie auch zwischendurch gelegentlich die Haltung Ihrer Schultern. Oft fällt uns gar nicht auf, wie wir unbewusst die Schultern in eine krampfhafte Schutzhaltung nach oben ziehen.

Hans-guck-in-die-Luft

Bei stundenlangem Sitzen am Computer verspannen sich die vorderen Halsmuskeln, während die Nackenmuskeln den Kopf gegen die Schwerkraft nach vorn halten müssen und langfristig ebenfalls verspannen. Dadurch entsteht ein Missverhältnis zwischen vorderer und hinterer Halsmuskulatur. Dieses kann sogar schmerzhafte Kiefergelenksfehlstellungen nach sich ziehen. Eine Dehnung der vorderen Halsmuskulatur ist daher täglich zu empfehlen!

_1 Setzen Sie sich aufrecht auf einen Stuhl mit Rückenlehne. Legen Sie eine Hand an Ihren Hinterkopf, um ihn abzustützen, und nehmen Sie die andere Hand von unten an Ihr Kinn. Legen Sie den Kopf so weit wie möglich nach hinten in den Nacken. Der Mund bleibt geschlossen.

_2 Bauen Sie nun etwa 10 Sekunden mit Ihrem Kinn Spannung gegen Ihre Hand nach vorn unten auf, als wollten Sie Ihren Hals wieder beugen. Ihr Blick folgt dabei der Bewegung nach unten, ohne den Kopf mitzubewegen.

_3 Nehmen Sie jetzt den Druck weg und entspannen Sie Ihr Kinn. Versuchen Sie nun vorsichtig, Ihren Kopf noch ein Stück weiter als zuvor in den Nacken zu legen. Ihr Blick folgt der Bewegung. Ihre Hand am Hinterkopf hält unterstützend dagegen.

_4 Wiederholen Sie den Bewegungsablauf und dehnen dabei in jede Richtung immer ein Stückchen weiter, bis Sie jeweils die maximale Dehnposition erreichen.

Wiederholungen: bis zur maximalen Dehnposition mindestens 3-mal dehnen.

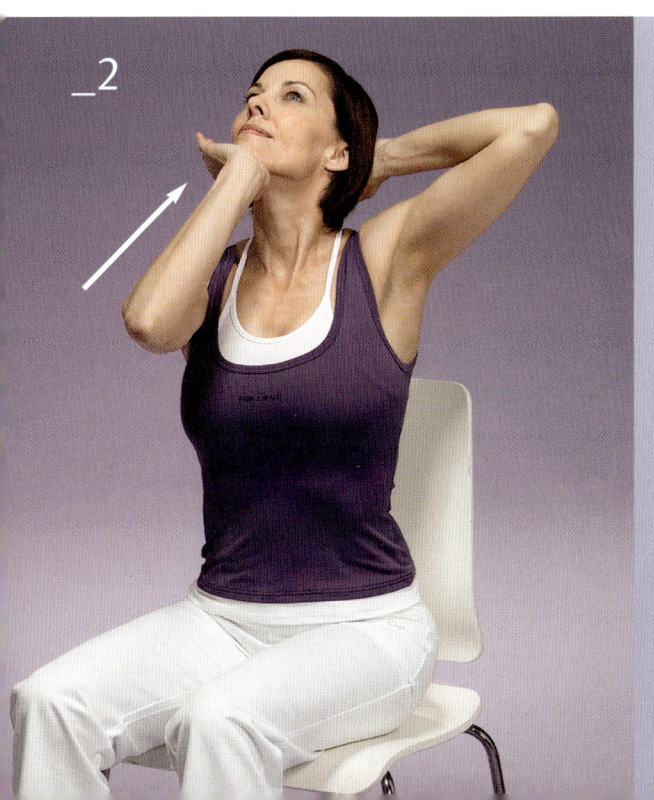

_2

beachten

_wichtig: Halten Sie nicht die Luft an, sondern atmen Sie während der Übung ruhig und gleichmäßig weiter. Sollten ausstrahlende Beschwerden im Schulter-Arm-Bereich auftreten, ist die Übung abzubrechen!

Halbmond

Diese Dehnung soll in erster Linie dazu beitragen, ausstrahlende Nackenschmerzen, Blockaden oder durch ein muskuläres Ungleichgewicht hervorgerufene Haltungsfehler aufzulösen oder zumindest weitgehend zu verringern. Versuchen Sie, Unterschiede zwischen den einzelnen Dehnpositionen festzustellen, um mögliche Schwachstellen, also zu kurz gewordene Muskeln, frühzeitig selbst zu erspüren.

_1 Die Übung kann im Sitzen oder Stehen durchgeführt werden. Ziehen Sie Ihre Schultern nach hinten unten, richten Sie den Rücken auf und richten Sie Ihren Blick nach vorn.

_2 Neigen Sie den Kopf nun in Richtung Ihrer rechten Schulter. Ihr Blick bleibt weiterhin nach vorn gerichtet. Sie sollten in dieser Position bereits ein Dehngefühl wahrnehmen können.

_3 Da die zu dehnenden Muskeln unterschiedliche Anteile mit unterschiedlichen Funktionen

besitzen, beginnen Sie nun, den Kopf langsam und in mehreren Schritten in einer Halbkreisbewegung nach vorn unten bis zur anderen Seite zu bewegen.

_4 In allen Teilabschnitten legen Sie immer kurze Dehnpausen von 10 bis 30 Sekunden ein, bis Sie auf der anderen Seite angelangt sind. Atmen Sie während der gesamten Zeit gleichmäßig weiter!

_5 Führen Sie die Dehnbewegung nun in die andere Richtung aus.

Wiederholungen: beliebig viele, aber gleich viele für beide Seiten.

beachten

_tipp: Da sich diese Übung sehr schnell und einfach durchführen lässt, kann und sollte sie so oft wie möglich auch im Alltag, etwa im Büro oder beim Warten auf »Grün« im Auto, Anwendung finden! Sie hilft immer, wenn der Schmerz Sie plötzlich überfällt.

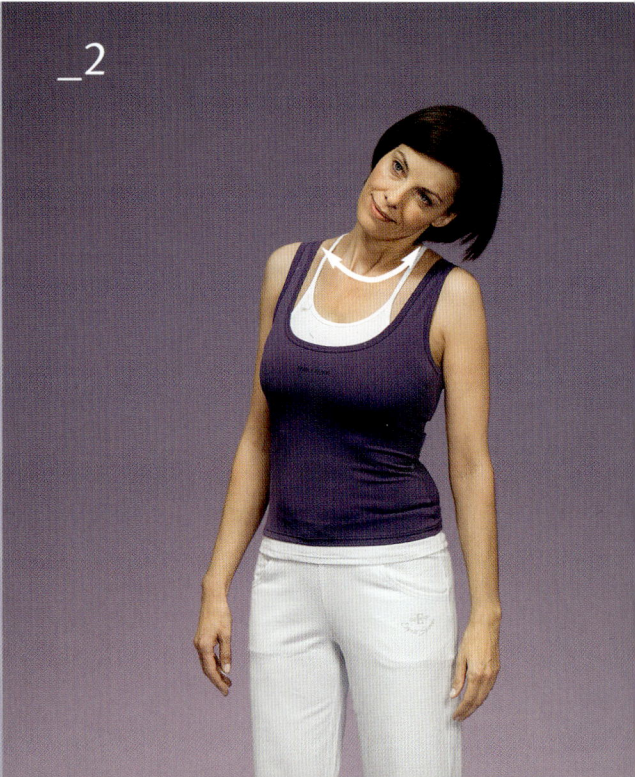

_2

Schulterkuss

Während dieser wohltuenden seitlichen Dehnung lässt die unangenehm schmerzhafte Spannung in der Nackenmuskulatur immer mehr nach. Langfristig macht sich das auch in einer besseren Körperhaltung bemerkbar, weil die Muskeln, die fürs Hochziehen der Schultern zuständig sind, zunehmend lockerer werden. Die Übung macht Ihnen bewusst, wie oft Sie im Alltag die Schultern angespannt hochziehen, und Sie lernen nach und nach, in diesem Bereich locker zu lassen.

_1 Stellen Sie sich aufrecht hin oder setzen Sie sich bequem auf einen Hocker oder Stuhl. Ihre Schultern sind dabei entspannt, Ihre Arme hängen locker herab, und Ihr Blick ist geradeaus gerichtet.

_2 Lassen Sie nun den Kopf zu einer Schulterseite fallen, und halten Sie diese Position 6 bis 10 Sekunden.

_3 Sie können die Dehnung noch verstärken, indem Sie mit dem gleichseitigen Arm den Kopf langsam und vorsichtig ein Stück weiter zu Ihrer Schulter ziehen.

_4 Anschließend wiederholen Sie die Dehnung zur anderen Seite.

Wiederholungen: Dehnen Sie jede Seite mindestens 2-mal.

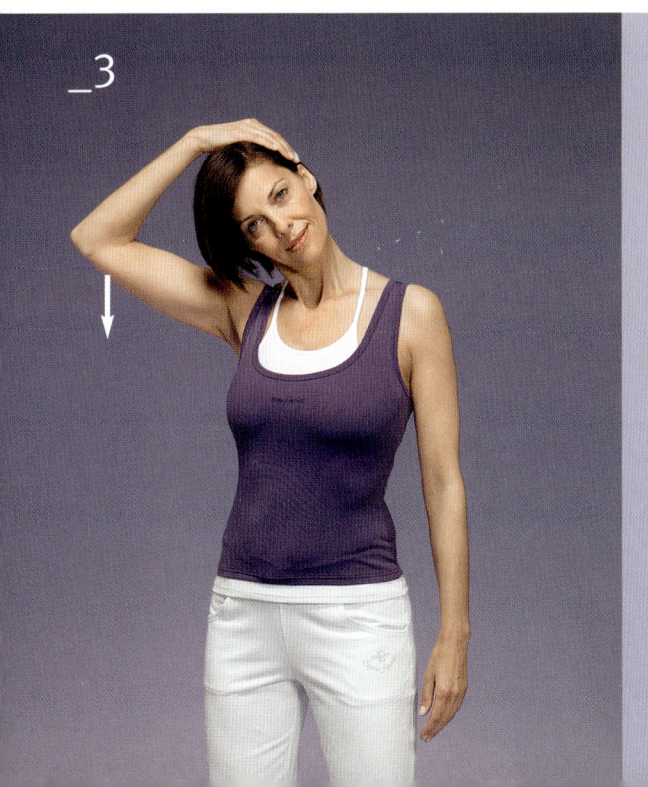

_3

beachten

_wichtig: Atmen Sie während der Übung ruhig und gleichmäßig weiter. Dehnen Sie immer nur bis kurz vor den Punkt, an dem es beginnt wehzutun – ein leichtes Ziehen dagegen ist nicht schlimm.

Ab- und Auftauchen

Besonders Menschen, die im Alltag viel heben oder Überkopfarbeit verrichten müssen, werden das Nachlassen der Spannung der sogenannten Rhomboiden zwischen den Schulterblättern genießen und profitieren von weniger Verspannungen in diesem Bereich. Die Dehnung ist sanft, aber sehr angenehm und wohltuend.

_1 Sie können bei dieser Übung sowohl stehen als auch auf einem Stuhl oder Hocker sitzen. Ihr Blick ist in der Ausgangsposition nach vorn gerichtet.

_2 Legen Sie nun beide Hände an Ihr Hinterhaupt, und ziehen Sie Ihr Kinn behutsam so weit wie möglich zu Ihrer Brust. Die Ellbogen zeigen dabei nach vorn, Ihr Blick folgt der Bewegung des Kopfes. Sie müssten nun einen Dehnungsreiz im gesamten Nackenbereich und besonders zwischen den Schulterblättern spüren. Vergessen Sie nicht, tief und ruhig weiterzuatmen!

_3 Halten Sie die Dehnung für etwa 20 bis 30 Sekunden. Dann lassen Sie die Hände locker und richten Ihren Kopf langsam wieder auf.

Wiederholungen: Senken und heben Sie den Kopf 3- bis 5-mal.

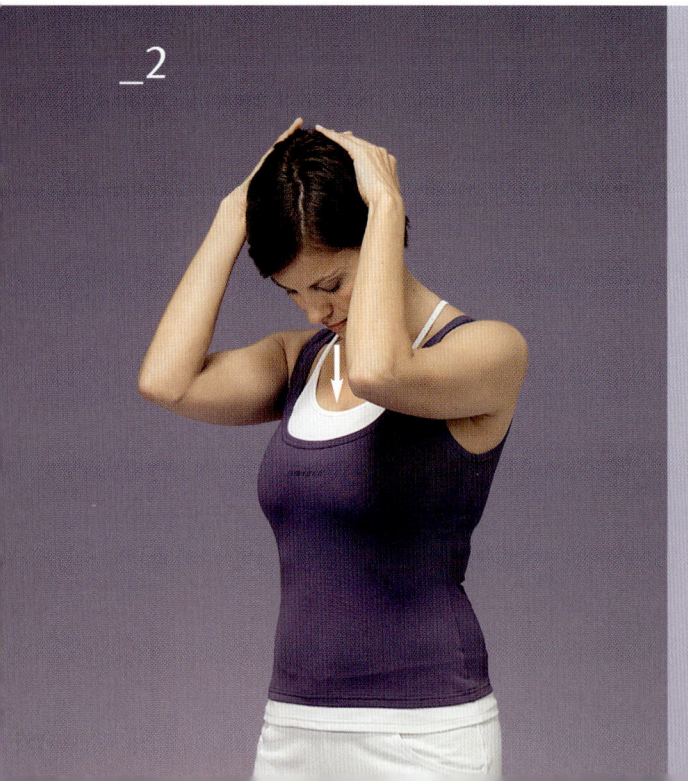

_2

beachten

_tipp: Nutzen Sie diese einfach durchzuführende Übung so oft wie möglich auch zwischendurch in Ihrem Alltag! Nicht nur die Muskeldehnung, sondern auch die gleichmäßige Auf-und-ab-Bewegung und das ruhige Atmen sorgen für Entspannung.

Liegender Armkreisel

Nach einigen Armkreisen stellt sich aufgrund der Stoffwechselaktivierung und Lockerung im gesamten Schultergürtel bereits ein warmes, wohliges Gefühl im Schulter-Nacken-Bereich ein. Die Bewegung hilft hier, die Schmerzen zu besänftigen, indem die biochemischen Prozesse aktiviert werden und neue, frische Energie in die Muskelzellen strömen kann.

_1 Legen Sie sich mit dem Rücken auf eine bequeme Unterlage wie etwa eine Gymnastikmatte oder eine gefaltete weiche Decke. Sie können die Beine dabei ausstrecken oder, wenn es Ihnen angenehmer ist, die Füße etwa hüftbreit aufstellen. Ihre Arme liegen ausgestreckt und entspannt neben dem Körper.

_2 Führen Sie mit dem nächsten Einatmen die gestreckten Arme in einer langsamen und kontrollierten Bewegung in einem weiten Bogen über den Kopf.

_3 Bringen Sie die Arme mit dem anschließenden Ausatmen über die Seite wieder neben den Körper zurück in die Ausgangsposition.

Wiederholungen: Die Übung kann beliebig oft wiederholt werden.

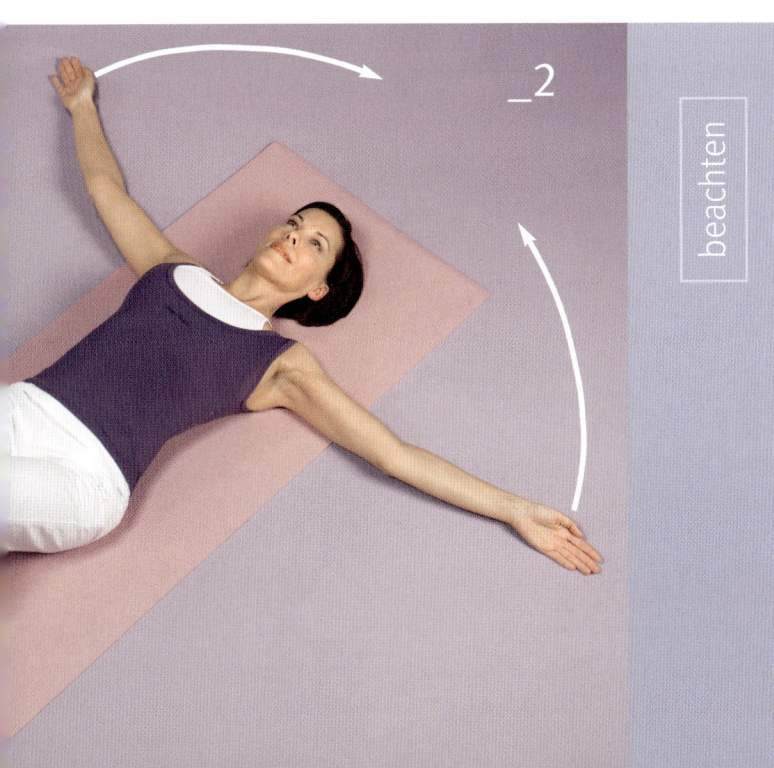

beachten

_wichtig: Die Arme sollten bei der Aufwärtsbewegung nicht am Boden entlangschleifen, sondern Sie sollten sie etwas anheben, damit die Übung ihre volle Wirkung entfalten kann.

Für die Brustwirbelsäule

Die Brustwirbelsäule verzeiht vieles – aber nicht alles (siehe auch Seite 28). Besonders langes Sitzen im Büro, schweres Heben oder lange Autofahrten ohne ausgiebige Pausen mit Bewegung sowie auch ein Sturz aufs Steißbein können für Beschwerden in diesem Bereich der Wirbelsäule verantwortlich sein. Diese Schmerzen sind oft nicht sehr heftig, trotzdem sollten Sie möglichst bald aktiv werden. Die folgenden Übungen helfen, Blockaden zu lösen und Verhärtungen zu lockern.

wichtig

_Bei diesen Beschwerden zum Arzt!

Wenn Sie unten genannte Symptome haben, sollten Sie unbedingt einen Arzt zu Rate ziehen. Einige Symptome können auch auf einen Herzinfarkt hinweisen. Deswegen ist Eile geboten, um die Ursachen abzuklären!

> intensive Taubheitsgefühle in Armen und/oder Beinen

> ein ausgeprägtes Schmerzempfinden in den Beinen

> in die Arme, den Nacken oder in die vordere Brustregion ausstrahlende Schmerzen

> Atemnot oder Herzrasen

> ein beklemmendes Engegefühl in der Brust

Überstrecker

Die Übung fördert die Beweglichkeit in der Brustwirbelsäule und schützt so vor unnötigen Blockaden und Verspannungen in diesem Bereich. Besonders wenn Sie Schmerzen in der Nähe des Brustbeins haben, hilft diese Überstreckung, die Muskeln zu entspannen und Blockaden zu lösen. Wenn Sie sich auf einem Pezziball sicher fühlen, können Sie die Übung auch auf dem Ball sitzend ausführen. Das schult zusätzlich Ihr Gleichgewicht!

_1 Setzen Sie sich aufrecht auf einen Stuhl mit einer Lehne, die Ihnen etwa bis zu den Schulterblättern reicht. Der Stuhl sollte auf einem rutschfesten Untergrund stehen. Ihre Füße setzen Sie flach am Boden auf, Ihre Beine sind etwa hüftbreit geöffnet. Nun verschränken Sie die Hände im Nacken.

_2 Bewegen Sie sich jetzt langsam und vorsichtig nach hinten über die Stuhllehne, bis Ihr Rücken eine C-förmige Rundung bildet.

_3 In dieser Position atmen Sie 30 bis 60 Sekunden gleichmäßig weiter. Kommen Sie anschließend langsam zurück in die Ausgangsposition.

Wiederholungen: Dehnen Sie so oft, wie es Ihnen gut tut.

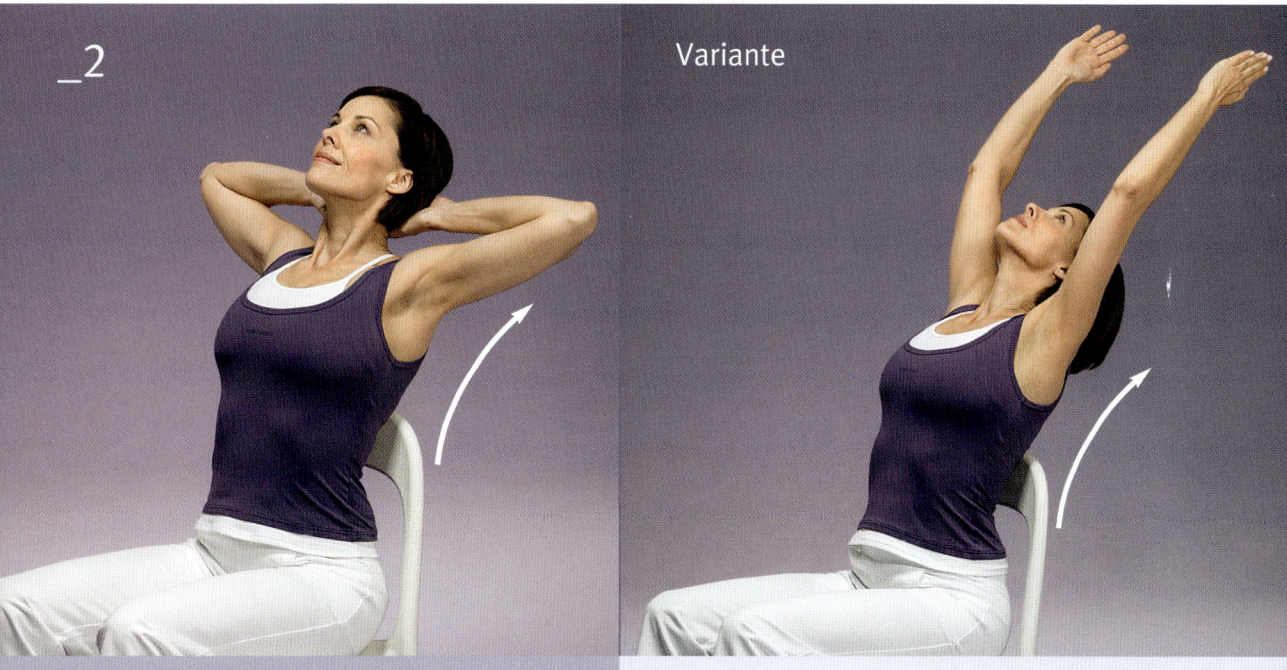

_2

Variante

beachten

_wichtig: Sie bestimmen selbst, wie weit Sie sich nach hinten lehnen: Es sollte sich zu jeder Zeit angenehm anfühlen. Wahrscheinlich werden Sie dabei auch eine leichte bis moderate Dehnung Ihrer Bauchmuskulatur wahrnehmen können.

Variante: Versuchen Sie auch einmal, sich mit gestreckten Armen nach hinten überzulehnen.

Taucher

Die Drehung in der Brustwirbelsäule löst Blockaden der Wirbelgelenke sowie Verhärtungen der tiefen Rückenmuskulatur und verleiht Ihrem Rücken in diesem Bereich mehr Beweglichkeit. Die tiefen Rückenmuskeln werden gut gedehnt, sodass sich Ihre Verspannungen lösen. Auch die oft gestressten Bänder an der Wirbelsäule erfahren auf diesem Wege eine äußerst wohltuende Entspannung.

_1 Begeben Sie sich auf Ihrer Matte oder einer gefalteten Decke in den Vierfüßlerstand. Ihre Hände befinden sich senkrecht unter den Schultergelenken, Ihre Knie sind senkrecht unter den Hüftgelenken. Ziehen Sie den Bauchnabel etwas ein – so verhindern Sie, dass Ihre Lendenwirbelsäule durchhängt.

_2 Lösen Sie die rechte Hand vom Boden, und führen Sie den Arm langsam am Boden unter dem stützenden linken Arm hindurch. Ihr Blick folgt der Bewegung des Armes.

_3 Versuchen Sie nun mit jeder Ausatmung ein Stück weiter unter Ihrem Körper »hindurchzutauchen«, indem Sie mit der Hand am Boden entlangwandern.

_4 Am äußersten Punkt, den Sie mit Ihrer Hand erreichen, halten Sie 30 bis 60 Sekunden inne. Atmen Sie dabei gleichmäßig weiter.

_5 Kommen Sie zurück in die Ausgangsposition und wiederholen Sie den Bewegungsablauf zur anderen Seite.

Wiederholungen: Tauchen Sie mindestens 2- bis 3-mal zu jeder Seite ab.

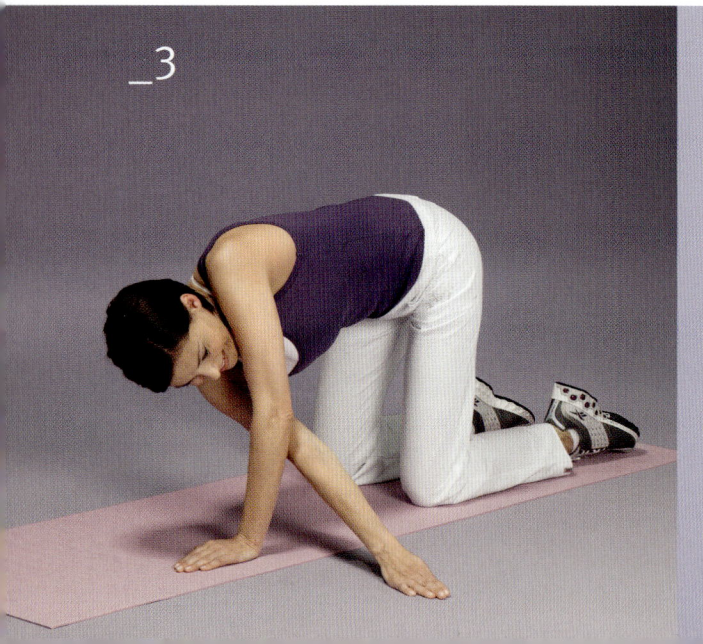

_3

beachten

_wichtig: Behalten Sie die Position möglichst lange bei, damit die Übung ihre volle Wirkung entfalten kann. Vergessen Sie nicht, den Bauchnabel während des ganzen Bewegungsablaufs einzuziehen!

Diagonale Schaukel

Eine sanfte Übung mit doppelter Wirkung: Durch die gleichzeitige Drehung zu beiden Seiten wird die untere Rückenmuskulatur auf wohltuende Weise gedehnt. Zugleich wird, besonders bei der Variante mit gebeugten Armen, die Brustwirbelsäule beweglicher, und die Brustmuskulatur erfährt ebenfalls einen sehr angenehmen Dehnreiz. Die gesamte Wirbelsäule wird spürbar beweglicher.

_1 Legen Sie sich auf Ihrer Matte oder einer gefalteten Decke auf den Rücken, und stellen Sie Ihre Füße mit der ganzen Sohle hüftbreit auf, sodass Ihre Knie zur Decke zeigen.

_2 Machen Sie nun mit dem ganzen Körper eine beidseitige Drehbewegung: Lassen Sie die Knie langsam so weit wie möglich nach rechts in Richtung Boden absinken, die Fußsohlen und das Becken lösen sich dabei auf der linken Seite vom Boden. Gleichzeitig drehen Sie den Kopf im selben Tempo zur linken Seite.

_3 Verweilen Sie etwa 30 bis 60 Sekunden in der gedrehten Lage. Kommen Sie dann zurück in die Ausgangsposition und wiederholen den Bewegungsablauf gegengleich.

Variante: Sie können die Arme anwinkeln, sodass Sie die Hände etwa auf Kopfhöhe ablegen. Dadurch erzielen Sie zusätzlich eine leichte Dehnung der Brustmuskulatur und erreichen, dass die rückseitige Muskulatur entlastet wird.

Wiederholungen: Gehen Sie mindestens 2- bis 3-mal pro Seite in die Drehung.

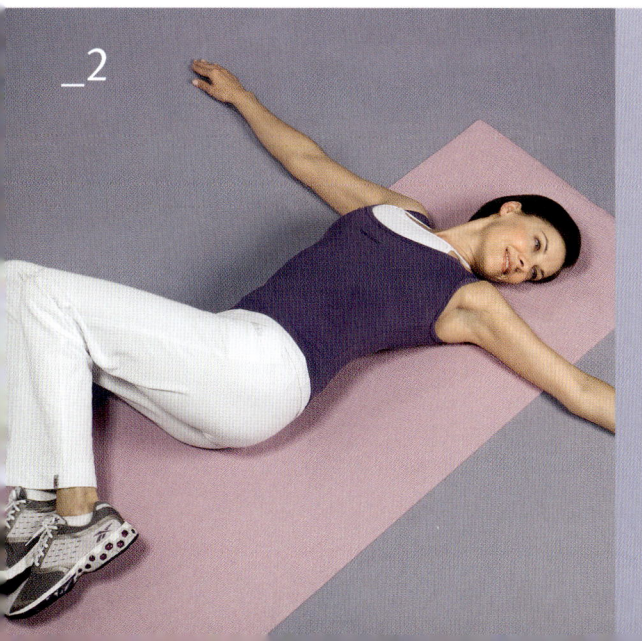

_2

beachten

_tipp: Damit Sie die Übung wirklich langsam und kontrolliert ausführen, stellen Sie sich am besten vor, Sie wären ein Darsteller in einer Zeitlupenszene.

Abknicker

Die Dehnung der Flanken führt zu einer Lockerung der tiefen Muskelschichten im gesamten Rumpfbereich. Sie hält außerdem die Wirbelsäule in dieser Bewegungsrichtung beweglich – das ist sehr wichtig, weil die Wirbelsäule im Alltag meist zu selten zu den Seiten geneigt wird. Die Übung ist sehr wirkungsvoll, weil sie auch die tiefen Muskeln direkt an der Wirbelsäule anspricht, die im Alltag oft unterfordert sind.

_1 Setzen Sie sich aufrecht auf einen Stuhl, und stellen Sie die Füße hüftbreit auf. Ihre Arme hängen entspannt neben dem Körper, der Blick ist nach vorn gerichtet.

_2 Neigen Sie nun den Oberkörper langsam nach rechts in Richtung Boden, sodass er sich nur in der Taille zur Seite bewegt. Dabei nähert sich die rechte Hand so weit wie möglich dem Boden an. Beide Sitzhöcker bleiben dabei auf dem Stuhl, und der Kopf folgt der Bewegung,

ohne dass die Halswirbelsäule abknickt. Wenn Sie die Übung korrekt ausführen, ist auf der jeweiligen Gegenseite immer ein leichtes Ziehen zu spüren.

_3 Halten Sie die Position 30 bis 60 Sekunden, und atmen Sie dabei ruhig weiter ein und aus.

_4 Kommen Sie zurück in die Ausgangsposition und wiederholen Sie den Bewegungsablauf zur anderen Seite.

Wiederholungen: Neigen Sie sich mindestens 3-mal zu jeder Seite.

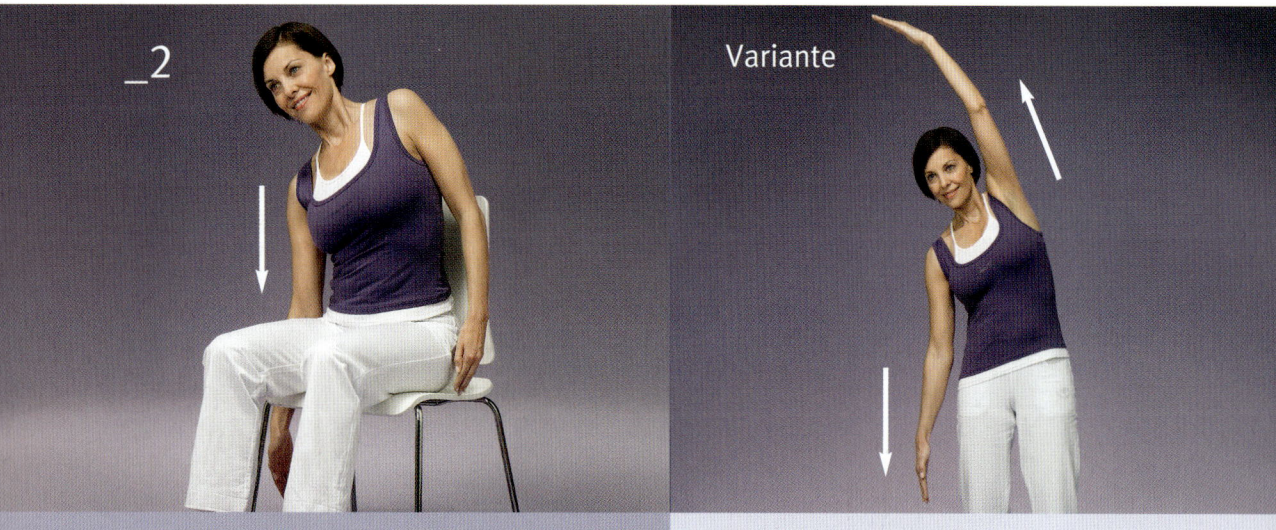

_2

Variante

beachten

_wichtig: Der Oberkörper dreht sich nicht um die Längsachse, er weicht also nicht nach vorn oder hinten aus, sondern er senkt sich nur zur Seite. Stellen Sie sich vor, Sie würden zwischen zwei Glasscheiben stehen.

Variante: Stellen Sie sich in der Ausgangsposition hüftbreit hin, beugen Sie die Knie ein wenig. Die Fußspitzen zeigen leicht nach außen. Sie können auch noch den gegenüberliegenden Arm über den Kopf strecken und mit zur Gegenseite neigen.

Wirbelsäulenstrecker im Kniesitz

Wenn Sie viel im Sitzen arbeiten, sollte der Wirbelsäulenstrecker besonders gut in Ihrem täglichen Übungsprogramm vertreten sein. Er verhindert, dass Ihre Brustmuskeln sich noch mehr einander annähern, und hilft so, der Bildung eines Rundrückens vorzubeugen. Verspannungen im Brustwirbelbereich können durch diese Übung effektiv behoben werden. Wichtig ist allerdings, dass Sie die Übung regelmäßig durchführen und sich dabei richtig entspannen. Die Variation mit überkreuzten Händen verbessert zusätzlich die Beweglichkeit der Wirbelsäule in der seitlichen Bewegungsrichtung und dehnt jeweils die oben liegenden Anteile der seitlichen Rumpfmuskulatur.

_1 Gehen Sie in den Kniesitz und legen Sie die gestreckten Arme auf dem Boden ab, sodass Ihre Stirn den Boden leicht berührt. Ihr Oberkörper ruht auf den Oberschenkeln.

_2 Schieben Sie nun den Po langsam Richtung Ihrer Fersen, bis Sie in eine vollständige Streckung der Wirbelsäule gelangen und ein leichtes Ziehen in Ihrer Brustmuskulatur spüren. Halten Sie diese Position 30 bis 60 Sekunden, und atmen Sie weiterhin gleichmäßig.

Wiederholungen: Strecken Sie Ihre Wirbelsäule 2- bis 3-mal.

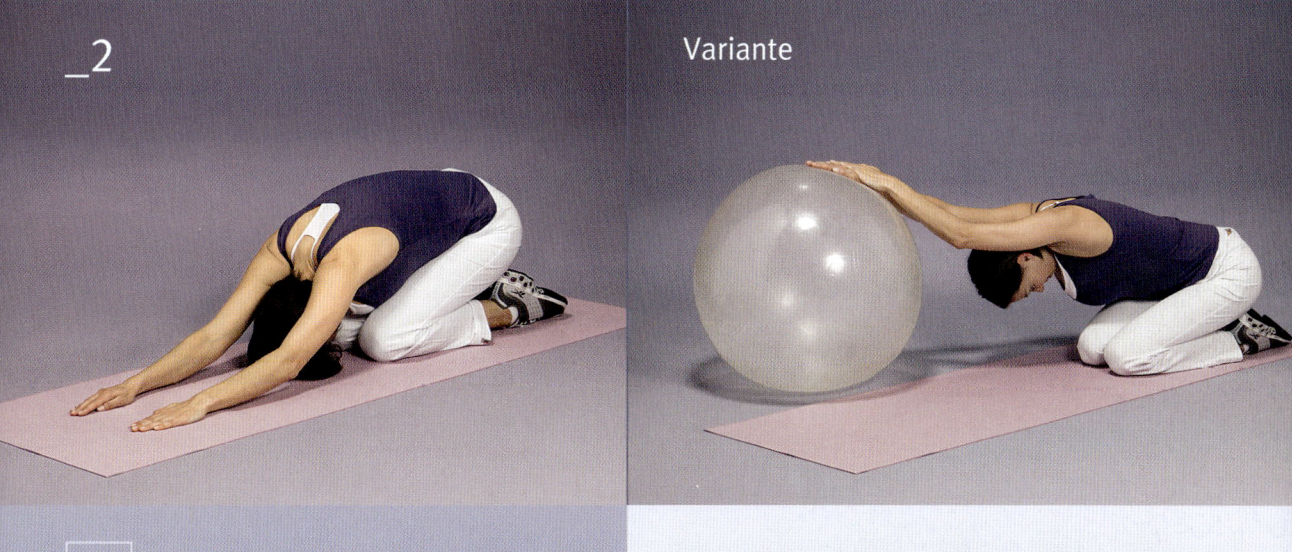

_2

Variante

beachten

_wichtig: Sie bestimmen selbst, wie weit Sie sich nach hinten lehnen.
_tipp: Wenn Sie die Knie etwas weiter auseinander nehmen, können Sie im Brustwirbelsäulenbereich noch weiter in die Streckung gelangen.

Variante: Sie können auch einen Pezziball zu Hilfe nehmen. Kreuzen Sie Ihre rechte über Ihre linke Hand, und bewegen Sie den Ball bei gestrecktem Rücken nach links. Atmen Sie 30 bis 60 Sekunden tief in Ihre obere linke Flanke ein. Wiederholen Sie den Ablauf zur anderen Seite.

Für Lendenwirbelsäule und Kreuzbeinregion

Im Bereich der Lendenwirbelsäule sind über 70 Prozent aller Rückenschmerzen angesiedelt, da dieser Teil unseres Rückgrats den größten Teil des Körpergewichts trägt (siehe auch Seite 29). Das hat aber auch seine Vorteile: Hier findet sich das größte Trainingspotenzial, da in diesem Abschnitt die meisten Rückenmuskeln liegen. Auf den folgenden Seiten finden Sie Übungen für eine bewegliche und schmerzfreie Lendenwirbelsäule, die hoch wirkungsvoll, dabei aber sehr wohltuend und angenehm sind.

wichtig

_Bei diesen Beschwerden zum Arzt!

Wenn Sie folgende Symptome bei sich feststellen, sollten Sie unbedingt einen Arzt zu Rate ziehen:

❯ intensiv in die Füße oder in die Kniegelenke ausstrahlende Schmerzen

❯ Gefühlsstörungen wie Taubheit oder Kribbeln in den Beinen

❯ Kraftverlust der unteren Rückenmuskulatur

❯ Verlust der Kontrolle über die Blasen- und/oder Darmfunktion

❯ Verlust der aktiven Kontraktionsfähigkeit der Muskeln

❯ der Vorderfuß kann nicht abgehoben werden

Beinspannung

Durch den Wechsel von An- und Entspannung werden bei dieser Übung die Muskeln im Rücken, in den Hüften und im Beckenraum gut durchblutet und auf diese Weise mit Nährstoffen versorgt, sodass sie warm und elastisch werden.

_1 Legen Sie sich auf den Rücken in eine bequeme Stufenlagerung mit den Unterschenkeln auf einem Hocker (siehe Seite 63).

_2 Atmen Sie vier- bis sechsmal ruhig und tief ein und aus, und nehmen Sie dabei bewusst das Heben und Senken Ihres Brustkorbs wahr.

_3 Nun spannen Sie während des Einatmens die Beckenmuskulatur und die Beine maximal an

und drücken das Becken fest in den Boden, sodass die Wölbung unter Ihrem Rücken verschwunden ist, weil auch Ihre Lendenwirbelsäule komplett auf der Unterlage aufliegt.

_4 Beim Ausatmen lösen Sie die Spannung wieder und lassen alle Muskeln locker und spüren etwas nach, wie sich Ihr Rücken jetzt anfühlt. Mit dem Einatmen gehen Sie anschließend erneut in die angespannte Position.

Wiederholungen: Wechseln Sie 20-mal zwischen Anspannung und Entspannung.

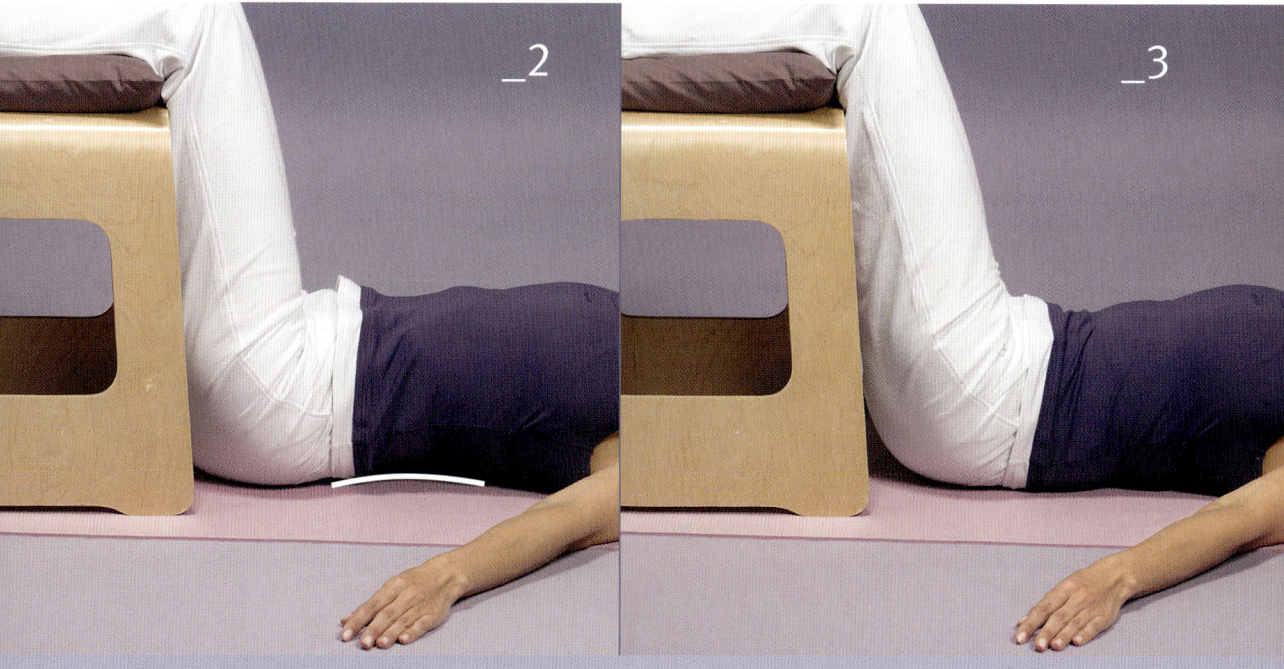

beachten

_wichtig: Atmen Sie bei der Übung immer ruhig weiter. Stellen Sie sich mit jedem Ausatmen vor, wie Sie die Verspannungen und Schmerzen einfach wegatmen.

Einroller im Sitzen

Die Bewegung dehnt die tiefen, direkt an der Wirbelsäule gelegenen kleinen Muskeln im Brust- und Lendenwirbelbereich. Sie ist wichtig für eine optimale Rückwärtsbeugung und Drehung des Rumpfes sowie Seitwärtsbeugung, die oft Schmerz auslösen, weil die Muskeln nicht ausreichend darauf vorbereitet sind. Sollten Sie eine eingeschränkte Beweglichkeit im Lendenbereich feststellen, empfiehlt es sich, die Übung so oft wie möglich zu machen.

_1 Legen Sie ein Kissen auf einen Hocker. Setzen Sie sich mit der linken Pohälfte und dem Oberschenkel mittig so darauf, dass ein Stuhlbein zwischen Ihren Beinen nach vorn zeigt. Beugen Sie den Oberkörper leicht nach vorn, und setzen Sie Ihre Füße mehr als hüftbreit geöffnet auf. Ihre rechte Schulter ist leicht gesenkt.

_2 Beugen und drehen Sie sich im oberen Rücken und in der Taille nach rechts. Lassen Sie den rechten Arm locker hängen, und umfassen Sie mit der linken Hand das vordere Stuhlbein.

_3 Schauen Sie nun zuerst nach unten, dann nach rechts und nach hinten.

_4 Mit dem Ausatmen bewegt sich nun der Oberkörper kontrolliert langsam nach vorn und etwas nach rechts. Drehen Sie gleichzeitig Ihren oberen Rücken und den Lendenbereich etwas weiter nach rechts, sodass Sie dort eine Anspannung der Muskeln wahrnehmen.

_5 Mit dem Einatmen ziehen Sie die linke Schulter nach oben und hinten und halten mit der linken Hand etwa 5 Sekunden dagegen.

_6 Lösen Sie die Spannung, blicken Sie nach unten, hinten und rechts und atmen dabei aus. Gehen Sie mit jeder Wiederholung tiefer in die Dehnung hinein. Dann wechseln Sie die Seite.

_7 Verstärken Sie die Dehnung, indem Sie die Schulter sinken lassen und mit der anderen Hand nach vorn, unten und rechts ziehen.

Wiederholungen: Dehnen Sie so oft, bis die maximale Dehnposition erreicht ist.

beachten

_wichtig: Gehen Sie stets langsam in die Bewegung; Sie sollten zu keiner Zeit stärkere Schmerzen als vor dem Üben spüren. Die Rückenmuskeln dürfen in der Endstellung nur leicht angespannt sein.

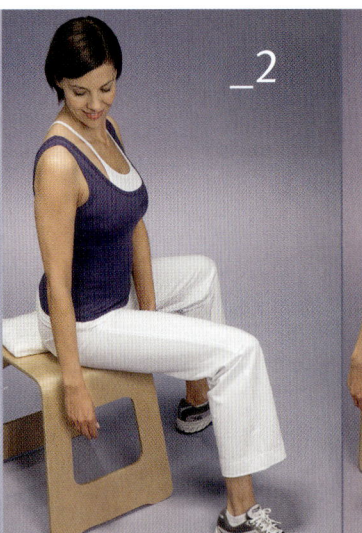
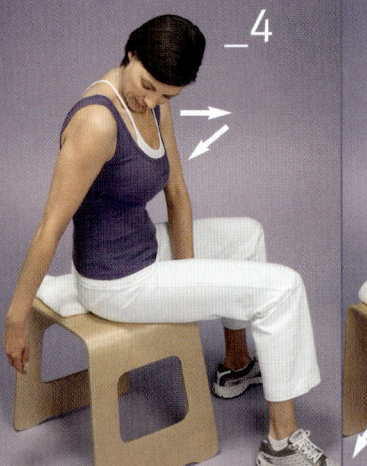
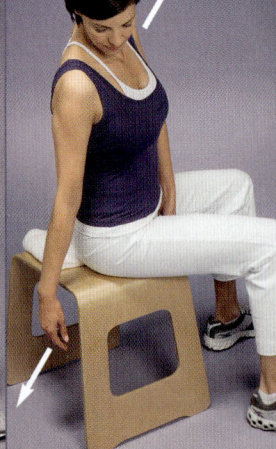

Anlehner

Diese Übung dient in erster Linie der wohltuenden Entlastung der Lendenwirbelsäule. Die Bewegung ernährt die verspannten und deswegen unterversorgten Areale Ihres Rückens.

_1 Legen Sie sich mit möglichst eng an den Po aufgestellten Füßen so auf den Boden, dass Ihr Po zu einer Wand zeigt und sich die Füße kurz vor der Wand befinden.

_2 Wandern Sie nun mit den Füßen zuerst an die Wand heran und dann langsam an ihr hinauf, bis die Fußsohlen waagerecht zur Decke beziehungsweise die Fußspitzen in Richtung Kopf zeigen und der Po direkt an der Wand anliegt.

_3 Atmen Sie in dieser Haltung tief ein und aus, und lenken Sie Ihre Aufmerksamkeit nach innen.

_4 Verweilen Sie so lange in dieser Position, wie es Ihnen gut tut.

Wiederholungen: Streuen Sie die Übung gerade im Akutstadium in den ersten zwei bis drei Tagen so oft wie möglich in den Alltag ein.

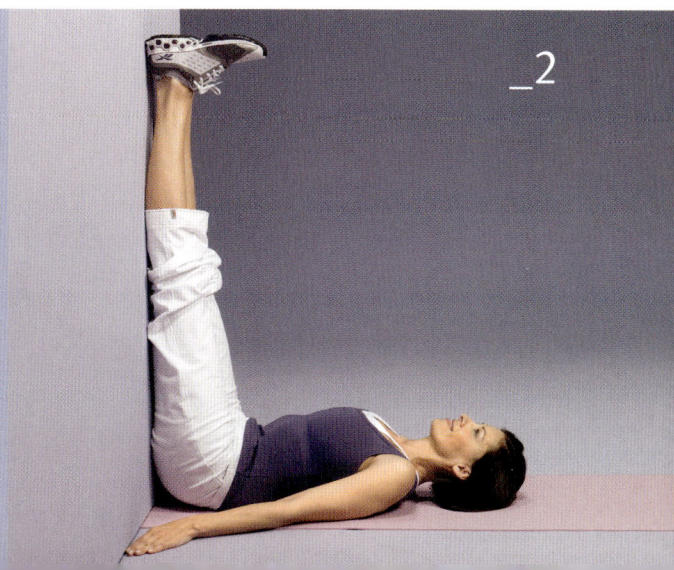

beachten

_tipp: Legen Sie ein kleines, dünnes Kissen unter Ihre Lendenwirbelsäule und unter Ihren Kopf, was sich positiv auf Ihre Entspannung auswirkt. Wer möchte, kann zusätzlich die Augen schließen und bewusst tief ein- und ausatmen.

_2

Beckenschaukel in Rückenlage

Diese Schaukelbewegung löst Verspannungen im Lenden- und Kreuzbeinbereich und macht beweglicher. Bei wiederholter Anwendung kann das schnell zu einer Linderung Ihrer Beschwerden beitragen. Der Stoffwechsel wird aktiviert, Sauerstoff strömt in die Zellen, die Durchblutung wird angeregt und Wärme strömt in die Muskeln. Sie werden spüren, wie die Anspannung weicht und sich alles langsam wieder löst.

_1 Legen Sie sich auf den Rücken, und stellen Sie Ihre Füße mit der ganzen Sohle hüftbreit auf. Die Arme liegen entspannt neben dem Körper – nicht die Schultern hochziehen.

_2 Die eigentliche Bewegung findet ausschließlich im Beckenbereich statt. Lenken Sie daher zunächst Ihre Aufmerksamkeit dorthin, und atmen Sie tief und ruhig ein und aus.

_3 Stellen Sie sich vor, Sie hätten eine Schüssel mit Wasser auf Ihrem unteren Bauch- und Schambeinbereich stehen. Kippen Sie nun Ihr Becken und damit die Wasserschüssel langsam erst zu Ihren Füßen, dann zu Ihrem Brustkorb hin aus, und fahren Sie mit dieser wippenden Bewegung fort.

Wiederholungen: Wippen Sie mindestens 30 bis 60 Sekunden lang.

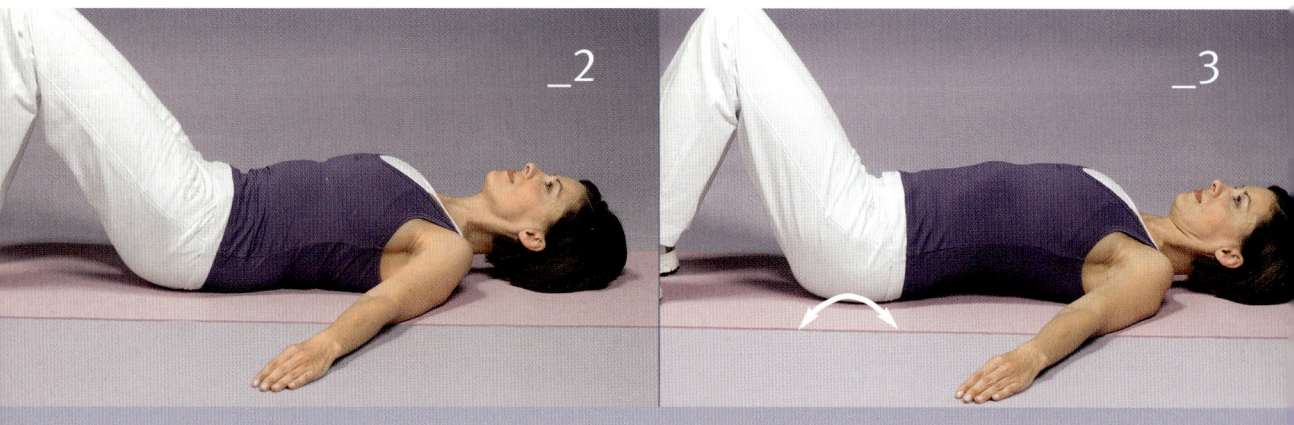

beachten

_wichtig: Bevor Sie mit der Bewegung des Beckens beginnen, achten Sie zunächst darauf, dass Ihr Becken horizontal zum Boden steht, sodass eine kleine Lücke unter Ihrer Lendenwirbelsäule entsteht. Falls Sie mit dem Bild der »Wasserschüssel« nicht zurechtkommen, können Sie auch damit arbeiten, dass Sie die Lücke einmal schließen (die Lendenwirbelsäule zum Boden drücken) und wieder öffnen.

Päckchen

Die sanften, größer und kleiner werdenden Kreisbewegungen üben eine Art Massage auf die muskulären Strukturen des unteren Rückens aus. Dadurch wird das Gewebe besser durchblutet und der Stoffwechsel wird aktiviert. Regelmäßig angewandt, lockert und löst die Übung auch hartnäckige Verspannungen.

_1 Legen Sie sich in Rückenlage auf Ihre Trainingsmatte oder eine gefaltete Decke, und beugen Sie die Beine so weit wie möglich zum Oberkörper hin an. Legen Sie Ihre Hände an die Knie, und ziehen Sie die Beine noch etwas stärker zu sich heran. Machen Sie sich klein wie ein Päckchen. Ihr Kopf bleibt dabei entspannt am Boden liegen.

_2 Beginnen Sie nun mit kleinen, langsamen Kreisbewegungen im unteren Rücken, also vor allem im Lendenwirbel- und Kreuzbeinbereich. Atmen Sie dabei gleichmäßig ein und aus.

_3 Führen Sie diese Kreise im und gegen den Uhrzeigersinn mindestens 1 bis 2 Minuten durch. Sie können die Kreise nach Belieben etwas kleiner oder größer gestalten.

Wiederholungen: Machen Sie die Übung so oft und so lange, wie sie Ihnen gut tut.

beachten

_tipp: Alternativ können Sie auch die Füße hüftbreit aufstellen und die Knie langsam in unterschiedlich großen Bewegungen nach links und rechts bewegen. Spielen Sie dabei auch mit dem Abstand der Knie zueinander, sodass Sie mal die Knie fast parallel zueinander hin und her bewegen, mal die Beine überhüftbreit stellen und jeweils nur ein Knie zur Mitte in Richtung Boden geführt wird. Achten Sie darauf, welche Bewegung Ihrem Rücken am besten bekommt, und wiederholen Sie diese dann so häufig wie möglich!

_2

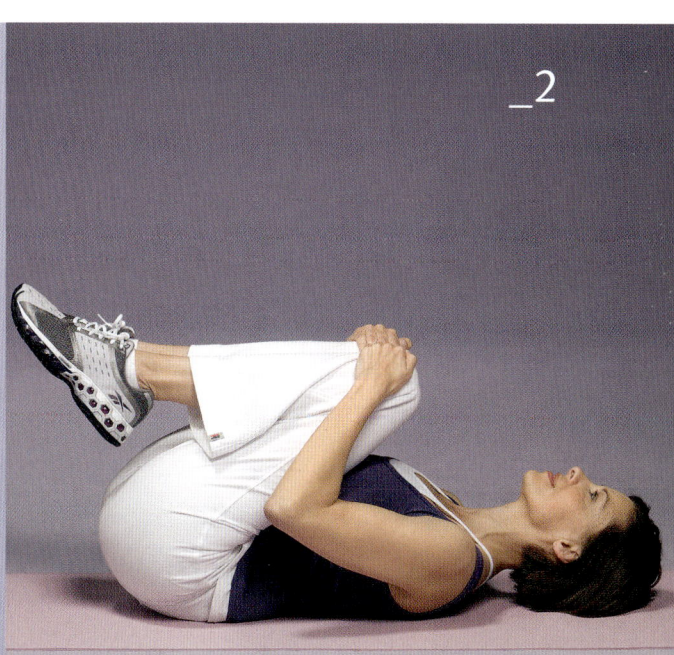

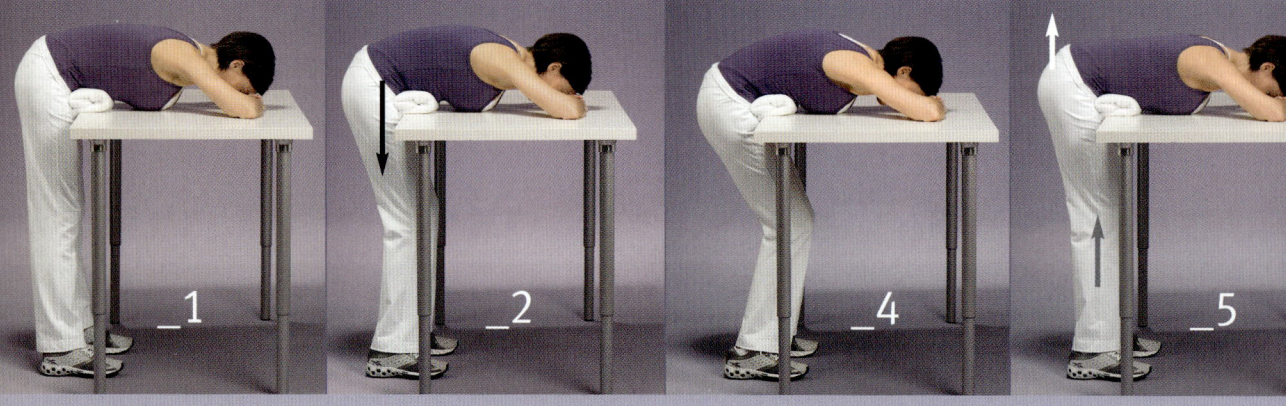

Tischschläfer

Diese Übung dehnt die unteren Rückenmuskeln und wirkt so einer zu starken Streckung (auch Hohlkreuz) aktiv entgegen. Besonders Menschen, die viel im Stehen arbeiten und eventuell noch hohe Absätze tragen und/oder eine schwache Bauchmuskulatur haben, sollten den Rücken häufig dehnen.

_1 Legen Sie den Oberkörper auf einen stabilen Tisch, polstern Sie die Hüftknochen mit einem Handtuch. Ihre Beine sind hüftbreit geöffnet. Le gen Sie die Stirn entspannt auf die verschränkten Unterarme.

_2 Senken Sie Ihr Becken Richtung Boden und beugen Sie dadurch Ihre Lendenwirbelsäule so weit wie möglich nach vorn.

_3 Strecken Sie nun die Lendenwirbelsäule, als ob Sie ins Hohlkreuz gehen wollten.

_4 Gehen Sie stärker in die Knie, kippen Sie das Becken behutsam Richtung Boden und lassen es absinken, bis Sie ein Dehngefühl im unteren Rü-

cken spüren. Bleiben Sie 30 bis 60 Sekunden so.

_5 Spannen Sie den unteren Rücken erneut an, als ob Sie ein Hohlkreuz machen wollten.

_6 Beugen Sie die Lendenwirbelsäule wieder, bis Sie Ihre maximale Dehnposition erreicht haben. Ziehen Sie gleichzeitig den unteren Bauch nach oben, als wollten Sie damit von unten an die Tischplatte gelangen.

Wiederholungen: Dehnen Sie mindestens 2- bis 3-mal, bis zur maximalen Dehnposition.

beachten

_wichtig: Sollten in der Dehnposition Schmerzen im Bereich von Becken oder Po auftreten, brechen Sie die Übung sofort ab und suchen den Arzt auf!

Verknotung im Grätschsitz

Mithilfe dieser Übung dehnen Sie den Muskel namens M. piriformis, der zusammen mit dem Ischiasnerv das Becken an derselben Stelle verlässt. Ist dieser Muskel zu stark angespannt und wenig dehnfähig, drückt er in der inneren Beckengegend den Ischiasnerv regelrecht ab. Dieser Druck kann gewaltige Schmerzen auslösen, die man nicht selten bis in die Zehenspitzen spürt. Ein andauernder Druck reizt den Nerv nicht nur, sondern kann ihn langfristig sogar schädigen und damit Lähmungserscheinungen verursachen. Somit kann diese Dehnung nicht häufig genug in den Alltag integriert werden. Besonders wenn der Ischiasnerv Sie plagt, ist sie extrem wichtig!

_1 Setzen Sie sich mit ausgestreckten, leicht gespreizten Beinen auf den Boden. Winkeln Sie das linke Bein an, und schlagen Sie das rechte Bein darüber.

_2 Ziehen Sie nun das rechte Knie langsam mit beiden Armen in Richtung Brust. Wichtig ist, dass Sie gleichzeitig die rechte Pohälfte nach unten auf den Boden drücken und die Spannung etwa 60 bis 90 Sekunden halten.

_3 Atmen Sie bei der Übungsausführung gleichmäßig und ruhig weiter.

_4 Kommen Sie zurück in die Ausgangsposition und machen Sie den Bewegungsablauf zur anderen Seite.

Wiederholungen: Dehnen Sie mindestens 3-mal pro Seite.

beachten

_tipp: Wenn Sie keinen oder nur einen minimalen Dehnreiz verspüren, versuchen Sie gleichzeitig das Knie des übergeschlagenen Beins weg vom Körper und gegen Ihre Hände zu drücken!

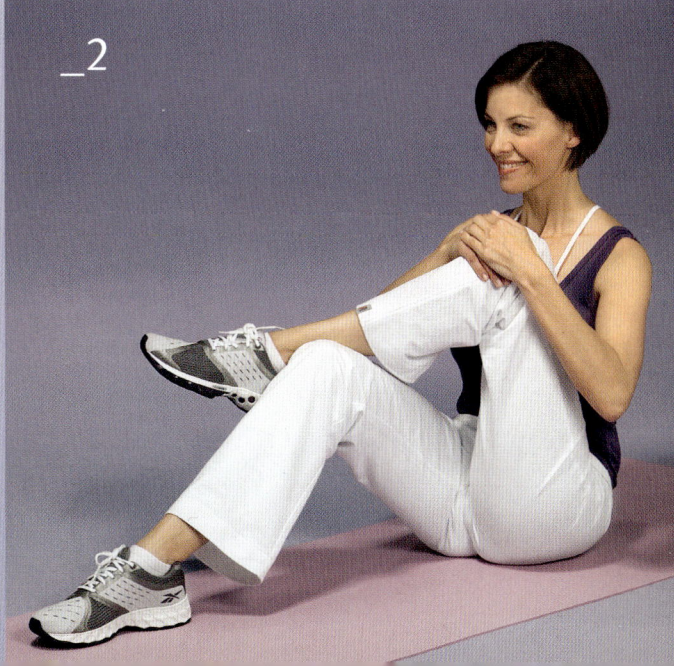

_2

Brust raus

Beim Brust-Rausstrecken dehnen Sie Ihren kleinen und großen Brustmuskel. Dieser Dehnung kommt eine besondere Bedeutung zu: Die meisten von uns verbringen einen Großteil des Tages im Sitzen, und dabei wird der Muskel durch Unterforderung immer unbeweglicher. Das verstärkt gleichzeitig die Rundrückenhaltung. Um diesem Prozess aktiv entgegenzuwirken, können Sie Ihre Brustmuskulatur daher nicht oft genug dehnen.

_1 Umfassen Sie einen Besenstiel so, dass Ihre Handrücken nach hinten und die Fingerspitzen nach vorn zeigen. Die Hände befinden sich etwa auf Brusthöhe.

_2 Fixieren Sie Ihren Stand, indem Sie Ihre Beine hüftbreit öffnen und Ihre Knie leicht beugen. Ziehen Sie Ihren Bauchnabel fest nach innen, und senken Sie Ihr Kinn etwas zur Brust hin. Behalten Sie diese Haltung während der ganzen Übungsausführung bei.

_3 Strecken Sie nun Ihre Arme nach oben aus, und wandern Sie mit Ihren Händen am Stab möglichst weit nach außen. Wahrscheinlich ver-

spüren Sie dabei schon ein leichtes Ziehen im Brustmuskel.

_4 Bewegen Sie den Stab nun vorsichtig und vor allem langsam nach hinten, so weit es Ihnen möglich ist. Wandern Sie unter Umständen dafür noch etwas mehr mit Ihren Händen am Stab nach außen. Im Brustmuskel darf es deutlich ziehen, und er darf auch etwas zittern – schmerzhaft sollte es aber niemals sein.

_5 Halten Sie an Ihrem individuellen Endpunkt Ihre Position etwa 30 bis 60 Sekunden bei, bevor Sie in die Ausgangsstellung zurückkehren.

Wiederholungen: Gehen Sie 2- bis 3-mal in die Dehnposition.

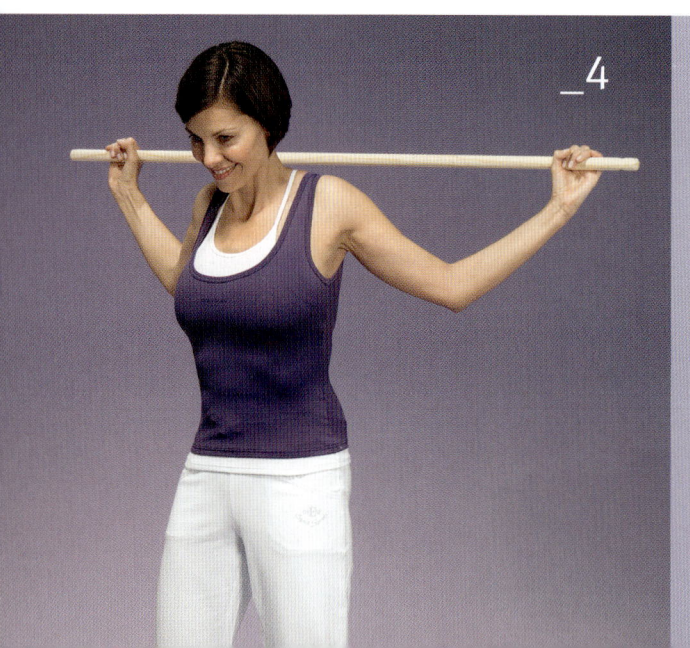

_4

beachten

_wichtig: Halten Sie während der Dehnung nicht die Luft an, und fallen Sie nicht in eine übermäßige Überstreckung der Lendenwirbelsäule. Ihr nach innen gezogener Bauchnabel hilft Ihnen dabei.

Schräges Päckchen

Die Seitlage eignet sich hervorragend, um die Beweglichkeit der Wirbelsäule zu verbessern. Sie ist auch dann zu empfehlen, wenn Sie große Probleme damit haben, sich auf den Rücken zu legen, oder wenn Sie Schmerzen in der Hüften-Kreuzbein-Region haben, etwa nach einer Schwangerschaft oder nach einem Hexenschuss. Das bewusste lange Ausstrecken der Wirbelsäule zieht die Bandscheiben und die übrigen Wirbelstrukturen sanft auseinander und fördert so ihre Ernährung (siehe ab Seite 34).

_1 Legen Sie sich auf die Seite und legen Sie Ihren Kopf auf den gestreckten oder angewinkelten unteren Arm. Der obere Arm liegt lang auf der Außenseite Ihres Oberschenkels. Beide Beine sind für einen stabileren Halt leicht angewinkelt; Fersen und Po liegen dabei mit dem Oberkörper auf einer Linie.

_2 Ziehen Sie mit dem Einatmen Ihr oberes Bein langsam ganz nah zum Oberkörper heran, indem Sie Ihr Knie umschlingen und den Rücken runden.

_3 Mit dem Ausatmen gehen Sie, ebenfalls in gemächlichem Tempo, in die Gegenbewegung: Sie strecken nun das obere Bein der Länge nach aus und strecken Ihren oberen Arm so weit wie möglich über Ihren Kopf hinaus.

Wiederholungen: Machen Sie den Bewegungsablauf mindestens 5-mal nacheinander auf jeder Seite.

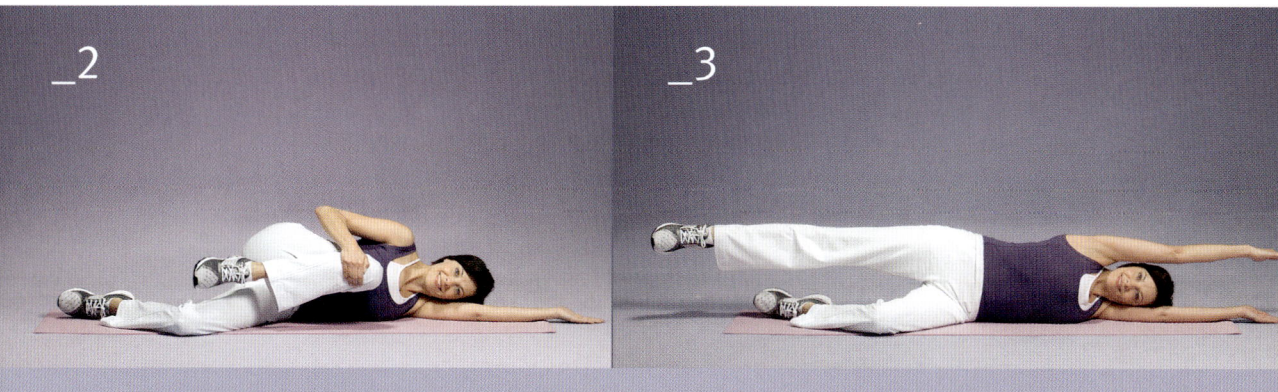

beachten

_tipp: Strecken Sie, wenn Sie sich in die Länge ziehen, gleichzeitig Ihre Finger und Ihre Fußspitzen, um das Gefühl des »Langwerdens« bewusst zu betonen!

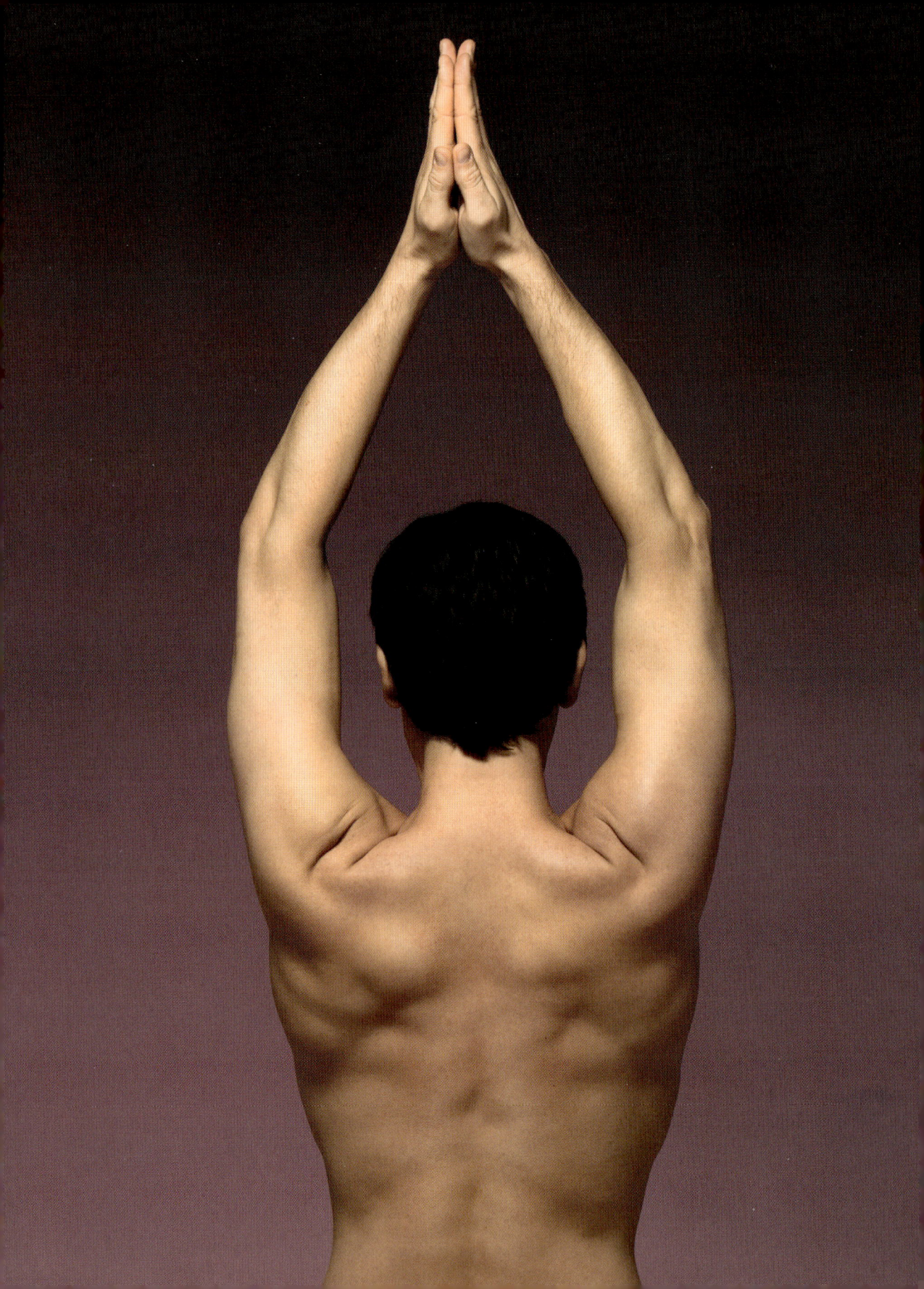

Das Anti-Schmerz-Programm

Sobald der Schmerz wieder einigermaßen erträglich ist, können Sie aktiv an seinem vollständigen Verschwinden arbeiten. Beginnen Sie mit den Übungen für die Region, die Ihnen am meisten Probleme macht, dann nehmen Sie nach und nach Übungen für die anderen Regionen hinzu.

Für Schultern und Nacken

Von Schulter-Nacken-Beschwerden können viele ein Lied singen, denn nicht nur muskuläre Ungleichheiten und strukturelle Probleme mit der Hals- oder Schulterregion, sondern auch psychische Lasten können hierfür verantwortlich sein. Als Folge ziehen wir häufig unbewusst die Schultern zu den Ohren und überlasten damit den Schulterhebemuskel wie auch den oberen Anteil des Kapuzenmuskels (Trapezius). Bleibt dieser Zustand über längere Zeit bestehen, können sich daraus schnell andere Leiden entwickeln wie Kopfschmerzen, Verspannungen und Myogelosen im Schulterbereich oder Blockaden der Wirbelgelenke. Umso wichtiger ist es daher, so häufig wie möglich der vernachlässigten Muskulatur mal etwas Gutes zu tun: Gönnen Sie sich Bewegung, Dehnung und Entspannung!

Schwedische Forscher haben übrigens herausgefunden, dass Sehstörungen wie müde, trockene oder gereizte Augen, stechende Schmerzen bis hin zu vorübergehender Kurzsichtigkeit mit Schulter-Nacken-Beschwerden zusammenhängen können. Es scheint eine Wechselwirkung zwischen nachlassender Muskelspannung im Auge und den Nervenimpulsen im Schulter-Nacken-Bereich zu geben. Ein verspannter Nacken und angespannte Schultern führen wohl wiederum zu Augenproblemen.
Kontrollieren Sie sich so oft wie möglich im Spiegel: Sind Ihre Schultern hochgezogen und angespannt? Auch bei Kälte wandern die Schultern gerne mal nach oben! Neben den hier gezeigten Bewegungsübungen helfen Akupunktur, Massage oder Physiotherapie langfristig.

Armspannung

Sie werden spüren, wie mit jedem Atemzug immer mehr Verspannungen aus Ihrem Körper verschwinden. Weil die Übung intensiv die Durchblutung anregt, wird der Schulter-Nacken-Bereich
sehr angenehm warm und weich.

_1 Legen Sie sich bequem auf Ihre Trainings-
matte oder eine gefaltete Decke, und atmen Sie
tief durch. Am besten ist für diese Übung die
Rückenlage, weil Sie dann frei atmen können.
Stellen Sie die Füße flach auf dem Boden auf,
sodass der Rücken entlastet ist.

_2 Atmen Sie vier- bis sechsmal tief ein uns aus.
Lassen Sie die Luft einfach ein und aus strömen.
Beobachten Sie dabei das Heben und Senken
Ihres Brustkorbs, ohne dieses bewusst zu beein-
flussen.

_3 Nun spannen Sie jeweils beim Einatmen Ihre
Finger, Hände und Arme maximal an und ziehen die Schultern dabei etwas hoch.

_4 Beim nächsten Ausatmen lassen Sie sofort
alles wieder locker.

Wiederholungen: Atmen Sie 20-mal mit der Anspannung und Entspannung ein und aus.

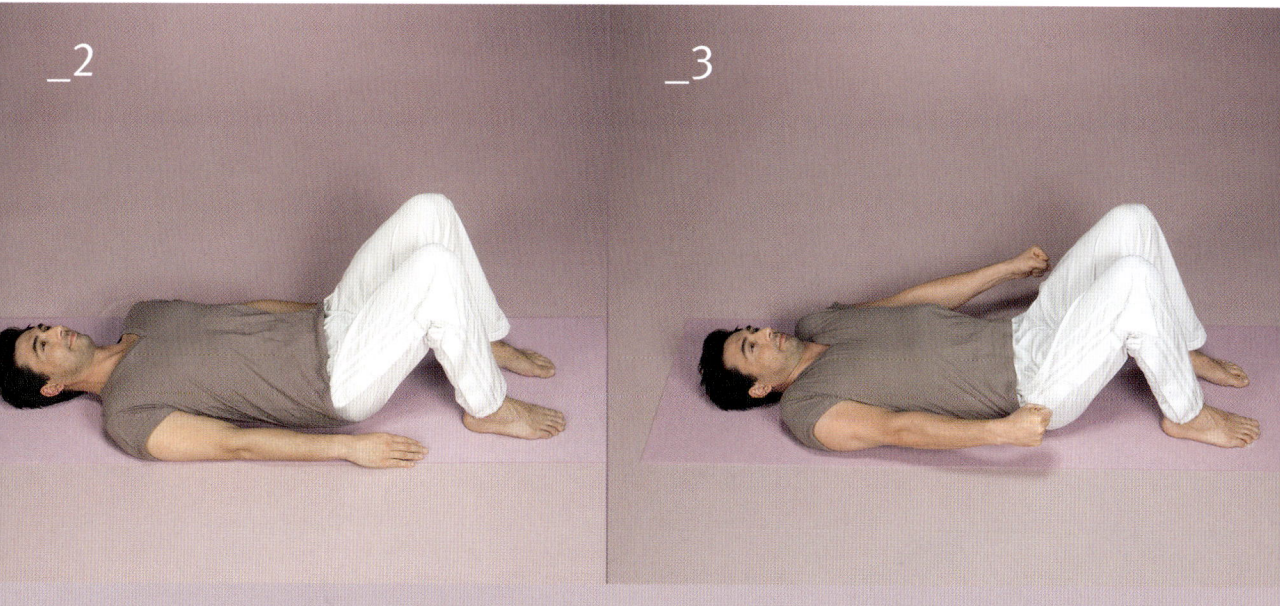

_2

_3

beachten

_tipp: Beginnen und beenden Sie mit dieser Übung Ihr Schulter-Nacken-Training. Sie sorgt für einen
guten mentalen Ein- und Ausstieg. Außerdem gibt sie Ihnen nach dem Training Gelegenheit, positive
Veränderungen früher und deutlicher zu spüren.

Kinnlade

Erkrankungen oder Fehlstellungen im Kiefergelenk können Beschwerden im gesamten Bereich der Wirbelsäule verursachen, weil der Rückenmarkskanal vom Kopf bis zum Beckenbereich alle Wirbelsäulenabschnitte auch funktionell miteinander verbindet. Die Übung führt vor allem zu einer Kräftigung der sogenannten Mundöffner, eine Vielzahl verschiedener Muskeln wie zum Beispiel der Unterkiefer-Zungenbeinmuskel, der Kinn-Zungenbeinmuskel, der zweibäuchige Muskel sowie der seitliche Flügelmuskel und auch der Nackenbeuger. Eine Lockerung und Entspannung des gesamten Kiefergelenks wirkt sich dadurch auch besonders positiv auf Beschwerden im Schulter-Nacken-Bereich aus.

_1 Setzen Sie sich aufrecht auf einen Stuhl, und stellen Sie Ihre Beine hüftbreit auf. Ballen Sie Ihre linke Hand zur Faust, und legen Sie sie von vorn an Ihr Kinn. Mit der rechten Hand stützten Sie dabei Ihren Ellbogen von unten ab.

_2 Drücken Sie konstant mit der Faust gegen Ihren Unterkiefer. Mit dem Unterkiefer halten Sie dagegen, indem Sie ihn langsam leicht nach vorn bewegen. Öffnen Sie dabei den Mund, so weit es Ihnen angenehm ist.

_3 Kommen Sie in die Ausgangsstellung zurück, ohne mit Ihrem Unterkiefer oder mit der Faust Widerstand zu leisten.

Wiederholungen: Machen Sie 2- bis 3-mal 4 Bewegungsausführungen.

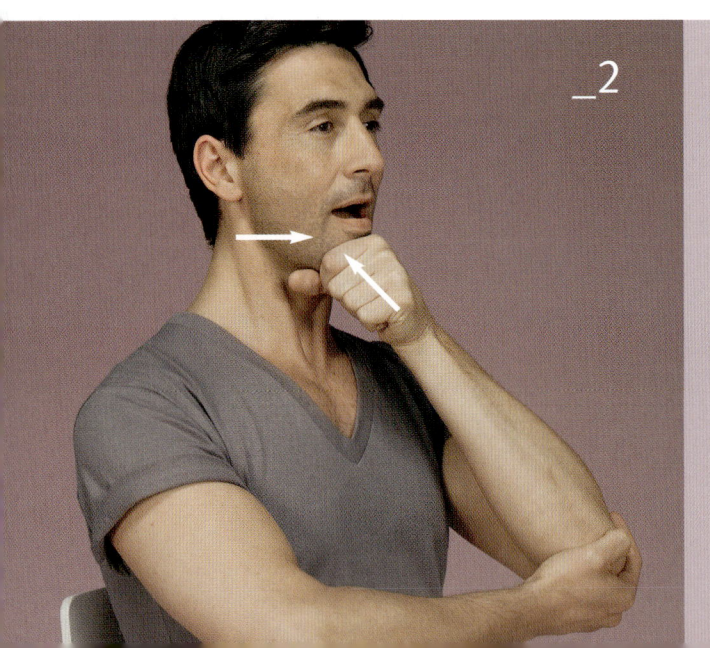

_2

beachten

_wichtig: Sie dürfen während der Übung keinerlei Schmerzen verspüren und sollten deswegen auch den Mund bei der Bewegungsausführung nicht extrem weit öffnen!

Armkreis-Trio

Oft liegen die Ursachen von Schmerzen nicht direkt dort, wo man sie vermutet. Ist bei der folgenden Übung ein leichtes Knirschen im Schultergürtel zu hören? Lassen sich diese Geräusche, die für eine mangelnde Geschmeidigkeit im Gelenk sprechen, durch die Armkreise minimieren oder lassen sie vielleicht sogar ganz nach? Wenn ja, sollten Sie die Übung möglichst oft in Ihr Repertoire einfließen lassen, um die Beweglichkeit der Schultergelenke zu erhalten und Verspannungen im Schulter-Nacken-Bereich entgegenzuwirken.

_1 Sie können die Übung im Stehen oder auf einem Stuhl sitzend ausführen. Ihre Beine sind in beiden Fällen hüftbreit geöffnet und Ihr Rücken ist aufrecht, ohne dass Sie ins Hohlkreuz gehen. Die Arme hängen entspannt neben dem Körper.

_2 Konzentrieren Sie sich auf Ihr rechtes Schultergelenk. Machen Sie etwa 30 Sekunden lang kleine, langsame Kreisbewegungen nach vorn, im Anschluss ebenfalls rund 30 Sekunden lang nach hinten. Ihre Arme helfen bei der Bewegung nicht mit, sondern hängen während der ganzen Übung locker und entspannt herab.

_3 Wiederholen Sie das Ganze nun auf der linken Seite.

_4 Als Steigerung wiederholen Sie den Ablauf auf beiden Seiten nochmals, legen aber nun jeweils die gleichseitige Hand auf die kreisende Schulter.

_5 Als letzte Steigerung wiederholen Sie den gesamten Ablauf ein drittes Mal, strecken aber den Arm der kreisenden Schulter weit zur Seite aus.

Wiederholungen: Machen Sie die ganze Übung zweimal nacheinander.

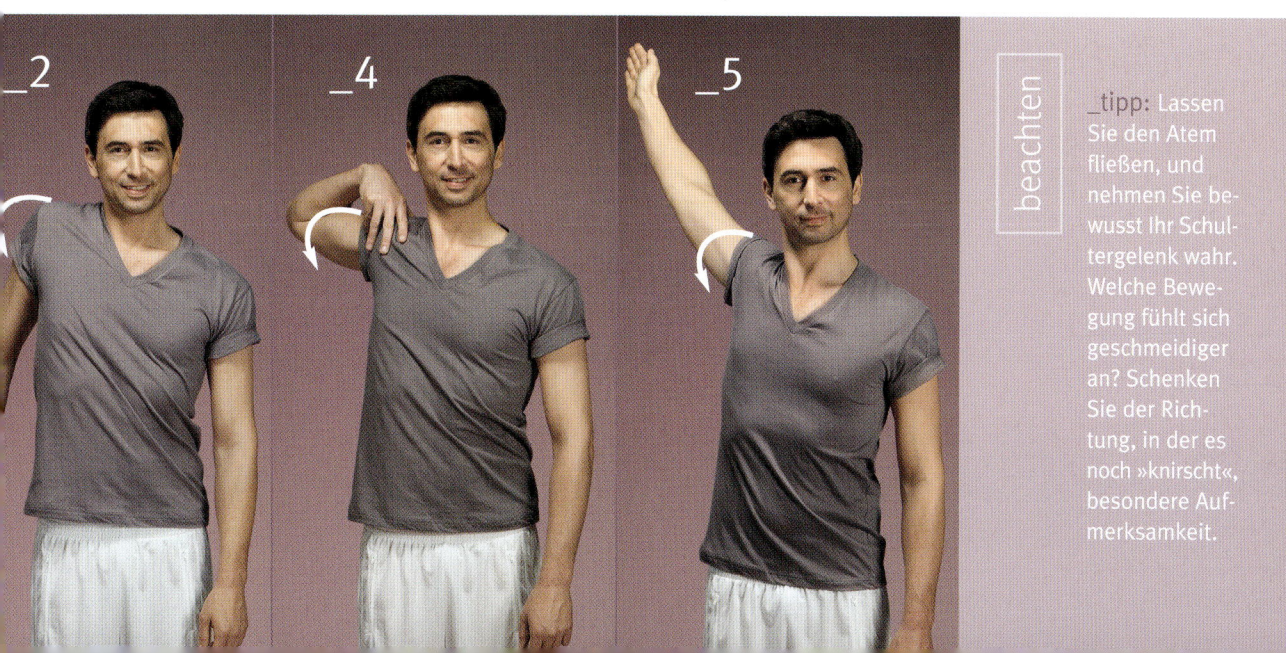

_2   _4   _5

beachten

_tipp: Lassen Sie den Atem fließen, und nehmen Sie bewusst Ihr Schultergelenk wahr. Welche Bewegung fühlt sich geschmeidiger an? Schenken Sie der Richtung, in der es noch »knirscht«, besondere Aufmerksamkeit.

Tisch-Stemmen

Diese Übung dehnt insbesondere den kleinen Brustmuskel, der außen an den oberen Rippen entspringt und am Schulterdach ansetzt. Wenn dieser Muskel seine Dehnfähigkeit verliert, zieht er die Schulter nach vorn. Damit werden sowohl der Bewegungsspielraum des Schultergürtels als auch Ihre Haltung stark beeinträchtigt, was zu Verspannungen im gesamten Schulter-Nacken-Bereich führen kann. Diese Dehnung kann daher nicht oft genug wiederholt werden!

_1 Stellen Sie sich mit hüftbreit geöffneten Beinen mit dem Rücken vor einen stabilen Tisch. Fassen Sie die Tischkante mit gestreckten Armen so, dass sich Ihre Hände in einem schulterbreiten Abstand zueinander befinden. Ihr Blick ist nach vorn gerichtet, Kinn und Bauchnabel sind eingezogen, um ein Überstrecken der Lendenwirbelsäule zu vermeiden. Kommen Sie mit dem Po so weit nach vorn, dass er vor (nicht über!) dem Tisch schwebt; Ihre Beine sind entsprechend gebeugt.

_2 Bewegen Sie Ihre Schultern nun langsam nach hinten und lassen Sie sich mit Ihrem gesamten Körpergewicht so weit wie möglich nach unten sinken.

_3 Bauen Sie jetzt mit den Händen etwa 10 Sekunden lang Druck gegen die Tischkante auf, als würden Sie sich wieder hochstemmen wollen. Die Schultern drücken nach vorn und unten. Halten Sie währenddessen nicht die Luft an.

_4 Nun folgt die Entspannung: Lassen Sie Ihren Oberkörper zwischen Ihren Schultern »durchhängen«. Ihre Arme bleiben weiterhin gestreckt und Sie nehmen Ihre Schultern nach hinten, um eine Hohlkreuzhaltung zu vermeiden.

_5 Kommen Sie zurück in die Ausgangsposition.

Wiederholungen: Gehen Sie so oft in die Dehnung, bis sich ein deutliches Dehngefühl im oberen seitlichen Brustbereich einstellt.

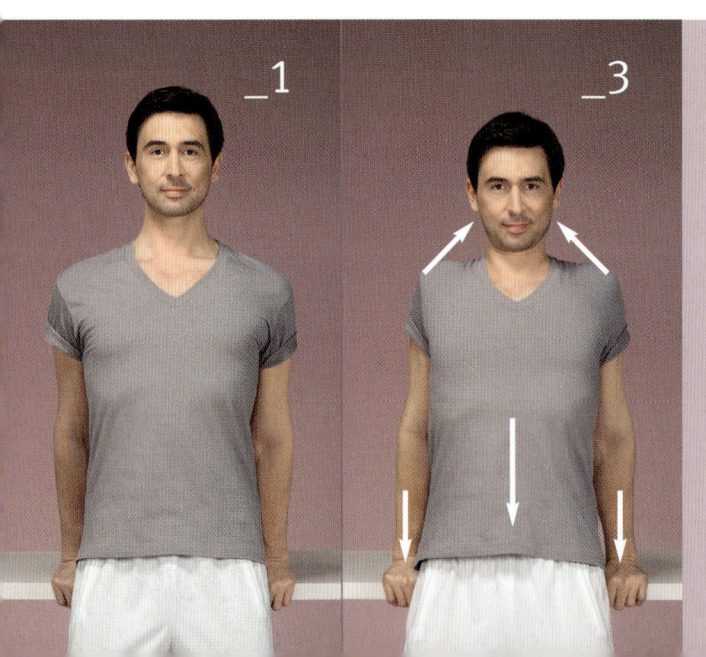

_1
_3

beachten

_wichtig: Sobald Sie den Dehnreiz deutlich wahrnehmen, halten Sie für 30 bis 60 Sekunden inne. Im Anschluss gehen Sie nochmals in die Dehnposition, versuchen aber diesmal, Druck von den Händen zu nehmen!

Armpendel

Das Armpendel unterstützt die Bewegung der Schultern weit weg von Ihren Ohren und hilft so, die zur Verspannung neigenden Schulter-Nacken-Muskeln aktiv zu dehnen. Es schafft außerdem mehr Platz im Schultergelenk: Eine Enge tritt dort bei vielen Menschen im mittleren Alter auf (siehe Seite 28). Besonders durch Überkopfarbeiten wird sie noch verstärkt. Die dadurch hervorgerufenen Verspannungen im Schulterbereich können mithilfe des Armpendels auf spielerische Weise verringert werden.

_1 Sie brauchen für diese Übung zwei leichte bis mittelschwere Hanteln (für Frauen sollten Sie 1 bis 2 Kilogramm wiegen, für Männer von 3 bis 4 Kilogramm). Nehmen Sie in jede Hand eine Hantel und stellen Sie sich aufrecht, mit hüftbreiten Beinen und leicht gebeugten Knien hin. Die Arme hängen entspannt neben dem Körper.

_2 Schwingen Sie nun Ihre gestreckten Arme gegengleich nach vorn und nach hinten. Der rechte Arm schwingt also vor, während der linke nach hinten schwingt, und umgekehrt. Schauen Sie dabei immer dem Arm hinterher, der gerade nach hinten pendelt. Ihr Oberkörper führt dabei eine leichte Rotation um die Längsachse durch und wird durch ein sanftes Wippen in den Kniegelenken unterstützt.

Wiederholungen: Führen Sie die Übung etwa 2- bis 3-mal jeweils 30 bis 60 Sekunden lang aus.

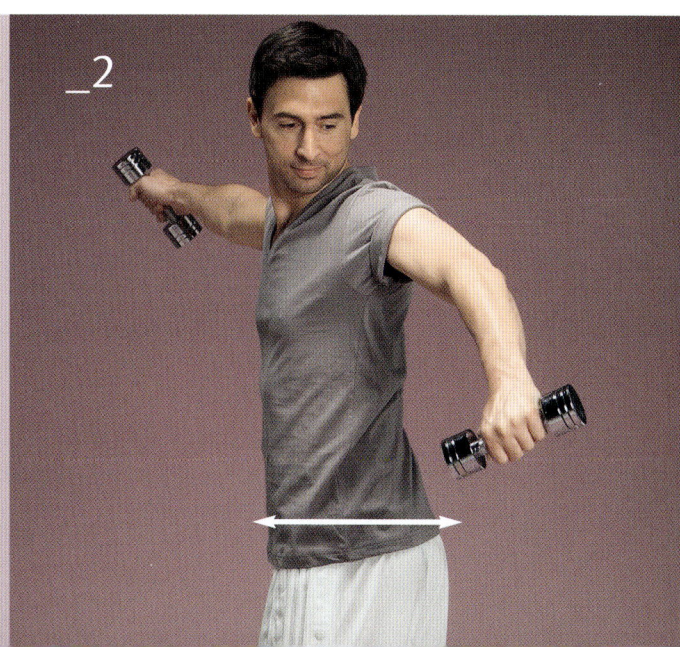

beachten

_wichtig: Atmen Sie während der Ausführung gleichmäßig im eigenen Atemrhythmus weiter.

_tipp: Die Bewegung soll kontrolliert, aber mit etwas Schwung in mittlerem Tempo durchgeführt werden. Die Arme schwingen dabei höchstens bis auf Schulterhöhe. Sie können jedoch auch mit kleineren Pendelbewegungen arbeiten.

_2

Arme hoch

Diese Übung kräftigt speziell die Muskulatur zwischen Ihren Schulterblättern und hilft dadurch, eine Rundrückenbildung zu vermeiden. Außerdem verbessern Sie damit Ihre gesamte Körperhaltung. Der Schulter-Nacken-Bereich bis hin zur Brustwirbelsäule wird dadurch leistungsfähiger und kann den Belastungen des Alltags viel besser standhalten.

_1 Legen Sie sich auf den Bauch. Winkeln Sie Ihre Arme so an, dass Ober- und Unterarm einen rechten Winkel bilden (U-Halte). Ihre Handrücken zeigen nach oben, die Ellbogen sind auf Schulterhöhe. Ihre Stirn liegt am Boden auf.

_2 Atmen Sie kräftig aus, und heben Sie Ihre Arme langsam etwas vom Boden an, wobei die Handrücken nach oben zeigen. Die Unterarme schweben dabei parallel zum Boden, während sich Ihre Schulterblätter in Richtung Wirbelsäule aufeinander zu bewegen.

_3 Mit dem nächsten Ausatmen kommen Sie in die Ausgangsstellung zurück.

Wiederholungen: Heben Sie Ihre Arme 8- bis 12-mal in 2 bis 3 Sätzen an.

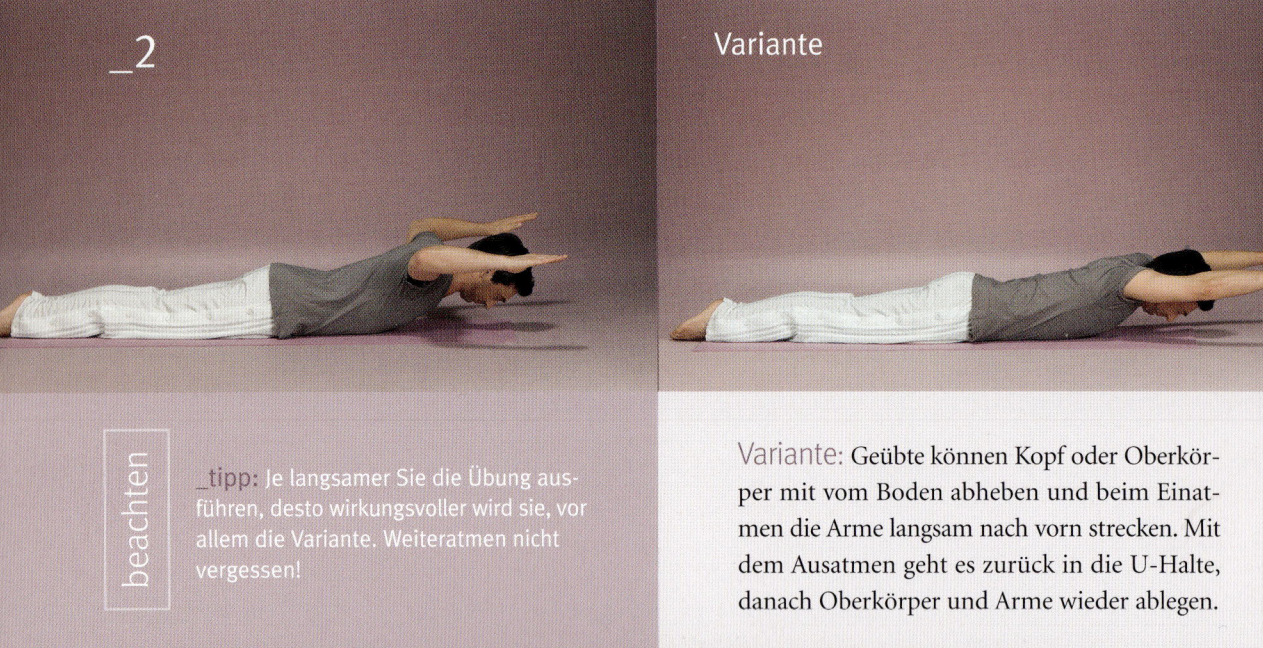

_2

Variante

beachten

_tipp: Je langsamer Sie die Übung ausführen, desto wirkungsvoller wird sie, vor allem die Variante. Weiteratmen nicht vergessen!

Variante: Geübte können Kopf oder Oberkörper mit vom Boden abheben und beim Einatmen die Arme langsam nach vorn strecken. Mit dem Ausatmen geht es zurück in die U-Halte, danach Oberkörper und Arme wieder ablegen.

Kaumuskelmassage

Diese Massage zielt vor allem auf eine Entlastung des Kiefergelenks als auch auf eine geringere Spannung im Kaumuskel ab. Sollten Sie zu nächtlichem Zähneknirschen oder Kieferbeißen neigen, ist diese Übung goldrichtig für Sie, denn eine zu hohe Aktivierung des Kaumuskels kann zu Verspannungen und Fehlstellungen im gesamten Kieferbereich und damit zu Beschwerden im Schulter-Nacken-Bereich führen.

_1 Nehmen Sie an einem stabilen Tisch Platz. Ihr Rücken ist gerade, Ihre Beine sind hüftbreit geöffnet und mit ganzer Fußsohle aufgestellt.

_2 Setzen Sie Ihre Finger behutsam schräg unterhalb der Ohren seitlich an den Kopf, und stützen Sie Ihre Ellbogen auf den Tisch. Wenn Sie nun mit Ihren Fingerspitzen vorsichtig diese Region abtasten, spüren Sie Ihre Jochbeine (knochiger Widerstand). Dahinter, in Richtung Mundhöhle, fühlen Sie eine Art Vertiefung zwischen oberer und unterer Zahnreihe.

_3 Beginnen Sie nun langsam mit leichtem Druck und Zug – angefangen von den Jochbeinen –, diesen Bereich in Richtung Ihres Unterkiefers nach unten auszustreichen.

Wiederholungen: Je nach Wohlbefinden können Sie das Ausstreichen mehrere Male 1 bis 2 Minuten lang durchführen.

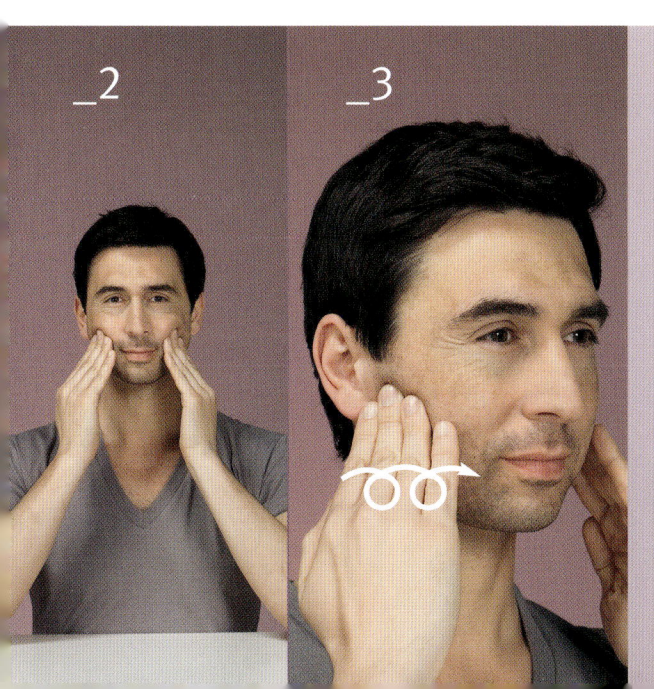

_2

_3

beachten

_tipp: Häufiges und langes Kaugummikauen stärkt Ihren Kaumuskel überproportional. Bei Beschwerden in der Schulter-Nacken-Region sollten Sie deswegen unbedingt darauf verzichten!

»Teich des Windes« – Fengchi (GB 20)

Der Fengchi hilft bei jeglichen Beschwerden im Schulter-Nacken-Bereich wie etwa Halswirbelsäulensyndrom, Torticollis (»Schiefhals«), aber auch bei Migräne und Kopfschmerzen. Außerdem kann er bei ausstrahlenden Schmerzen, Verrenkungen oder einem steifen Nacken schnell Linderung verschaffen.

_1 Der Fengchi befindet sich beidseitig wenige Zentimeter hinter dem Ohr, etwa auf der Höhe des Ohrläppchens unterhalb der dort fühlbaren Kuhle.

_2 Legen Sie Ihre Finger hinter die Ohren, und streichen Sie von dort nach unten, bis Sie am äußeren Rand einen prominenten Knochenvorsprung fühlen. Wenn Sie daran entlang und nach unten gleiten, gelangen Sie in eine Kuhle – dort sitzt der Fengchi-Akupressurpunkt.

_3 Legen Sie nun Ihre beiden Mittelfinger in die Kuhlen auf jeder Seite des Halses, und beginnen Sie 1 bis 2 Minuten mit langsamen, kreisenden Knetbewegungen.

_4 Im Anschluss üben Sie noch einmal für 1 bis 2 Minuten mäßigen bis stärkeren Druck (ohne Bewegung) auf den Punkt aus. Dabei drücken Sie den Punkt, während Sie einatmen, und lösen den Druck, während Sie ausatmen.

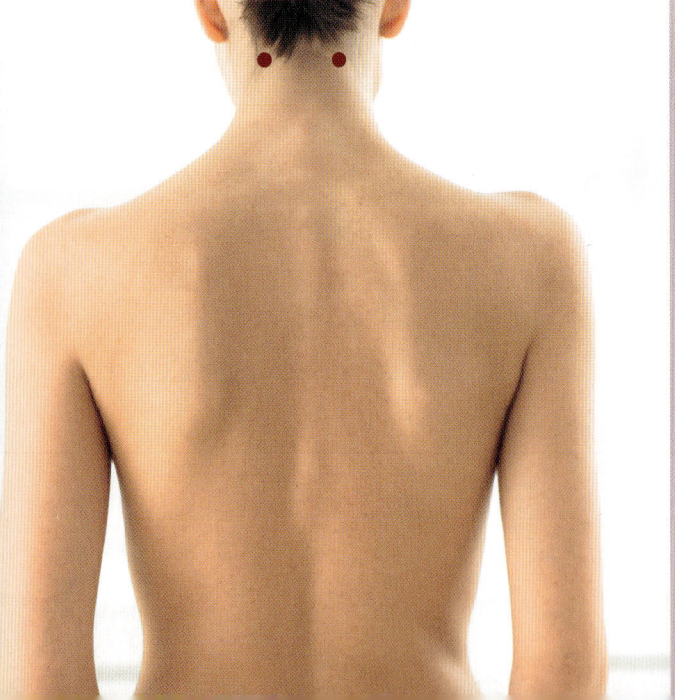

beachten

_tipp: Vermeiden Sie Störgeräusche in Ihrer Umgebung, um die Entspannungswirkung der Muskulatur nicht negativ zu beeinflussen!

»Brunnen der Schulter« – Jianjing (GB 21)

Das Drücken des Jianjing ergänzt die Behandlung des Fengchi-Punkts sinnvoll und wird daher ebenfalls bei allen akuten und chronischen Problemen im Schulter-Nacken-Bereich beim Schulter-Arm-Syndrom, Halswirbelsäulensyndrom, Torticollis, Myogelosen (siehe ab Seite 22), aber auch bei Beschwerden von Gallen- und Lebererkrankungen angewendet.

_1 Sie finden den Akupressurpunkt auf der höchsten Stelle der Schulter, etwa in der Mitte zwischen siebtem Halswirbel und Schulterspitze.

_2 Fassen Sie mit der flachen rechten Hand von vorn zwischen Hals und Schulter. Wenn Sie nun mit dem Mittelfinger ein wenig nach links oder rechts wandern, müssten Sie auf eine kleine Vertiefung stoßen. Diese befindet sich hinter dem Muskelwulst, der Ihre Körpervorder- und Körperrückseite an der höchsten Stelle miteinander verbindet. Alternativ können Sie auch mit allen Fingern (außer dem Daumen) ans äußerste Ende Ihrer Schulter fassen.

_3 Streichen Sie mit den Fingern langsam zu Ihrem Hals hin. Sobald die knöchernen Vorsprün-ge der Schulter enden, müssten Sie eine weiche Kuhle ertasten, die in einen fühlbaren Muskelwulst übergeht. Dort befinden sich etwa die Ursprünge Ihrer Halsmuskeln. Führen Sie in dieser Vertiefung 1 bis 2 Minuten mit Ihrem rechten Mittelfinger auf der linken Körperseite langsame Knetbewegungen aus.

_4 Abschließend wird der Punkt nochmals 1 bis 2 Minuten mit dem Mittelfinger gedrückt. Drücken Sie kräftig, wenn Sie einatmen, und nehmen den Druck zurück, wenn Sie ausatmen.

_5 Wechseln Sie nun die Seite.

beachten

_tipp: Wenn Sie Probleme haben, diesen Punkt zu ertasten oder darauf selbst Druck auszuüben, nehmen Sie sich einen Partner zur Hilfe!

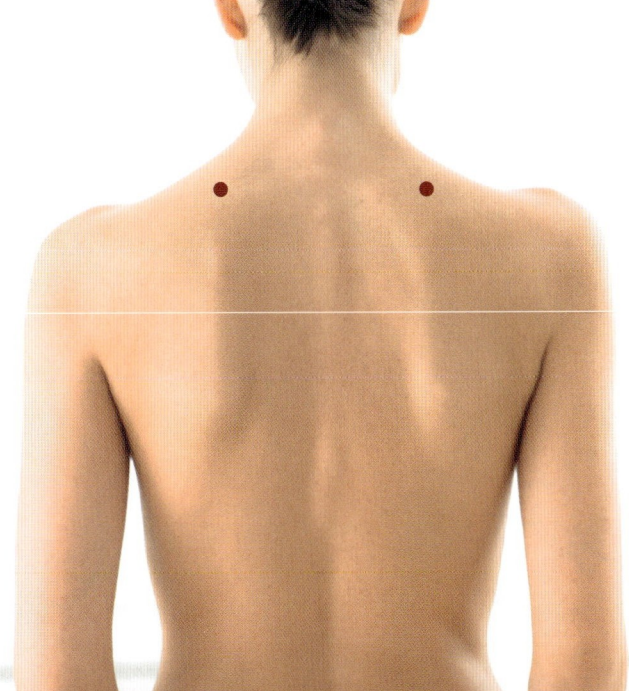

»Gekrümmter Teich« – Quchi (DI 11)

Der Quchi-Akupressurpunkt hilft bei Schmerzen rund um die Halswirbelsäule wie Schulter-Arm-Syndrom oder steifem Hals. Daneben wird durch die Stimulation des Quchi auch das Immunsystem angeregt. Sie soll sogar bei allergischen und/oder infektiösen Erkrankungen, Hauterkrankungen, Hypotonie und Hypertonie (Blutnieder- und Bluthochdruck) wie auch bei jeglicher Art von Unterleibsschmerzen eine Besserung bewirken.

_1 Setzen Sie sich auf einen Stuhl und winkeln Sie Ihren Ellbogen rechtwinklig an. Fassen Sie nun mit Ihrem Daumen in Ihre rechte Ellenbeuge, und folgen Sie der Beugefalte in Ihrer Ellenbeuge nach außen, bis Sie auf den ersten Knochenvorsprung (nicht Ihre Ellbogenspitze!) treffen. In der Vertiefung vor diesem Knochenvorsprung liegt der Akupressurpunkt Ouchi.

_2 Führen Sie nun für 1 bis 2 Minuten langsame Knetbewegungen mit dem Daumen aus.

_3 Im Anschluss üben Sie noch einmal für weitere 1 bis 2 Minuten konstanten Druck auf den Punkt aus. Nun verstärken Sie den Druck beim Einatmen und verringern ihn beim Ausatmen wieder etwas.

_4 Behandeln Sie den Punkt nun auf der anderen Körperseite.

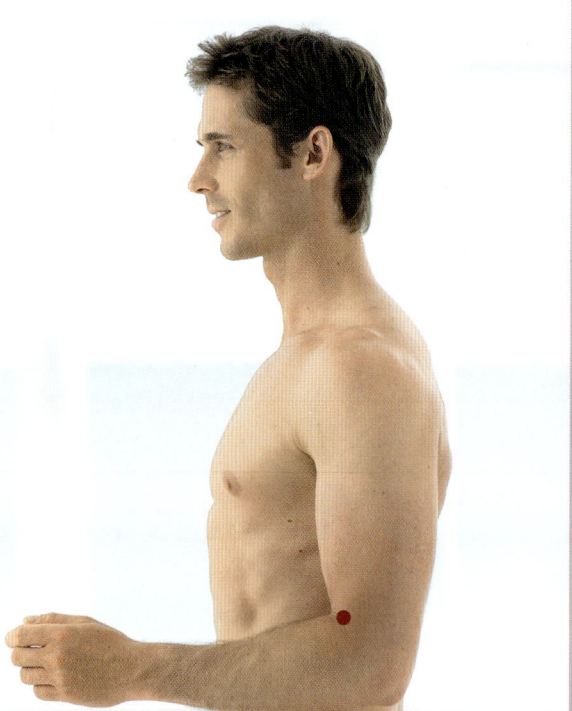

beachten

_wichtig: Achten Sie darauf, den gleichseitigen Arm während der Druckpunktmassage nicht versehentlich mit anzuspannen!

Für die Brustwirbelsäule

Unsere Brustwirbelsäule weist von Natur aus eine physiologische Krümmung auf, die sich nach hinten (konvex) wölbt. Dadurch haben unsere Organe mehr Platz. Verbringen wir viel Zeit am Schreibtisch, neigen wir jedoch dazu, die Wirbelsäule übermäßig zu runden. Diese Haltung wird langfristig als »normales« Haltungsmuster im Gehirn gespeichert. Kommen wir nicht regelmäßig in die Gegenbewegung, nämlich die Streckung, sind weitere Probleme vorprogrammiert: Der Brustmuskel verkürzt sich und zieht so die Schultern weiter nach vorn, was zu muskulärem Hartspann in dieser Region führt. Auch die Wirbelgelenke steifen regelrecht ein. Blockaden sind dann keine Seltenheit! Nicht zuletzt fehlt auch den Bandscheiben der ständige Wechsel von Anspannung und Entspannung, sie werden einseitig abgenutzt und auf Dauer porös. Die Devise heißt also: Beweglichkeit erhalten!

In einer aktuellen repräsentativen klinischen Studie eines internationalen Forscherteams der Universität Amsterdam, an der 134 chronische Rückenpatienten im Alter zwischen 18 und 65 Jahren teilnahmen, stellte man fest, dass sich allein durch die Gestaltung eines körpergerechten Arbeitsplatzes in Zusammenhang mit einem aktiveren Lebensstil die Fehlzeiten um die Hälfte verringern lassen. Kleine aktive Maßnahmen sind aber ebenfalls notwendig: Wechseln Sie häufig die Sitzposition, stehen Sie regelmäßig auf und führen Sie so oft wie möglich kleine Bewegungsübungen durch. Auch der Gang auf die nächste Etage (per Treppe) zählt!

Brustspannung

Durch das bewusste Atmen und die Konzentration auf die Spannung der Muskeln werden bei dieser Übung innere Wahrnehmungsprozesse deutlicher, und Sie lernen, Spannungsänderungen in den Muskeln zunehmend besser zu erkennen. So können Sie den Schmerzen viel frühzeitiger aktiv gegensteuern.

_1 Legen Sie sich auf den Rücken auf Ihre Gymnastikmatte oder eine gefaltete Decke.

_2 Stellen Sie die Füße flach am Boden auf.

_3 Spüren Sie nun dem Heben und Senken Ihres Brustkorbs nach, und atmen Sie tief und ruhig bis in den Bauch hinein.

_4 Atmen Sie auf diese Weise 4- bis 6-mal tief durch. Allein hierdurch werden Sie schon spüren, wie Ihre Muskeln sich entspannen.

_5 Beim nächsten Einatmen drücken Sie nun die Schultern und den oberen Rücken sanft in die Unterlage.

_6 Beim Ausatmen lassen Sie Schultern und Rücken bewusst wieder locker. Atmen Sie die Verspannungen und den Schmerz kräftig aus.

Wiederholungen: Machen Sie die Übung zweimal für mindestens 60 Sekunden.

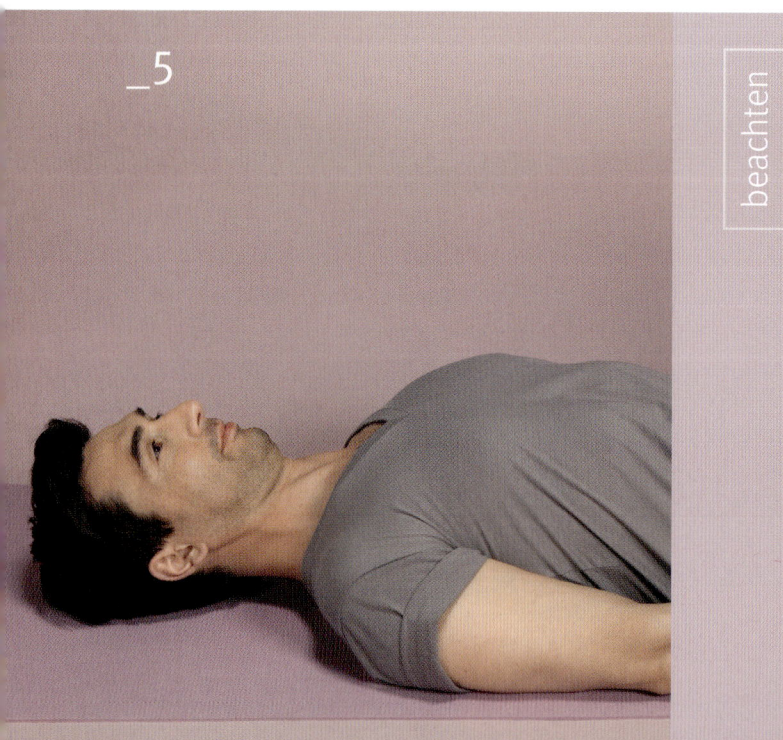

_5

beachten

_wichtig: Nehmen Sie sich für die Übung einige Minuten Zeit, in der Sie nicht gestört werden. Der Raum sollte wohltemperiert und frei von Zugluft sein.

Bauchdehner

Die Übung führt zu einer intensiven Dehnung der Bauchmuskulatur bei gleichzeitiger Streckung der Brustwirbelsäule, was einen wichtigen Ausgleich zur Rundrückenhaltung im Sitzen schafft und dem Rücken damit mehr Beweglichkeit verleiht. Spüren Sie die Bewegung besonders oder sogar nur im Rücken, spricht das dafür, dass Sie sie so oft wie möglich in Ihren Alltag integrieren sollten.

_1 Rollen Sie ein dünnes Handtuch ganz fest zusammen und fixieren es mit zwei Gummibändern. Legen Sie sich auf den Boden, sodass Sie mit dem Po fast die Wand berühren. Winkeln Sie die Beine so an, dass ein rechter Winkel zwischen Ober- und Unterschenkel entsteht. Die Fußsohlen stützen Sie gegen die Wand.

2_ Legen Sie sich nun das gerollte Tuch auf Höhe der Schulterblattspitzen unter die Brustwirbelsäule. Ihre Hände stützen den Hinterkopf, wobei die Ellbogen nach außen zeigen.

_3 Spannen Sie mit dem Ausatmen die Muskeln an, indem Sie das Kinn langsam zur Brust ziehen und sich mit Blick in Richtung Nabel einrollen. Halten Sie die Spannung etwa 5 Sekunden.

_4 Führen Sie Ihren Kopf behutsam in die Gegenrichtung: Sie lehnen sich so weit, wie es Ihnen angenehm ist, über das Tuch nach hinten und strecken dadurch Ihren Brustkorb. Bleiben Sie 30 bis 60 Sekunden in dieser Haltung.

Wiederholungen: Machen Sie die Übung so oft, bis Sie das Gefühl haben, sich nicht weiter dehnen zu können.

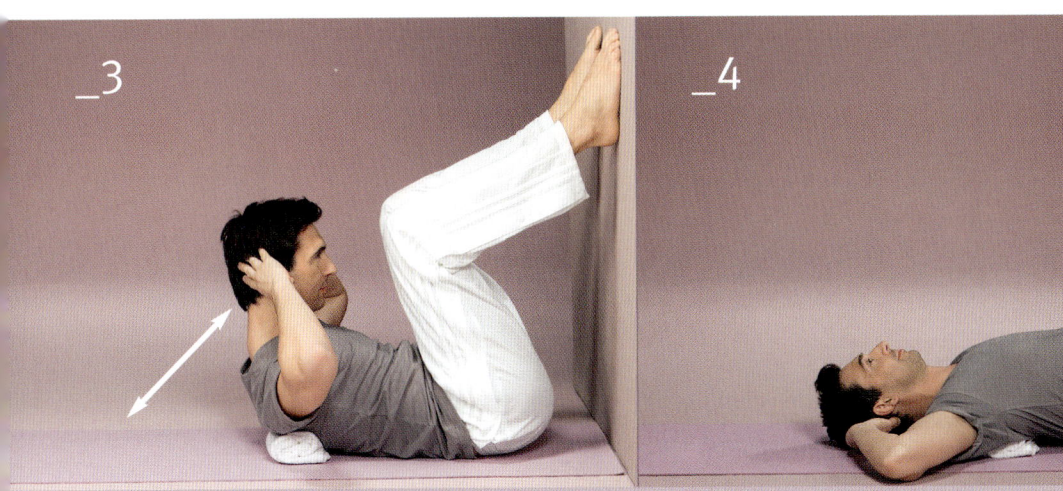

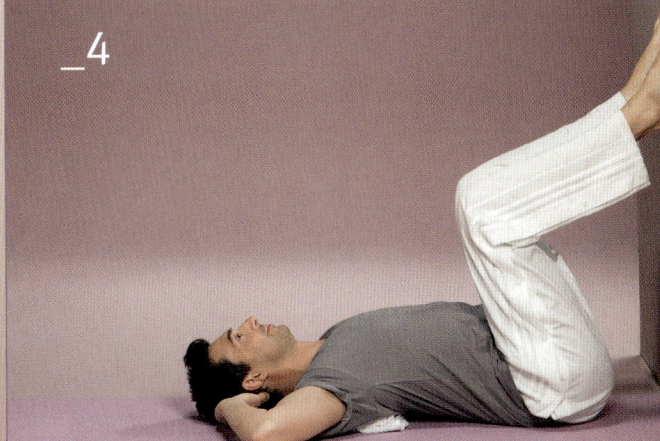

beachten

_wichtig: Atmen Sie während der gesamten Übungsausführung tief und ruhig weiter! Vermeiden Sie außerdem eine übertriebene Streckung, die Ihnen unangenehm ist. Bewegen Sie nicht nur Ihr Kinn, sondern den ganzen Kopf!

_tipp: Das Tuch kann, je nachdem wie es sich für Sie besser anfühlt, etwas tiefer oder höher positioniert werden.

Ellbogenstemmer

Der Ellbogenstemmer macht die Muskulatur zwischen Schulterblättern und Wirbelsäule geschmeidiger und kräftigt sie gleichzeitig. Diese Muskeln ziehen Ihre Schultern nach hinten, sodass Sie aus einer Rundrücken- in eine aufrechte Haltung gelangen.

_1 Legen Sie sich auf den Rücken auf Ihre Trainingsmatte oder eine gefaltete Decke. Heben Sie Ihre Beine angewinkelt an, sodass zwischen Oberkörper und Oberschenkeln sowie zwischen Ober- und Unterschenkeln jeweils ein 90-Grad-Winkel entsteht.

_2 Stützen Sie Ihre Ellbogen seitlich vom Körper auf Schulterhöhe ab, und heben Sie Ihre Unterarme vom Boden an – Ihre Hände zeigen Richtung Decke.

_3 Versuchen Sie beim Ausatmen, Ihren Brustkorb zwischen den abgestützten Ellbogen anzuheben. Ziehen Sie dabei den Bauchnabel aktiv nach innen. Ihr Blick ist zur Decke gerichtet.

_4 Halten Sie diese Position etwa 10 Sekunden lang, dann kommen Sie zurück in die Ausgangsposition und legen eine kurze Pause ein.

Wiederholungen: Heben Sie Ihren Oberkörper mindestens 3-mal vom Boden ab.

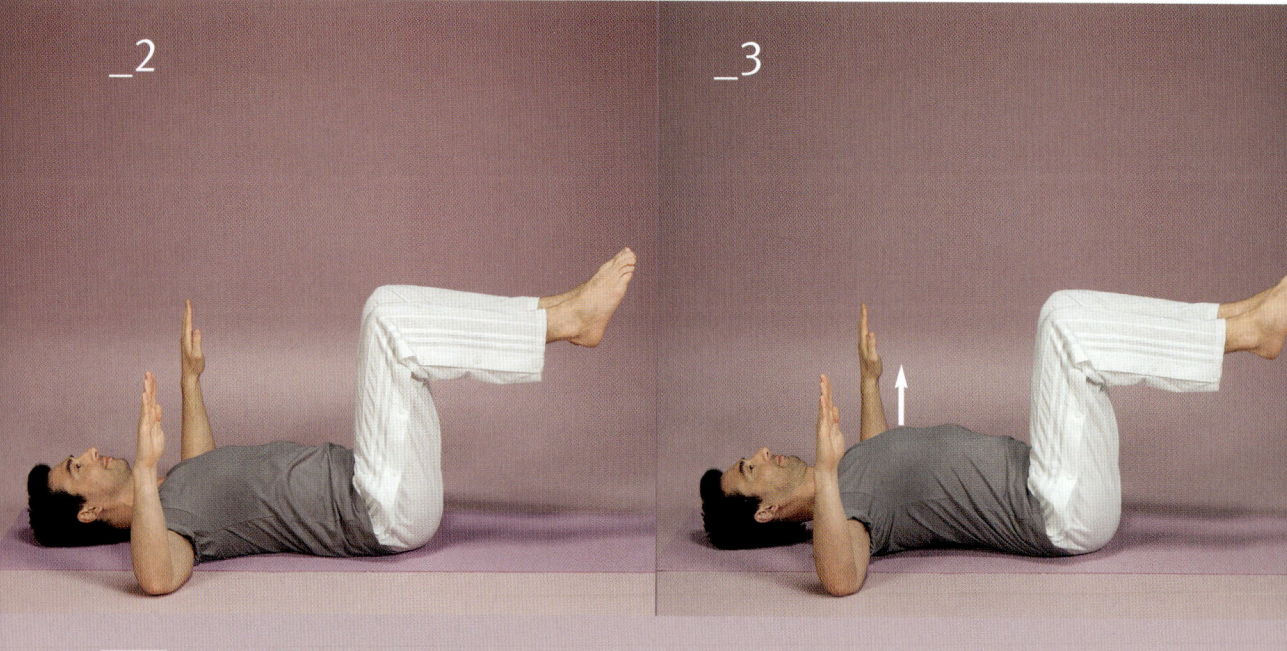

_2

_3

beachten

_wichtig: Sollten Sie in der Ausgangsposition eine höhere Anspannung in der Bauchmuskulatur als zwischen Ihren Schulterblättern wahrnehmen, ziehen Sie Ihre Knie etwas näher an den Oberkörper heran. Achten Sie außerdem darauf, nicht die Luft anzuhalten und den Kopf weder nach hinten hängen zu lassen noch ihn zu sehr auf die Brust zu nehmen.

Drehsitz

Durch die Rotation im Brustwirbelbereich wird Ihre Wirbelsäule langfristig flexibler und bleibt mobil. Die Wirbelkörper und die kleinen Wirbelgelenke lernen, wieder korrekt zusammenzuarbeiten, und die umliegenden kleinen Muskeln entspannen sich leichter.

_1 Setzen Sie sich im Schneidersitz oder im Grätschsitz auf den Boden – Ihre ausgestreckten Beine bilden dabei ein V. Damit Sie aufrecht sitzen, ziehen Sie den Bauchnabel ein und heben Ihren Brustkorb an.

_2 Heben Sie nun Ihre Arme in einer Gebetshaltung in Brusthöhe an.

_3 Entspannen Sie Ihre Schultern, und richten Sie sich beim Einatmen noch etwas weiter auf.

_4 Mit der nächsten Ausatmung drehen Sie sich langsam so weit Sie können nach links, ohne in der Hüfte auszuweichen. Beide Sitzbeinhöcker bleiben dabei am Boden. Verharren Sie ein bis zwei Atemzüge in dieser Position.

_5 Mit dem nächsten Einatmen kommen Sie wieder zur Mitte und drehen sich bei der anschließenden Ausatmung zur anderen Seite.

Wiederholungen: Drehen Sie sich etwa 5-mal zu jeder Seite.

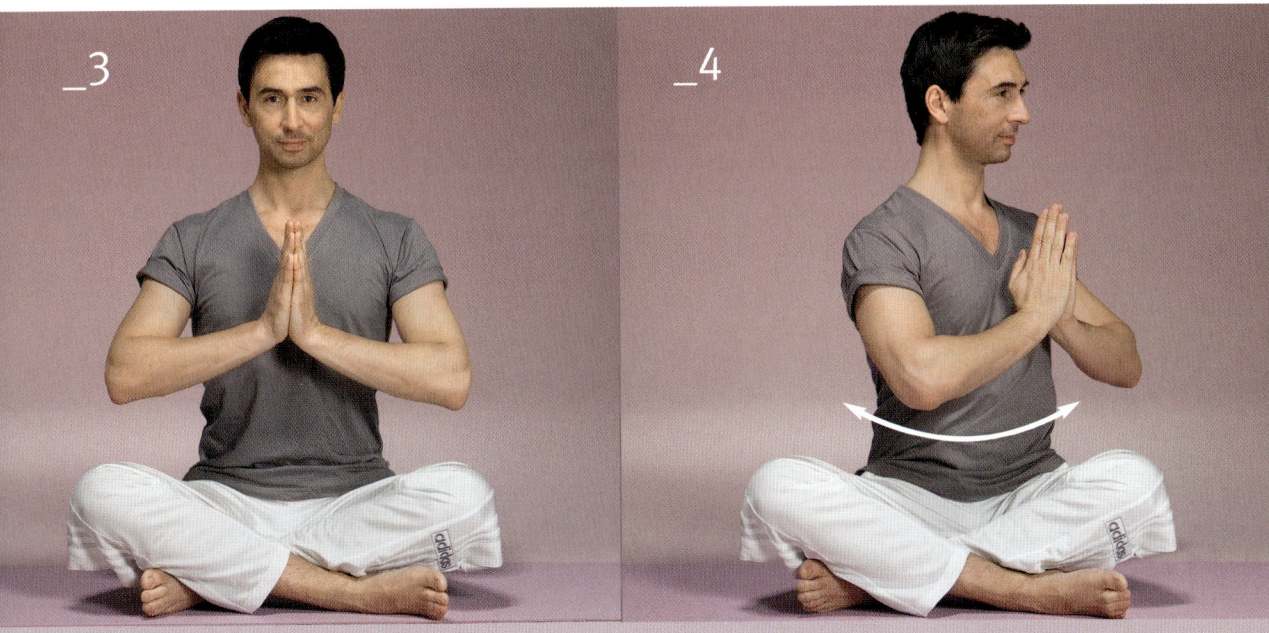

_3

_4

beachten

_wichtig: Bleiben Sie während der ganzen Übung aufrecht – wie ein stolzer Spanier! Achten Sie außerdem darauf, ob es bei der Ausführung einen Unterschied zwischen Ihrer rechten und linken Seite gibt. Schenken Sie der Seite, auf der Ihnen die Bewegung schwerer fällt, besondere Aufmerksamkeit.

Seitliche Diagonale

Diese Übung stammt ursprünglich aus dem Yoga und verbindet mehrere positive Wirkungen: Sie dehnt die seitlichen Rumpfmuskeln, bringt durch die Seitneigung Beweglichkeit in die Brustwirbelsäule und trainiert gleichzeitig die Oberschenkelmuskulatur, die über das Hüftgelenk direkt auch auf das Becken und somit die Wirbelsäule einwirkt.

_1 Stellen Sie sich aufrecht hin, strecken Sie die Arme seitlich aus und grätschen Sie Ihre Beine so weit, bis Sie an der Innenseite der Oberschenkel einen Dehnreiz verspüren.

_2 Drehen Sie nun das rechte Bein 90 Grad nach außen, den linken Fuß 20 Grad nach innen. Beugen Sie jetzt langsam das rechte Bein, und setzen Sie die rechte Hand hinter dem Fuß auf den Boden. Das linke Bein bleibt dabei gestreckt.

_3 Nehmen Sie den linken Arm über den Kopf und strecken ihn zur rechten Seite, sodass der gesamte Körper von der linken Ferse aus bis zur linken Hand eine diagonale Linie bildet. Ihr Blick geht in Richtung Ihrer linken Achselhöhle.

_4 Halten Sie die Position etwa 30 bis 60 Sekunden, atmen Sie ruhig weiter und wechseln Sie dann die Seite.

Wiederholungen: Pro Seite sollten Sie die Übung 3-mal durchführen.

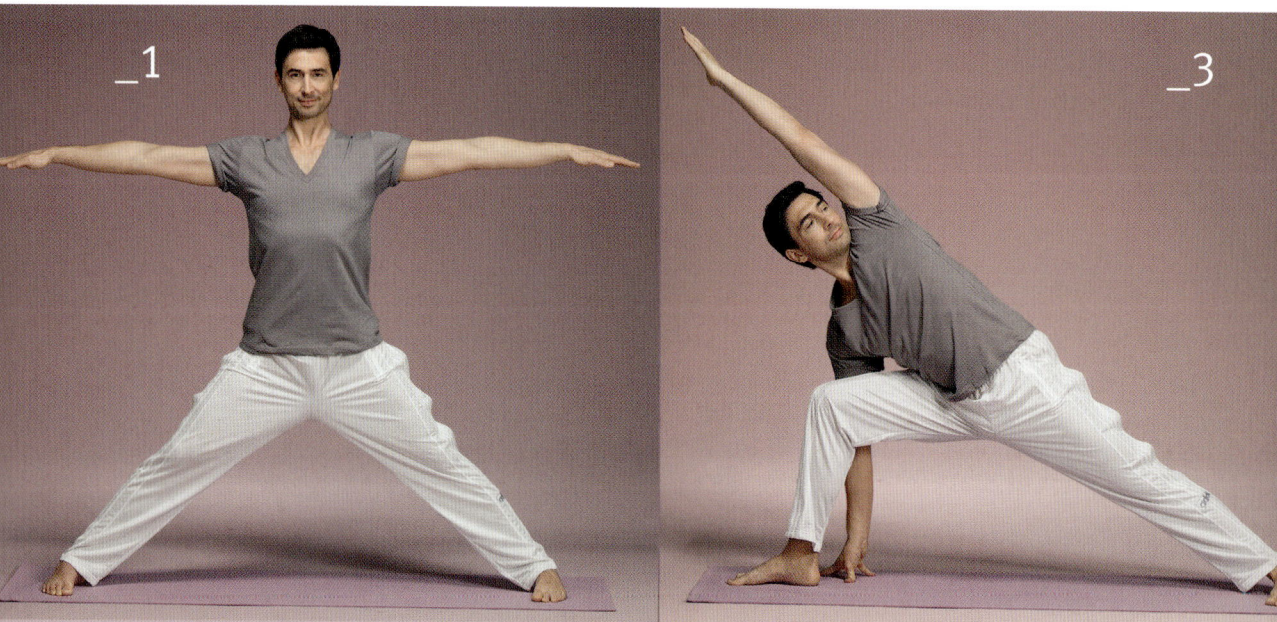

_1

_3

beachten

_wichtig: Achten Sie darauf, dass der Nackenbereich während der Ausführung lang und entspannt bleibt. Fallen Sie mit der unteren Körperseite nicht nach vorn.

Dynamische Verbeugung

Die Streckung der Wirbelsäule kommt vor allem Schreibtischarbeitern zugute, die sich beim Arbeiten sehr oft und lange nach vorn beugen. Gleichzeitig wird die Bauchmuskulatur sanft gedehnt.

_1 Gehen Sie auf Ihrer Trainingsmatte oder einer gefalteten Decke in den Kniestand.

_2 Stützen Sie sich mit den Händen am Boden ab. Verlagern Sie Ihren Po so weit Sie können nach hinten in Richtung Ihrer Fersen. Wenn möglich, ruht der Po sogar auf Ihren Beinen (Fersensitz), die Hände legen Sie dann auf die Oberschenkel.

_3 Beugen Sie Ihren Oberkörper langsam nach vorn, bis Ihre Stirn den Boden berührt. Wandern Sie nun mit Ihren Händen weg von Ihrem Oberkörper. Halten Sie in der am weitesten entfernten Position kurz inne.

_4 Verlagern Sie dann Ihr Gewicht langsam wieder nach hinten, indem Sie mit den Händen zurückwandern, und kommen Sie wieder in den Fersensitz zurück.

_5 Wechseln Sie zwischen diesen beiden Positionen 8- bis 10-mal hin und her. Enden Sie im Fersensitz, und verweilen Sie dort für etwa 30 bis 60 Sekunden zur Entspannung.

Wiederholungen: Führen Sie die komplette Übung 3- bis 4-mal durch.

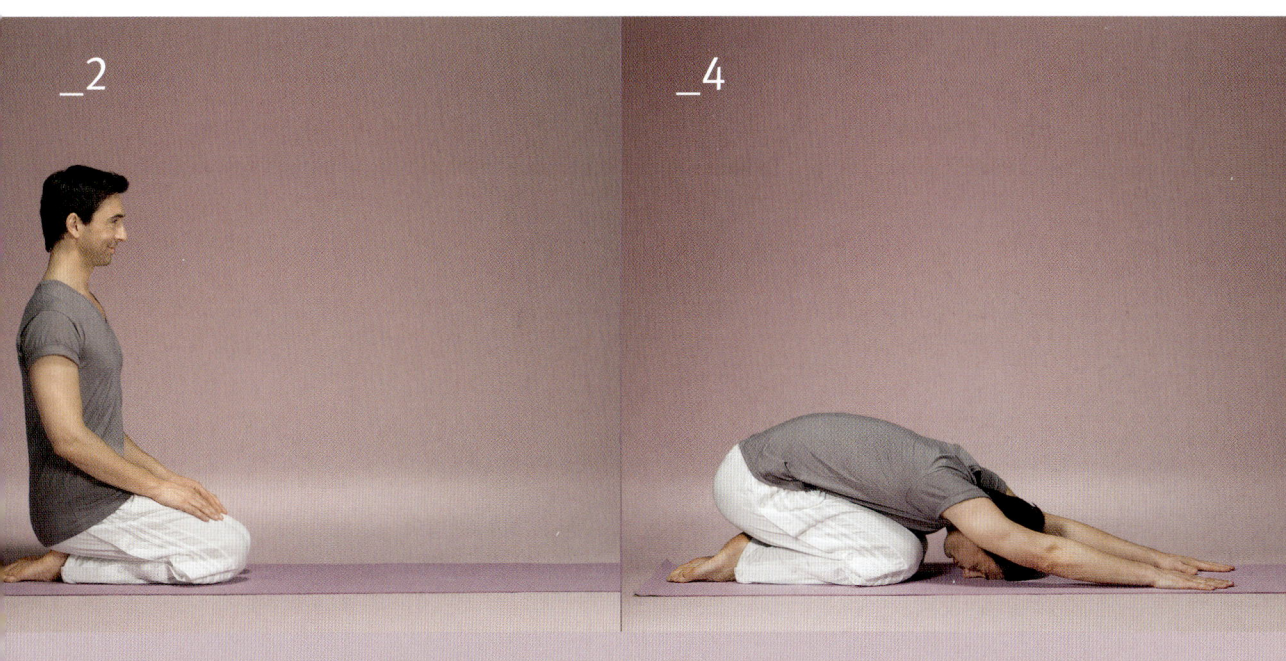

_2

_4

beachten

_tipp: Öffnen Sie Ihre Knie auf der Matte noch etwas weiter nach außen – so können Sie Ihre Brustwirbelsäule noch etwas weiter zu Boden beziehungsweise in die Streckung bringen!

Kleiner Schwanenhals

Der Schwanenhals kräftigt Ihren gesamten Rückenstreckapparat und verbessert Ihre Haltung. Er hält Ihre Wirbelsäule beweglich, und im Brustkorb läuft das Zusammenspiel von Rippen und Wirbelsäule wieder rund. Zudem wird Ihr Rumpf stabiler. Das kommt vor allem denjenigen zugute, die viel mit nach vorn gezogenen Schultern am Schreibtisch oder im Auto sitzen.

_1 Legen Sie sich auf Ihrer Trainingsmatte oder einer gefalteten Decke auf den Bauch, und legen Sie Ihre Handflächen neben Ihre Schultern. Ihre Ellbogen zeigen zur Decke. Bauen Sie Spannung auf, indem Sie Ihren Bauchnabel aktiv einziehen.

_2 Beim Ausatmen ziehen Sie in mäßigem Tempo die gebeugten Ellbogen Richtung Fersen. Ihr Kopf und Ihre Brust werden dadurch angehoben, aber nicht sehr weit: Die unteren Rippenbogen bleiben auf dem Boden. Lösen Sie im höchsten Punkt die Hände ebenfalls etwas vom Boden, ohne dabei mit dem Rumpf abzusinken!

_3 Kommen Sie mit der nächsten Ausatmung zurück in die Ausgangsposition.

Variante: Die Übung wird einfacher, wenn Sie die Hände in der Endstellung nicht vom Boden abheben. Allerdings liegt der Schwerpunkt dann nicht auf der Kräftigung des Rückens, sondern mehr auf der Mobilisation der Wirbelsäule!

Wiederholungen: Heben Sie Ihren Oberkörper 8- bis 10-mal mit einer Pause zur »Halbzeit« vom Boden ab.

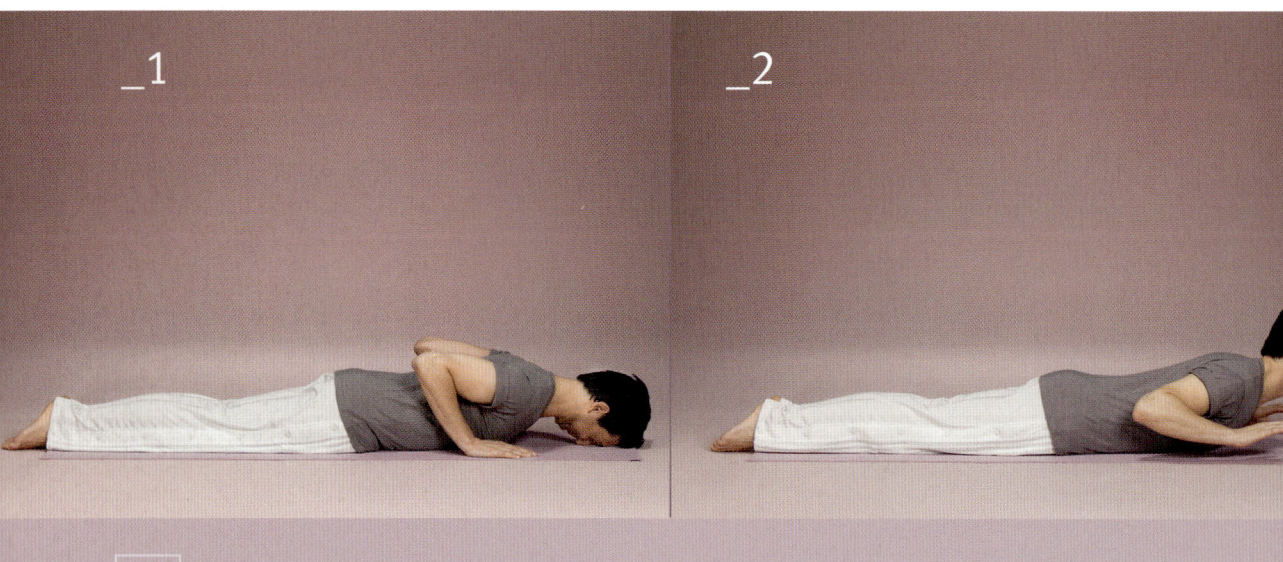

_1

_2

beachten

_wichtig: Behalten Sie die Spannung durch das Einziehen des Bauchnabels während der gesamten Übungsausführung bei. Vergessen Sie aber trotzdem nicht weiterzuatmen!

Großer Schwanenhals

Wie der Kleine Schwanenhals kräftigt auch diese anspruchsvollere Variante Ihren Rücken, sorgt für eine gute Haltung und ein perfektes Zusammenspiel von Rippenbewegung und Wirbelsäule. Der Schwerpunkt liegt hier mehr auf der Kräftigung der Rückenmuskulatur als auf der Streckung der Brustwirbelsäule.

_1 Gehen Sie in die Ausgangsposition wie beim Kleinen Schwanenhals auf der linken Seite gezeigt.

_2 Beim Ausatmen ziehen Sie den Bauchnabel nach innen, heben den Kopf und den Rumpf an und lösen die Hände ebenfalls vom Boden. Führen Sie Ihre Arme gestreckt nach hinten in Richtung Ihrer Fersen, und versuchen Sie dabei, den Rumpf ohne Schwung (!) noch ein Stückchen weiter anzuheben. Der Kopf folgt dieser Bewe-

gung in die Streckung – allerdings wird er nicht bis in den Nacken genommen.

_3 Atmen Sie in dieser Position einmal tief ein, bevor Sie mit dem Ausatmen wieder in die Ausgangsstellung zurückkommen, indem Sie die Arme wieder beugen und nach vorn nehmen.

Wiederholungen: Heben Sie Ihren Oberkörper 8- bis 10-mal mit einer »Halbzeitpause« vom Boden ab.

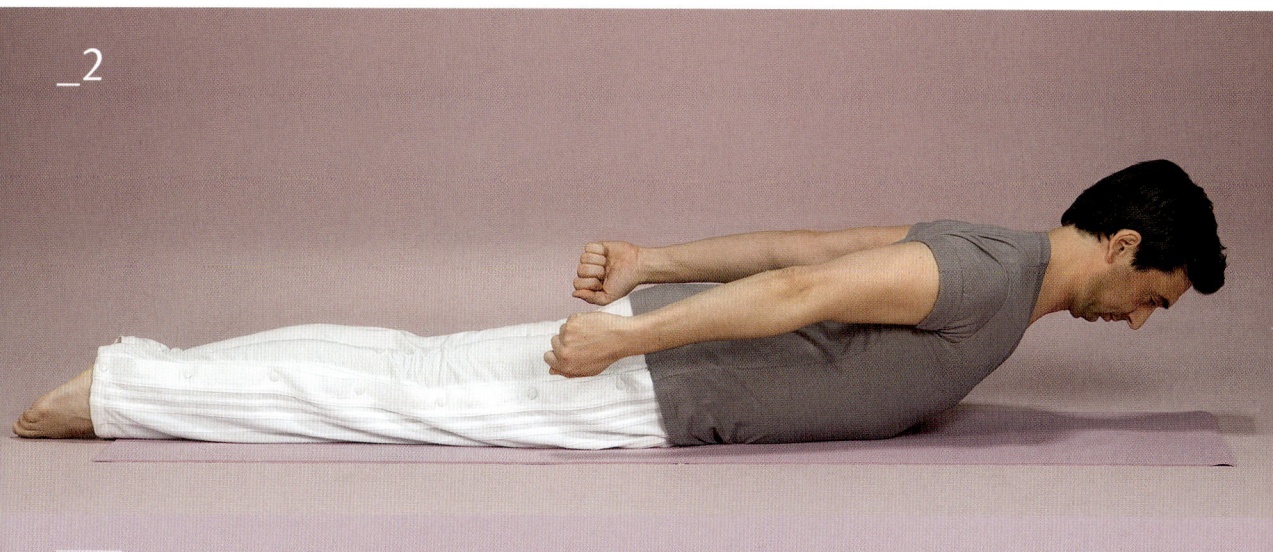

_2

beachten

_tipp: Auch den Großen Schwanenhals können Sie etwas einfacher gestalten. Lassen Sie dazu die Hände am Boden aufgesetzt, atmen einmal tief aus, ziehen den Bauchnabel aktiv nach innen und drücken Ihre Ellenbogen Richtung Fersen, wobei die Arme vollständig nach oben durchgestreckt werden. Hierbei hebt auch das Becken vollständig vom Boden ab.

Dreieck

Das Dreieck verbessert vor allem die Beweglichkeit Ihrer Brustwirbelsäule und die Dehnfähigkeit der Muskeln an den Beinrückseiten. Darüber hinaus werden Verspannungen in Ihren Schultern gelöst und gleichzeitig die Armmuskeln, vor allem die oft vernachlässigten Trizepse an der Rückseite der Oberarme, gekräftigt.

_1 Beginnen Sie im Vierfüßlerstand. Stellen Sie Ihre Zehen am Boden auf und strecken Sie beim Ausatmen Ihre Beine langsam aus, so als wollten Sie den Po zur Decke schieben. Falls Ihre Oberschenkelrückseite das vollständige Strecken der Beine nicht zulässt, beugen Sie die Beine etwas. Ihr Rücken muss aber in jedem Fall gestreckt bleiben!

_2 Verlagern Sie Ihr Gewicht nun so weit wie möglich nach hinten von den Armen weg, sodass sich Ihr Rücken verlängert. Hals und Kopf befin-

den sich dabei parallel zu den Armen. Sie befinden sich in der Haltung eines umgekehrten V.

_3 Halten Sie diese Position für etwa 30 bis 60 Sekunden, und atmen Sie währenddessen tief ein und aus.

Wiederholungen: Führen Sie Übung noch etwa 2- bis 3-mal durch.

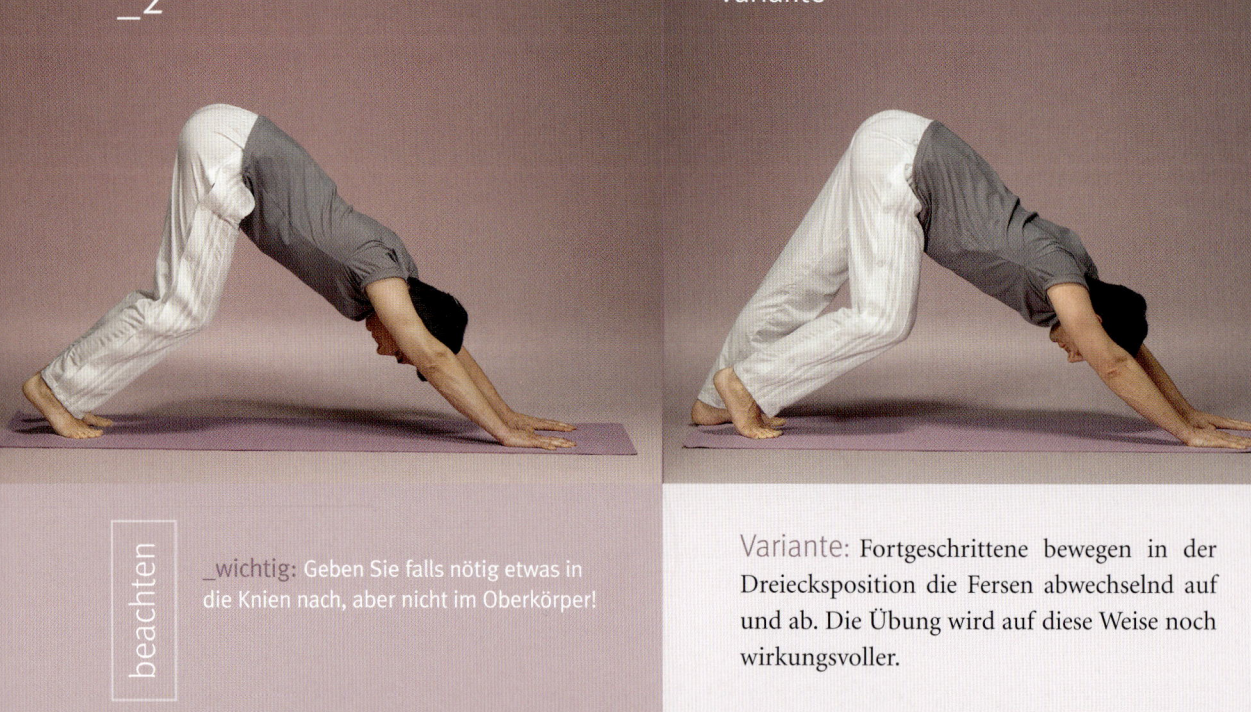

_2

Variante

beachten

_wichtig: Geben Sie falls nötig etwas in die Knie nach, aber nicht im Oberkörper!

Variante: Fortgeschrittene bewegen in der Dreiecksposition die Fersen abwechselnd auf und ab. Die Übung wird auf diese Weise noch wirkungsvoller.

Druckpunkt-Trio

Die folgenden Druckpunkte wirken besonders gut im Verbund. Sie helfen bei allen Beschwerden im Bereich der Brustwirbelsäule und im Schulter-Nacken-Bereich, bei Kopfschmerzen im Bereich des Hinterkopfs und zusätzlich bei jeglichen Erkrankungen der Atmungsorgane.

_1 Die Punkte befinden sich auf einer senkrechten Linie, jeweils zwei Fingerbreit seitlich vom Unterrand des Dornfortsatzes des ersten, dritten und vierten Brustwirbels.

_2 Bitten Sie einen Partner um Hilfe. Ausgehend vom äußersten Punkt Ihrer Schulter ertastet er einen von außen oben nach unten innen verlaufenden Vorsprung, den sogenannten Schulterblattkamm. Wenn Ihr Partner unten innen an Ihrem Schulterblatt angekommen ist, geht er waagerecht zur Wirbelsäule und hält zwei Fingerbreit vorher inne. Dort befinden sich auf beiden Seiten der Wirbelsäule die Ausgangspunkte, um die drei Akupressurpunkte zu stimulieren.

_3 Ihr Partner legt nun seine Mittelfinger jeweils links und rechts an der beschriebenen Stelle auf und beginnt für ein bis zwei Minuten mit knetenden Bewegungen.

_4 Im Anschluss drückt Ihr Partner, wenn Sie einatmen, ein bis zwei Minuten den Punkt und nimmt beim Ausatmen wieder etwas Druck weg.

_5 Nun wandert er einen Wirbel höher und wiederholt dort den Vorgang, wieder beginnend mit den knetenden Bewegungen.

_6 Danach macht er das Gleiche von dem beschriebenen Ausgangspunkt einen Wirbel tiefer.

beachten

_tipp: Die Punkte heißen, von unten nach oben: »Einflusspunkt für das weichende Yin« – Jueyinshu (BL 14), »Einflusspunkt des Lungen-Funktionskreises« – Feishu (BL 13) und »Großes Weberschiffchen« – Dashu (BL 11). Um sicherzugehen, dass jeder der drei Punkte erreicht wurde, wandert Ihr Partner zum Abschluss nochmals einen Wirbel tiefer und wiederholt dort die Druckpunktmassage wie beschrieben.

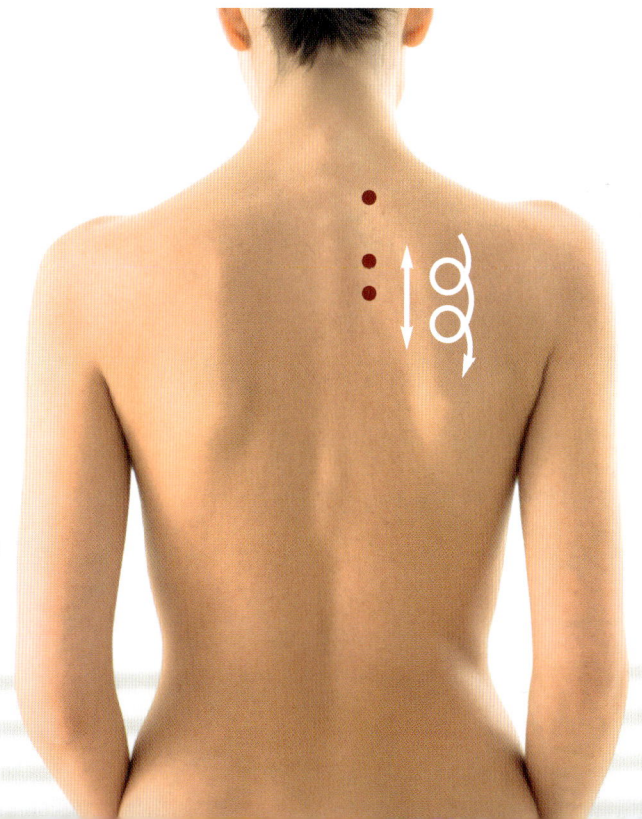

»Geschlecht des Himmels« – Tianzong (DÜ 11)

Die Behandlung des Tianzong wirkt nicht nur positiv auf Schmerzen im Bereich der Brustwirbelsäule, sondern auch bei allen Beschwerden der Schultern.

_1 Der Tianzong befindet sich direkt neben dem Schulterblatt auf einer Verbindungslinie des diagonal verlaufenden Knochenblattkamms und der unteren Schulterblattspitze, zwischen oberem und mittlerem Drittel.

_2 Bitten Sie einen Partner um Hilfe. Er sollte das obere innere Ende des Schulterblattes erfühlen – das geht einfacher, wenn Sie die Schultern für einen Moment nach hinten ziehen – und dort einen Finger auflegen. Der Partner streicht nun mit der anderen Hand an der Innenkante des Schulterblatts entlang nach unten, bis er auf die Schulterblattspitze trifft. Auch dort sollte er einen Finger platzieren, um die Mitte zwischen diesen beiden Punkten ausfindig zu machen. Dort liegt der Tianzong.

_3 Der Partner knetet nun – möglichst auf beiden Körperseiten gleichzeitig – mit den Mittelfingern für 1 bis 2 Minuten diesen Druckpunkt in kreisförmigen Bewegungen.

_4 Im Anschluss wird der Punkt für weitere 1 bis 2 Minuten konstant gedrückt. Ihr Partner drückt dabei kräftiger, während Sie einatmen, und löst den Druck spürbar, wenn Sie ausatmen.

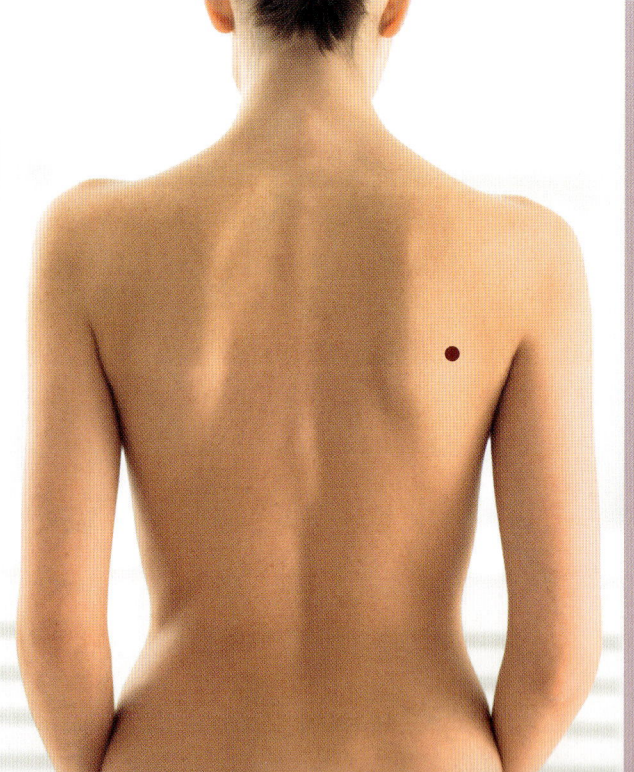

beachten

_tipp: Derjenige, der behandelt wird, sollte die sogenannte Kutscherhaltung einnehmen, um sich bestmöglichst entspannen zu können. Dafür lassen Sie sich regelrecht im Rumpf zusammensacken und legen dann Ihre Ellenbogen und Unterarme locker auf Ihren Oberschenkeln ab.

»Mittlere Insel« – Zhongzhu (3E 3)

Der Zhongzhu wirkt sich günstig bei Problemen im Bereich der Brustwirbelsäule aus, etwa bei Verspannungen und Blockaden. Außerdem hat er eine lindernde Wirkung bei Tinnitus, Schwindel, Kopfschmerzen im Ohrbereich oder auch Polyneuropathien (Nervenerkrankungen) der Hände.

_1 Sie finden den Zhongzhu auf dem Handrücken zwischen dem vierten und fünften Mittelhandknochen. Fassen Sie mit der anderen Hand von oben zwischen den kleinen Finger und den Ringfinger. Wandern Sie von dort auf einer gedachten Verbindungslinie ein ganz kleines Stück nach unten in Richtung Ihres Unterarmes. Sie müssten dabei direkt eine Art »Führungsrinne« zwischen den Fingern auf Ihrem Handrücken fühlen können. Genau dort befindet sich der Zhongzhu.

_2 Benutzen Sie Ihren Daumen, um diesen Punkt 1 bis 2 Minuten mit mäßigem Druck zu kneten. Im Anschluss üben Sie für weitere 1 bis 2 Minuten konstanten Druck auf den Punkt aus. Beim Einatmen drücken Sie etwas kräftiger, beim Ausatmen lösen Sie den Druck wieder merklich.

_3 Behandeln Sie danach auch den entsprechenden Punkt auf der anderen Hand.

beachten

_tipp: Setzen Sie lediglich die Daumenspitze in die Führungsrinne, um tiefer hineinzugelangen.

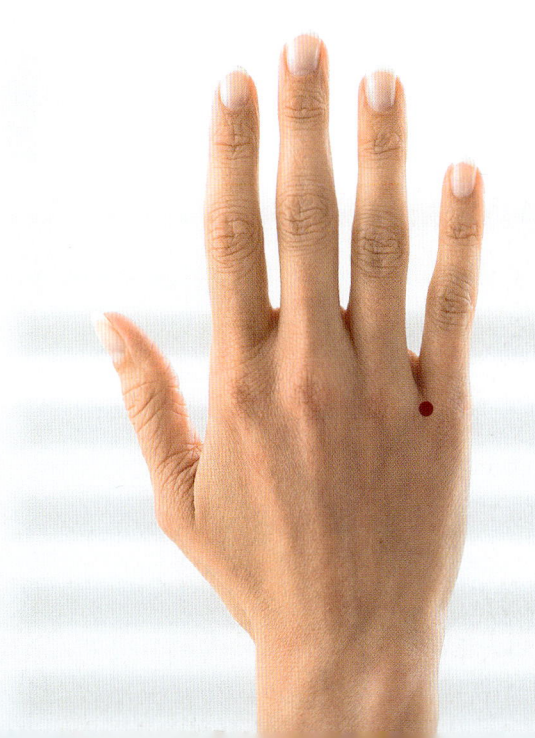

Für Lenden-wirbelsäule und Kreuzbeinregion

Wenn Sie viel sitzen, verkürzen sich insbesondere jene Muskeln vorn am Becken, die beugend auf das Hüftgelenk wirken, besonders der M. iliopsoas. Ist er verkürzt, zieht er kräftig am Beckenknochen, in den die Wirbelsäule hineinragt. Das Becken kippt nach vorn, die Lendenwirbelsäule muss folgen, und eine stärkere Krümmung entsteht (siehe Seite 29). Die Übungen auf den folgenden Seiten helfen Ihnen, Ihre Lendenwirbelsäule stabil in ihrer natürlichen Position und dennoch geschmeidig zu halten.

Sie werden schon nach wenigen Wochen eine Erleichterung in diesem Bereich feststellen, der so oft Probleme bereitet.

tipp

_Akupunktur wirkt manchmal Wunder

Gerade bei einem Hexenschuss oder bei Problemen mit dem Ischiasnerv ist Akupunktur oftmals sehr erfolgreich, wie eine große Studie der gesetzlichen Krankenkassen ergab. Bereits ein bis drei Stunden nach der Therapie zeigen sich bei manchen Behandelten die ersten positiven Zeichen, und der Schmerz schwindet. Nach einigen Sitzungen ist man den Schmerz oft dauerhaft los. Akupunktur harmonisiert die Lebensenergie und bringt sie wieder in Fluss.

Einbeiniges Klappmesser

Das »Klappmesser« macht die Beugemuskeln an der Oberschenkelrückseite beweglicher – was Ihrem Rücken zugute kommt, da eine dauerhaft zu stark angespannte Beinmuskulatur die normale Schwingung Ihrer Lendenwirbelsäule beeinträchtigt und auf diese Weise dort zu Verspannungen führen kann. Die Belastungsfähigkeit der Lendenwirbelsäule hängt davon ab, wie Hüftgelenk und das Becken zusammenwirken. Deswegen müssen Sie auch die großen Gelenke in Ihr Trainingsprogramm einbeziehen.

_1 Legen Sie sich auf Ihrer Trainingsmatte oder einer gefalteten Decke auf den Rücken, und stellen Sie Ihre Füße hüftbreit auf. Strecken Sie das rechte Bein senkrecht zur Decke.

_2 Greifen Sie mit beiden Händen an Ihre Oberschenkelrückseite. Beginnen Sie vorsichtig, das Bein ganz langsam zum Oberkörper zu ziehen.

_3 Halten Sie die maximal mögliche Dehnposition für etwa 30 bis 60 Sekunden, und atmen Sie währenddessen gleichmäßig weiter.

_4 Sie sollten ein Ziehen an der Oberschenkelrückseite spüren, das mit leichtem bis mäßigem Zittern des Beines verbunden sein kann.

_5 Senken Sie das Bein wieder und machen Sie die Übung nun mit dem anderen Bein.

Wiederholungen: Dehnen Sie jedes Bein etwa 2- bis 3-mal.

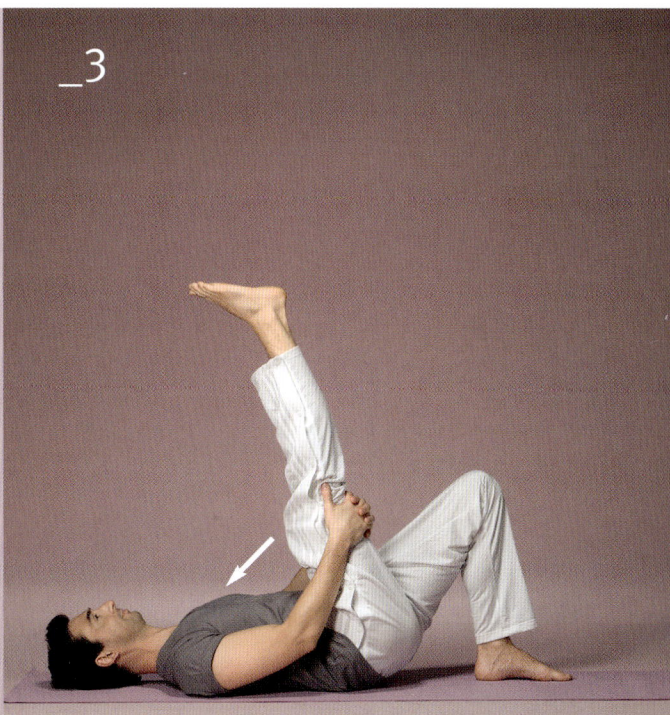

_3

beachten

_wichtig: Ein stechender Schmerz im Bein oder sogar im Rücken ist immer ein Signal, die Übung sofort zu beenden! Schummeln Sie außerdem bitte nicht, indem Sie das Knie während des Dehnens beugen.

_tipp: Wenn Sie zusätzlich die Fußspitze Richtung Nasenspitze bewegen, erreichen Sie auch eine leichte Dehnung der Wadenmuskeln.

Wiegeschritt

Ein zu wenig gedehnter Hüftbeuger kann dazu führen, dass das Becken stark nach vorn kippt. Dadurch wird die Lendenwirbelsäule zu weit nach vorn gezogen, und ein »Hohlkreuz« entsteht. Dies kann Verspannungen und Schmerzen im Lendenwirbelsäulenbereich nach sich ziehen. Gerade Menschen, die viel am Schreibtisch sitzen, sollten den Hüftbeuger oft dehnen. Dadurch wird er wieder in die Länge gezogen und nimmt den Druck von der Lendenwirbelsäule.

_1 Machen Sie einen Schritt nach vorn, platzieren das hintere Bein in einer Linie zum vorderen.

_2 Senken Sie das Knie des hinteren Beins zum Boden ab. Setzen Sie den Fuß des vorderen noch ein Stück weiter nach vorn, bis zwischen Ober- und Unterschenkel ein 90-Grad-Winkel entsteht.

_3 Schieben Sie die Hüfte des hinteren Beines ganz langsam etwas nach vorn, bis sich ein leich-

tes oder auch stärkeres Ziehen in der Leistengegend einstellt. Wenn es Ihre Dehnfähigkeit zulässt, können Sie sich mit den Händen am Boden aufstützen.

_4 Halten Sie die Dehnposition für 30 bis 60 Sekunden. Dann kommen Sie im umgekehrten Bewegungsablauf zurück in die Ausgangsposition und wiederholen die Dehnung auf der anderen Seite.

Wiederholungen: Dehnen Sie jede Seite mindestens 2-mal.

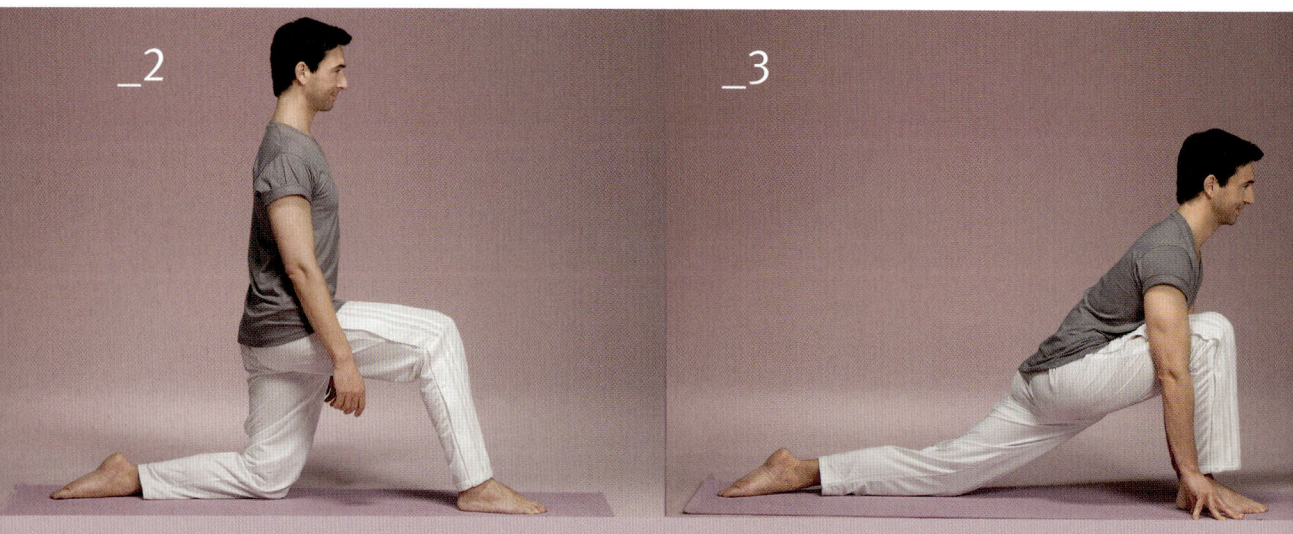

_2   _3

beachten

_wichtig: Halten Sie während der Übung nicht die Luft an. Führen Sie die Bewegung zurück in die Ausgangsposition sehr behutsam aus.

_tipp: Wenn Sie unter Kniebeschwerden leiden, können Sie die Übung auch im Stand ausführen. Setzen Sie die Füße wie beschrieben auf. Beugen Sie nun beiden Kniegelenke so weit ab, dass etwa ein 120-Grad-Winkel zwischen Ober- und Unterschenkel entsteht. Fassen Sie mit beiden Händen an Ihre Gesäßhälften. Schieben Sie nun Ihren Po – vor allem die Seite des hinteren Beines – nach vorn, ebenso Ihr hinteres Kniegelenk. Der Rücken bleibt aufrecht.

Katzenbuckel

Der Katzenbuckel hilft Ihnen, die einzelnen Wirbelkörper beweglich und stabil zu halten. Ihre gesamte Rückenmuskulatur wird auf sanfte Weise gedehnt, und die wichtigen kleinen inneren Muskeln werden gekräftigt, wovon speziell die Lendenwirbel- und Kreuzbeinregion sehr profitiert.

_1 Kommen Sie in den Vierfüßlerstand. Die Hände sind dabei schulterbreit und senkrecht unter den Schultergelenken, die Knie hüftbreit und senkrecht unter den Hüftgelenken platziert.

_2 Machen Sie nun Ihren Rücken so rund wie möglich – wie einen Katzenbuckel. Beginnen Sie mit der Bewegung am Steißbein, und enden Sie am Scheitel. Führen Sie die Bewegung langsam und bewusst aus, als wollten Sie jeden Wirbelkörper einzeln bewegen. Der Kopf wandert

gleichzeitig in die entgegengesetzte Richtung mit Blick zu Ihren Beinen.

_3 Halten Sie diese Position für ein bis zwei entspannte Atemzüge.

_4 Führen Sie im Anschluss die gleiche Bewegung langsam rückwärts aus, wobei Sie Ihren Kopf behutsam in den Nacken legen, und lassen Sie Ihren Rücken für ein bis zwei Atemzüge einmal richtig durchhängen.

Wiederholungen: Führen Sie die Übung abwechselnd etwa 30-mal in jede Richtung durch. Machen Sie zwischendurch eine Pause.

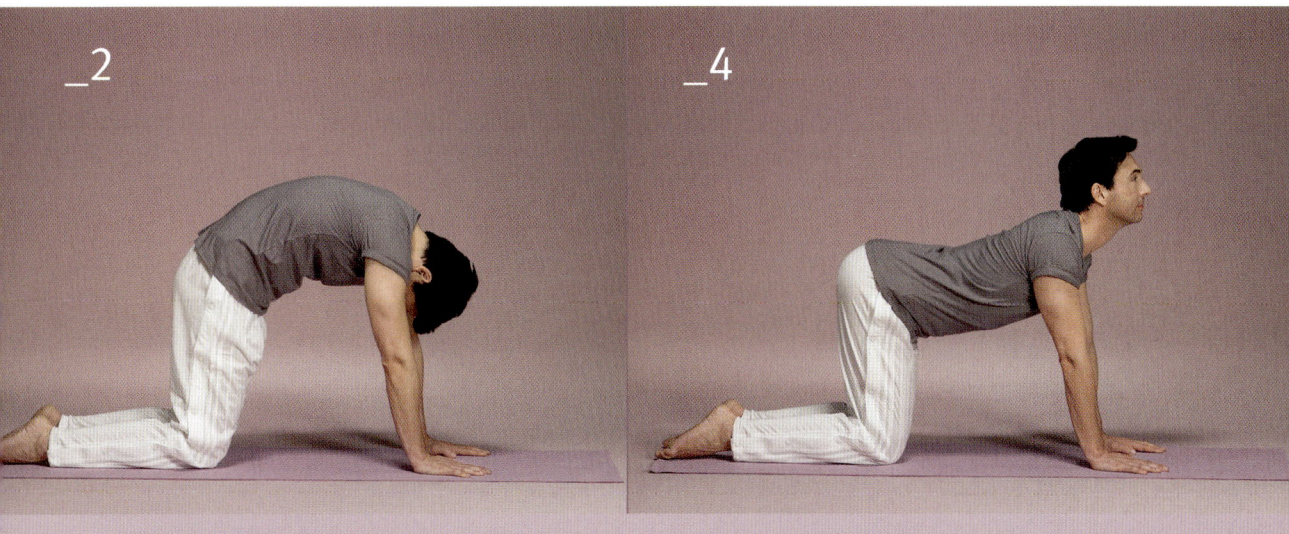

_2

_4

beachten

_tipp: Keine Sorge, bei dieser Übung ist es sogar erwünscht, dass Ihr Rücken bei der entgegengesetzten Bewegung kontrolliert in eine übermäßige Überstreckung der Lendenwirbelsäule (»Hohlkreuz«) geführt wird!

Einbeiniger Beinkreisel

Die Beinkreisel führen zu beweglicheren und mobilen Hüftgelenken und lindern oder lösen Blockaden und Verspannungen im unteren Rückenbereich. Gleichzeitig wird Ihre Oberschenkelmuskulatur auf sanfte Weise gekräftigt. Gerade die Lendenwirbelsäule profitiert davon, wenn die Hüftgelenke gut »geschmiert« sind, denn dann zerren die Hüftmuskeln nicht an der Wirbelsäule.

_1 Legen Sie sich auf den Rücken auf Ihre Trainingsmatte oder eine gefaltete Decke. Ihre Arme liegen entspannt und mit den Handflächen zum Boden neben dem Körper. Stellen Sie die Füße hüftbreit auf.

_2 Heben Sie nun das linke Bein gestreckt oder etwas gebeugt zur Decke hin an.

_3 Stellen Sie sich vor, Sie wollten mit Ihrer großen Zehe kleine und große Kreise an die Decke

malen. Wenn das Bein nah am Rumpf ist (erste Hälfte der Kreisbewegung), atmen Sie ein. Wenn das Bein vom Rumpf entfernt ist (zweite Hälfte der Kreisbewegung), atmen Sie aus.

_4 Bewegen Sie Ihr Bein in beide Richtungen und in unterschiedlich großen Kreisen.

Variante: Schwieriger wird die Übung, wenn Sie das passive Bein während der Kreisbewegung ausgestreckt am Boden ablegen.

Wiederholungen: Beschreiben Sie mit jedem Bein etwa 5 Kreise mit dem Uhrzeigersinn und 5 Kreise in die andere Richtung. Wiederholen Sie dies 2- bis 3-mal.

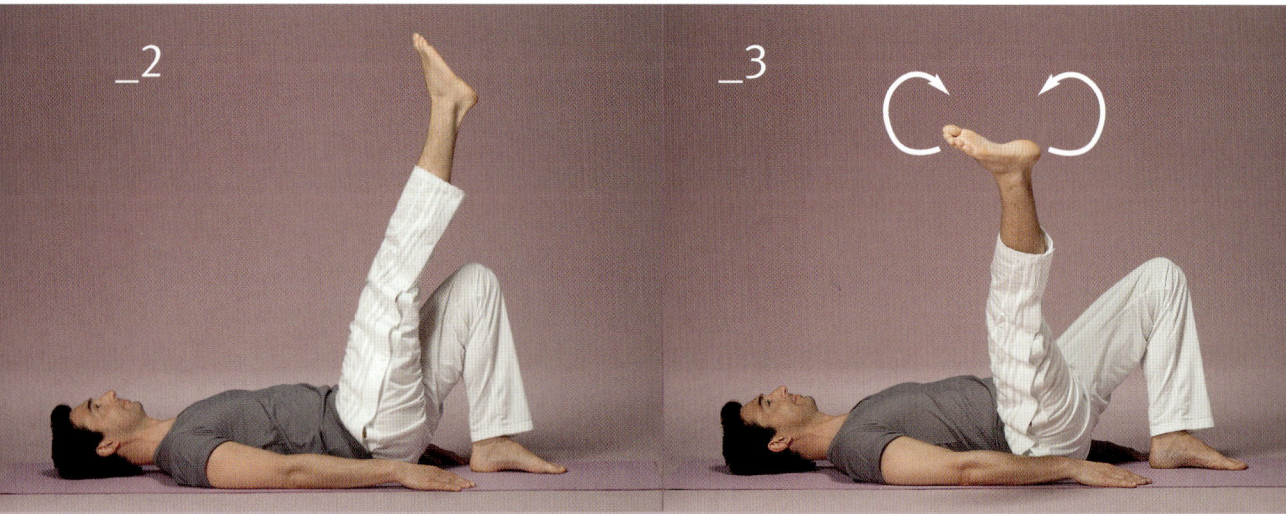

_2

_3

beachten

_wichtig: Achten Sie während der Übung darauf, dass sich Ihr Bauch nicht stark nach oben wölbt. Dafür ziehen Sie den Bauchnabel während des Ausatmens ebenso wie beim Einatmen ein, so als hätten Sie eine enge Jeans an. Auch Ihr Becken bleibt während der Bewegung stabil und hebt nicht vom Boden ab. Stellen Sie sich vor, Sie hätten einen Gurt über Ihrem Becken!

Beckenschaukel im Päckchen

Das Päckchen übt besonders auf den unteren Rücken eine Art Massageeffekt aus und verbessert dadurch die Beweglichkeit. Es dehnt, entspannt und durchblutet die Muskeln und wärmt den Rücken auf diese Weise.

_1 Legen Sie sich mit dem Rücken auf Ihre Trainingsmatte oder eine gefaltete Decke. Winkeln Sie die Beine so an, dass die Oberschenkel senkrecht sind und mit den Unterschenkeln einen 90-Grad-Winkel bilden. Ihre Arme ruhen in der Ausgangsposition gestreckt und entspannt neben dem Körper.

_2 Umfassen Sie nun mit beiden Händen Ihre Knie, und ziehen Sie diese zu sich heran. Dabei heben Kopf und Schultergürtel gleichzeitig vom Boden ab. Sie sind nun wie ein versandfertiges Päckchen gut »zusammengeschnürt«.

_3 Jetzt schaukeln Sie auf dem Rücken in Ihrem Tempo vor und zurück sowie nach links und rechts und auch in einer Kreisbewegung in alle Richtungen. Führen Sie die Übung spielerisch aus, und finden Sie selbst heraus, welche Bewegung Ihnen dabei besonders gut tut.

Wiederholungen: Führen Sie die Übung etwa 1 bis 2 Minuten lang durch.

beachten

_tipp: Soll der Schwerpunkt auf der Entspannung liegen, bleiben Kopf und Schultergürtel ebenfalls auf Boden. Lassen Sie dann nur Beine und unteren Rücken kreisen!

_2

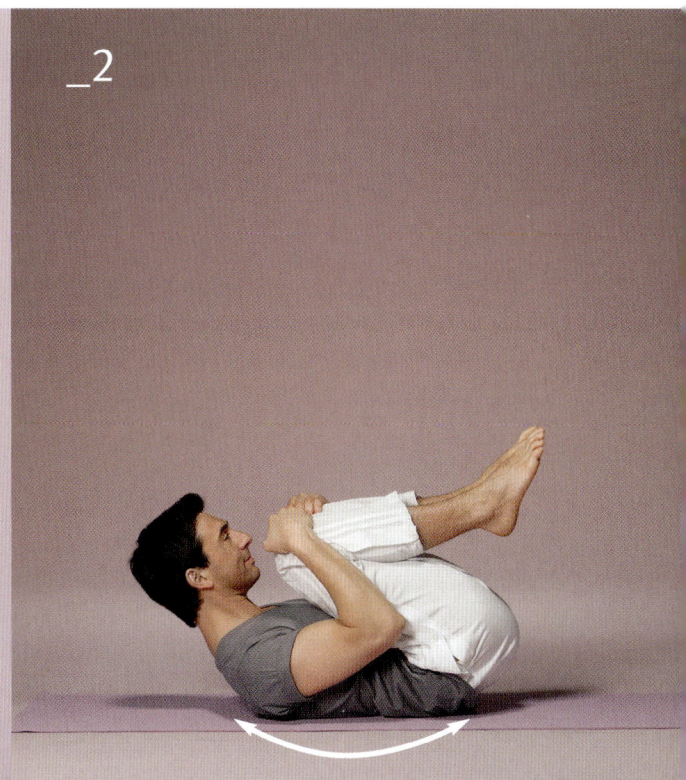

Brücke

Die Brücke bringt Beweglichkeit in Ihre gesamte Wirbelsäule. Daneben kräftigt sie die unteren Rücken-muskeln, Po- und Beinmuskulatur, besonders der Beinrückseite. Sie schult außerdem Ihre Körper-wahrnehmung. Das Erlernen der Bewegung einzelner Wirbelkörper garantiert, dass die kleinen Ge-lenke an den Wirbeln nicht überlastet werden und verkanten. Die Wirbelsäule lernt, auf Belastungen besser zu reagieren, wenn sie die Wirbel je nach Beanspruchung optimal einzeln ausrichten kann.

_1 Legen Sie sich auf den Rücken, Ihre Arme lie-gen entspannt neben den Körper. Stellen Sie die Füße hüftbreit auf. Unter der Lendenwirbelsäule sollte durch die natürliche Krümmung eine Lü-cke bleiben. Ihre Schultern sind ganz entspannt. Atmen Sie nun aus, und drücken Sie dabei Ihre Lendenwirbelsäule gegen den Boden. Dadurch hebt Ihr Steißbein leicht vom Boden ab.

_2 Rollen Sie langsam vom Steiß über Lenden- und Brustwirbelsäule jeden einzelnen Wirbel nach oben, sodass Ihr Körper zwischen Becken und Knien eine diagonale Linie bildet. Nacken und Schultern bleiben dabei unbedingt ent-spannt – dies gelingt, wenn Sie Ihr Körperge-wicht mehr auf Ihre Füße verlagern. Halten Sie diese Position für einige Atemzüge.

_3 Mit dem nächsten Ausatmen rollen Sie nun die ersten ein bis drei Brustwirbel im Zeitlupen-tempo wieder auf die Matte ab. Atmen Sie in dieser Stellung ein weiteres Mal tief ein, und rol-len Sie beim Ausatmen die nächsten ein bis drei Wirbel nach unten. Fahren Sie so fort, bis Ihr Becken wieder auf dem Boden liegt.

Wiederholungen: Gehen Sie 8- bis 12-mal in die »Brücke«

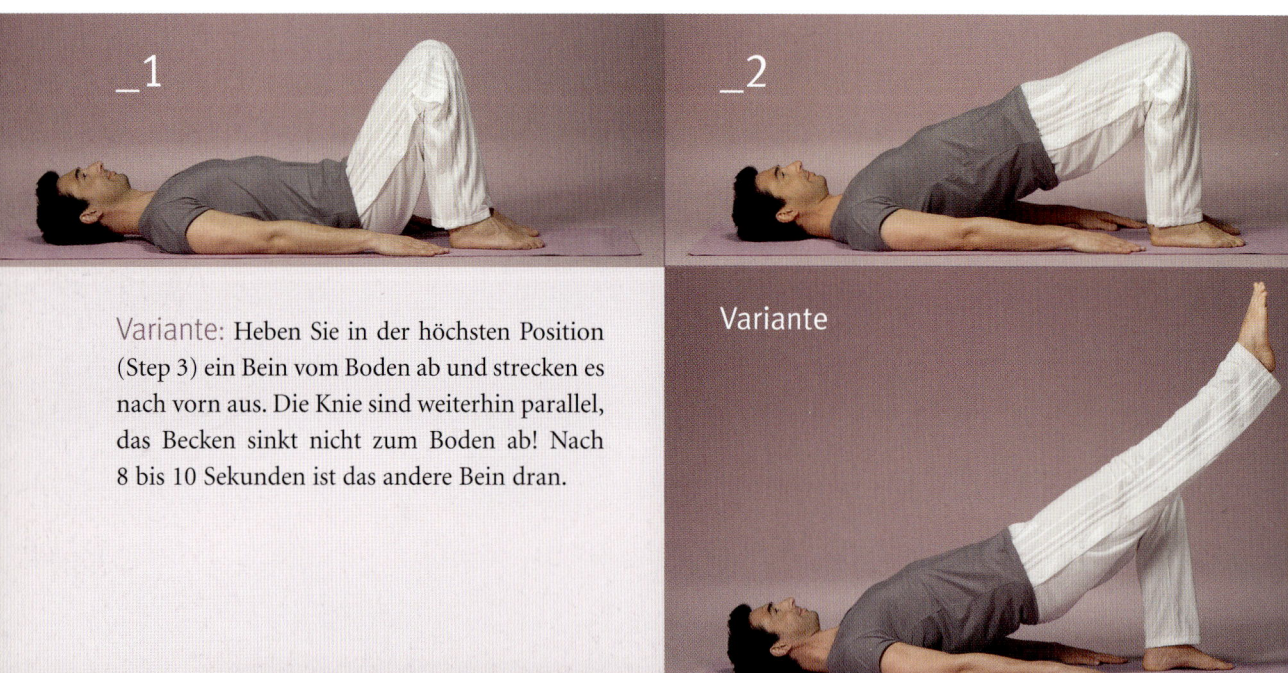

_1

_2

Variante: Heben Sie in der höchsten Position (Step 3) ein Bein vom Boden ab und strecken es nach vorn aus. Die Knie sind weiterhin parallel, das Becken sinkt nicht zum Boden ab! Nach 8 bis 10 Sekunden ist das andere Bein dran.

Variante

Druckpunktmassage bei Ischialgien & Co.

Diese beiden Akupressurpunkte helfen bei Problemen im Bereich der Lendenwirbelsäule und bei vielfältigen anderen Beschwerden. Der »Angelpunkt des Femurs« – Huantiao (GB 30) sollte bei Ischialgien und Lumbago, aber auch bei Coxarthrose und Paresen oder Polyneuropathie der Beine angewendet werden. Die besondere Stärke der »Mitte des Staugewässers« – Weizhong (BL 40) liegt ebenfalls in der Linderung von Lumbalgien und Ischialgien. Der Punkt kann aber auch wunderbar bei Erkrankungen der Beckenorgane, Menstruationsbeschwerden, Impotenz, nächtlichem Einnässen sowie bei Neurodermitis und Gonarthrose eingesetzt werden.

_1 Den Huantiao-Akupressurpunkt findet man auf einer horizontalen Linie des Trochanter major genannten Knochenvorsprungs zum unteren Rand des Kreuzbeins. Erfühlen Sie im Stehen auf Ihrer Oberschenkelaußenseite das obere Ende des Oberschenkelknochens. Beugen Sie dazu Ihr Bein etwas im Kniegelenk an und heben es vom Boden ab. Ziehen Sie von diesem äußeren Punkt eine horizontale Linie zu Ihrer Pofalte. Der Huantiao befindet sich auf dieser Strecke zwischen äußerem und mittlerem Drittel (tiefste Stelle des Pomuskels). Ballen Sie Ihre Hände zu Fäusten, und nutzen Sie den Knochenvorsprung der Zeigefingerenden, um damit fest bis mäßig 2 bis 3 Minuten auf die Punkte zu klopfen.

_2 Um den Weizhong-Punkt zu behandeln, setzen Sie sich auf einen Stuhl, fassen mit beiden Mittelfingern an Ihre Oberschenkelrückseiten und wandern mit den Fingern in die Kniekehle. Der Weizhong befindet sich genau in ihrer Mitte. Kneten Sie den Punkt in kleinen, langsam kreisenden Bewegungen für 1 bis 2 Minuten. Im Anschluss üben Sie nochmals weitere 1 bis 2 Minuten konstanten Druck auf diesen Punkt aus, indem Sie beim Einatmen fester drücken und beim Ausatmen lockerer lassen.

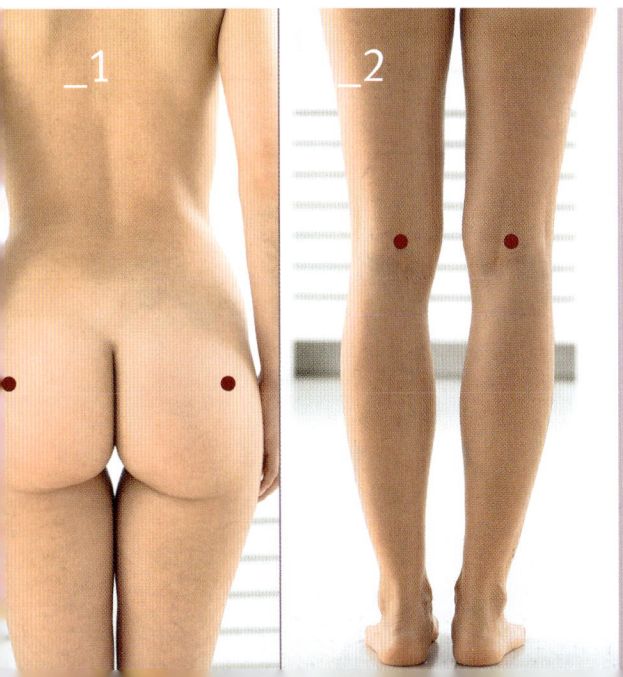

_1

_2

beachten

_tipp: Auch der auf Seite 70 beschriebene »Einflusspunkt des Nieren-Funktionskreises«, Shenshu (BL 23), hilft gut bei Beschwerden in der Lendenwirbel- und Kreuzbeinregion.

Wohltat für die ganze Wirbelsäule

Die folgenden Übungen von einfach bis anstrengend sind eine Wohltat für Ihren gesamten Rücken, vor allem da sie die Wirbelsäule in allen Bewegungsrichtungen ansprechen: sowohl in der Drehung als auch in der Seitneigung sowie der Vor- und Rückneigung. Die wichtigen tiefen Rückenmuskeln und die gesamte Rumpfmuskulatur werden dabei sehr umfassend gekräftigt, und das Gleichgewicht von Bauch- und Rückenmuskeln wird wiederhergestellt, das ausgesprochen wichtig für eine gute Haltung und einen harmonisch gekräftigten, schmerzfreien Rücken ist.

_Chirotherapie hilft!

Diese manuelle Therapie ist nicht nur das Einrenken und das Lösen von Blockaden – auch verspannte Muskeln werden gelockert, schmerzhafte Blockaden der Wirbelkörper gelöst. Dafür sucht der Chiropraktiker mit seinen Händen die Blockaden, um anschließend durch einen Ruck die kleinen Wirbelgelenke wieder in eine optimale Stellung zu bringen. Nicht geeignet ist die Chiropraktik bei akuten Bandscheibenvorfällen. Auch im Bereich der Halswirbelsäule ist Vorsicht geboten, weil dort lebenswichtige Nerven und Arterien verlaufen.

Kugelrund

Bei dieser Übung wird Ihr ganzer Rücken auf sehr angenehme Weise massiert. Nebenbei schult sie außerdem das Gleichgewicht und führt zu mehr Beweglichkeit im Rücken. Versuchen Sie daher, so »rund« wie möglich zu rollen! Auch dies schult die Bewegungen der einzelnen Wirbelkörper.

_1 Setzen Sie sich mit angewinkelten Beinen auf Ihre Trainingsmatte oder eine gefaltete Decke.

_2 Machen Sie Ihren Rücken rund, schlingen Sie Ihre Arme um Ihre angezogenen Beine, und umfassen Sie mit den Händen Ihre Knie, sodass Sie in eine Päckchenstellung kommen. Die Schultern bleiben unten, und Ihr Blick geht in Richtung Bauch.

_3 Verlagern Sie nun Ihr Gewicht hinter die Sitzbeinhöcker. Atmen Sie tief ein, und rollen Sie gleichzeitig ohne Schwung weiter nach hinten auf den Rücken. Kopf und Nacken berühren den Boden dabei nicht.

_4 Beim Ausatmen ziehen Sie Ihren Bauchnabel ein und kommen zurück in die sitzende Päckchenposition.

Wiederholungen: Rollen Sie 8- bis 12-mal auf den Rücken und wieder zurück.

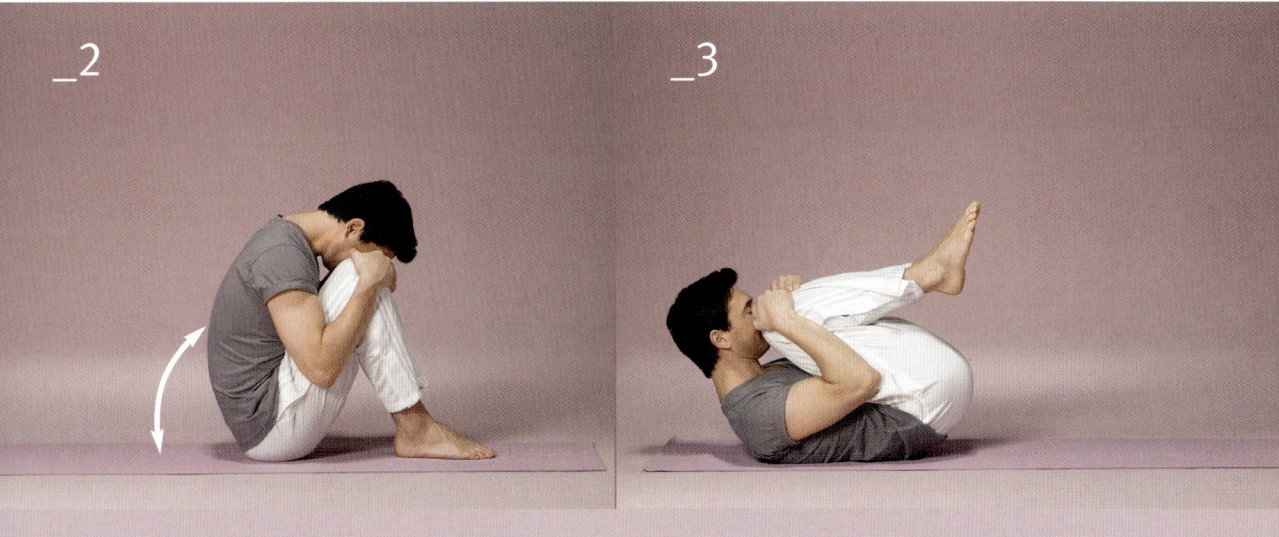

_2

_3

beachten

_tipp: Führen Sie die Übung sehr bewusst und kontrolliert aus, und versuchen Sie, jeden Wirbelkörper einzeln wahrzunehmen und abzurollen. Je enger Sie die Beine an den Körper anwinkeln, desto schwieriger wird die Übung.

Rückenrolle

Das gezielte Beugen und Strecken der Wirbelsäule »schmiert« nicht nur die kleinen Wirbelgelenke, sondern bringt auch Nährstoffe in die Bandscheiben. Besonders das Strecken der Wirbelsäule ist eine Wohltat für Vielsitzer, bei denen die Wirbelsäule oft zu lange in einer ungünstigen Rundrückenhaltung verweilt. Gleichzeitig dehnt die Übung aktiv die Muskeln an Ihrer Oberschenkelrückseite. Davon profitiert auch Ihr Rücken, weil es die normalen Schwingungen der Wirbelsäule fördert.

_1 Setzen Sie sich mit ausgestreckten, geschlossenen Beinen auf den Boden. Sollten Sie eine zu starke, unangenehme Dehnung der Oberschenkelrückseite spüren, setzen Sie sich auf eine leichte Erhöhung, etwa auf ein Kissen, und beugen Sie die Beine ein wenig.

_2 Nehmen Sie die Hände an den Hinterkopf – die Ellbogen zeigen nach außen. Ihr Blick ist geradeaus gerichtet und Ihr Rücken aufrecht. Atmen Sie tief ein.

_3 Sacken Sie beim Ausatmen langsam in sich zusammen, indem Sie den Rücken runden und Ihr Gewicht nach hinten verlagern. Ihr Blick geht dabei in Richtung Brust, und die Ellbogen zeigen nach vorn.

_4 Beim Einatmen richten Sie Ihren Rücken auf, indem Sie in einer Rollbewegung alle Wirbel langsam und kontrolliert »aufeinandersetzen«. Die Ellbogen wandern dabei wieder nach außen, Ihr Blick ist am Ende nach vorn gerichtet.

Wiederholungen: Lassen Sie sich 8-mal »zusammenfallen«, mit einer kleinen Pause nach 4 Durchgängen.

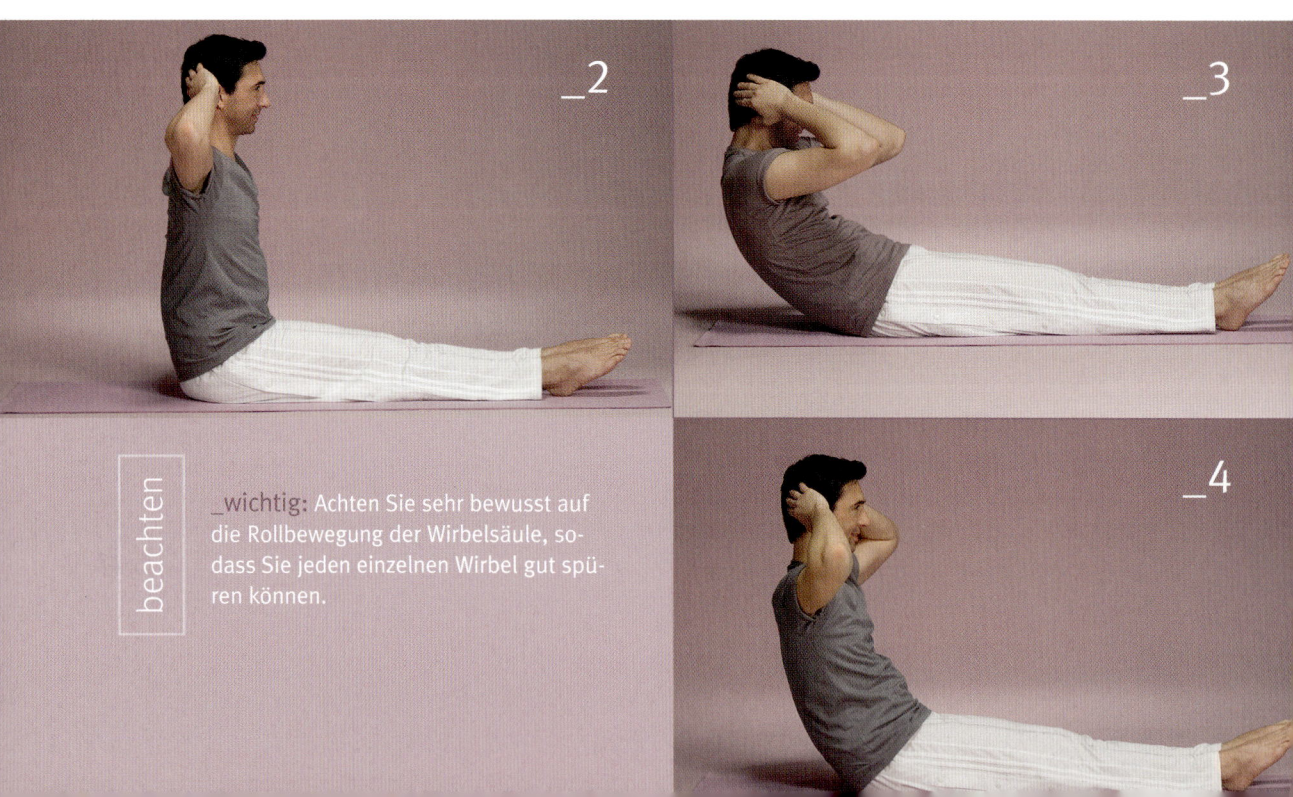

_2

_3

beachten

_wichtig: Achten Sie sehr bewusst auf die Rollbewegung der Wirbelsäule, sodass Sie jeden einzelnen Wirbel gut spüren können.

_4

Po-Senker

Mit dieser Übung dehnen Sie Ihre Bauchmuskeln, die durch eine häufige Rundrückenhaltung beim Sitzen regelrecht verkümmern. Ohne regelmäßige Dehnung können sie nicht mehr in ihre Ausgangslänge gezogen werden, was einer aufrechten Haltung entgegenwirkt. Können Sie Ihr Becken gar nicht über das Kissen legen, sollten Sie den Po-Senker so häufig wie möglich machen.

_1 Falten Sie ein großes Handtuch oder eine Decke als Stütze fest zusammen. Legen Sie sich auf den Rücken, Ihr Po ist so weit wie möglich an der Wand. Nun wandern Sie mit Ihren Füßen etwas an der Wand hoch, bis Ihr Po frei in der Luft schwebt, aber Ihre Beine noch eine leichte bis mittlere Beugung aufweisen. Legen Sie nun die Stütze unter Ihre Lendenwirbelsäule. Ihre Arme legen Sie entspannt neben den Körper.

_2 Atmen Sie aus, und senken Sie Becken und Po langsam zum Boden, sodass sich die Bauchmuskeln anspannen. Kippen Sie Ihr Becken nach hinten, als wollten Sie Ihre Sitzbeine zu den Ohren schieben. Zugleich ziehen Sie den Bauchnabel ein, um ein Hohlkreuz zu vermeiden.

_3 Atmen Sie ein und halten die Spannung der Bauchmuskeln etwa 5 Sekunden. Heben Sie Ihr Becken dabei nicht an, auch das Handtuch sollte sich nicht mitbewegen! Mit dem Ausatmen legen Sie es wieder langsam auf dem Boden ab.

_4 Gehen Sie so oft in die Dehnung, bis Sie die maximal mögliche Dehnposition erreicht haben. Halten Sie diese mindestens 30 bis 60 Sekunden.

Wiederholungen: Gehen Sie 3- bis 4-mal in die maximale Dehnung.

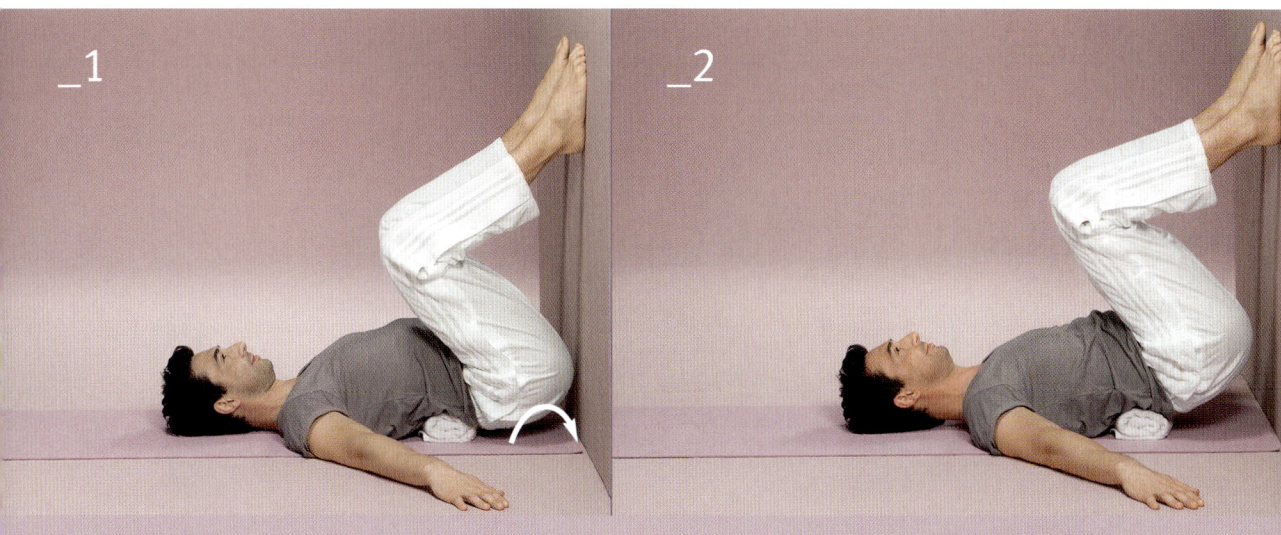

beachten

_wichtig: Spüren Sie einen Dehnreiz an der Vorderseite des Brustkorbs und am Bauch, führen Sie die Übung richtig aus. Bei Schmerzen am Rücken bis hin zu Ausstrahlungen in die Beine sollten Sie dagegen die Übung abbrechen und den Arzt aufsuchen.

Seitstütz

Der Seitstütz trainiert die gesamte Rumpfmuskulatur, vor allem die schrägen und tiefen Bauchmuskeln sowie die seitliche Rückenmuskulatur. Da besonders die tiefe Bauchmuskulatur an Teilen der Wirbelsäule anhaftet, hat sie eine wichtige stabilisierende Funktion. Vergessen Sie also niemals Ihren Bauch, wenn es ums Training Ihres Rückens geht, denn auch von vorn wird die Wirbelsäule geführt und kontrolliert!

_1 Legen Sie sich auf Ihrer Trainingsmatte oder einer gefalteten Decke auf die Seite, und beugen Sie Ihre aufeinanderliegenden Beine im 90-Grad-Winkel, sodass nur noch Oberkörper und Oberschenkelvorderseite eine Linie bilden.

_2 Stützen Sie sich mit dem Ellbogen senkrecht unter Ihrem Schultergelenk ab, und legen Sie den Unterarm dabei nach vorn. Der obere Arm liegt locker gestreckt auf der Körperseite. Sie »hängen« nun durch, sodass Ohr und Schultern eng beieinander sind.

_3 Beim Ausatmen ziehen Sie den Bauchnabel ein, bringen die Schulter weg von den Ohren und lösen den Rumpf vom Boden, bis Knie und Kopf eine Linie bilden.

_4 Beim Einatmen kommen Sie in Richtung Boden zurück. Legen Sie den Rumpf aber nicht wieder komplett ab, sondern halten Sie ihn wenige Zentimeter über dem Boden. Dabei nicht im Schultergelenk einknicken!

_5 Kommen Sie mit dem nächsten Ausatmen wieder nach oben. Nachdem Sie die unten angegebenen Wiederholungen gemacht haben, drehen Sie sich auf die andere Seite und führen die Übung dort entsprechend aus.

Wiederholungen: Heben Sie Ihren Rumpf 8- bis 12-mal zu jeder Seite an.

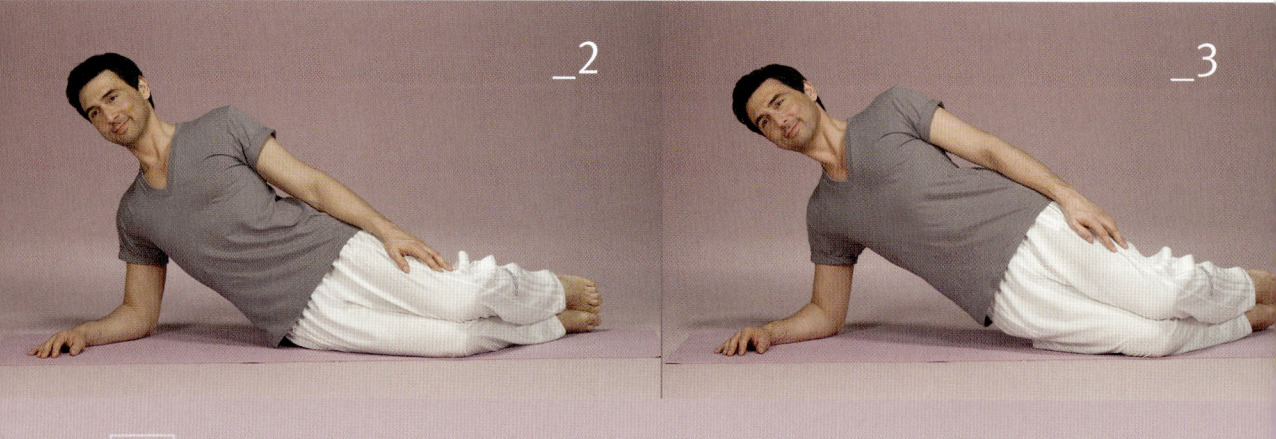

beachten

_tipp: Halten Sie jeweils bei der letzten Wiederholung eines Satzes den Körper für etwa 10 Sekunden oben. Atmen Sie dabei gleichmäßig weiter!

Profi-Seitstütz

Die Fortgeschrittenen-Version des Seitstütz hat die gleiche Wirkung wie die einfachere Grund-übung. Sie ist aber noch wirkungsvoller – und auch um einiges anstrengender! Am besten nehmen Sie sich die Profi-Variante erst dann vor, wenn Sie die Grundübung sicher und mühelos beherrschen.

_1 Legen Sie sich auf die Seite und lassen Sie die Beine dabei komplett gestreckt. Den oberen Fuß können Sie über den unteren gekreuzt ablegen, um der Position etwas mehr Stabilität zu verlei-hen.

_2 Positionieren Sie Ihren Ellbogen senkrecht unter dem Schultergelenk und winkeln Sie den Unterarm nach vorn ab. Die Schulter nähert sich dabei dem Ohr an. Die obere Hand stützt in der Taille ab.

_3 Atmen Sie aus, wobei Sie Ihren Bauch aktiv einziehen und die Schulter vom Ohr in Richtung Boden bewegen. Dabei heben Sie gleichzeitig den Oberkörper vom Boden ab, sodass nur noch Fer-sen und Unterarm Bodenkontakt haben und der restliche Körper in einer Linie in der Luft schwebt.

_4 Beim Einatmen senken Sie Ihren Körper bis auf wenige Zentimeter über den Boden ab.

_5 Kommen Sie mit dem nächsten Ausatmen wieder nach oben. Nachdem Sie die unten ange-gebenen Wiederholungen gemacht haben, dre-hen Sie sich auf die andere Seite und führen die Übung dort entsprechend aus.

Wiederholungen: Heben Sie Ihren Rumpf 8- bis 12-mal zu jeder Seite an.

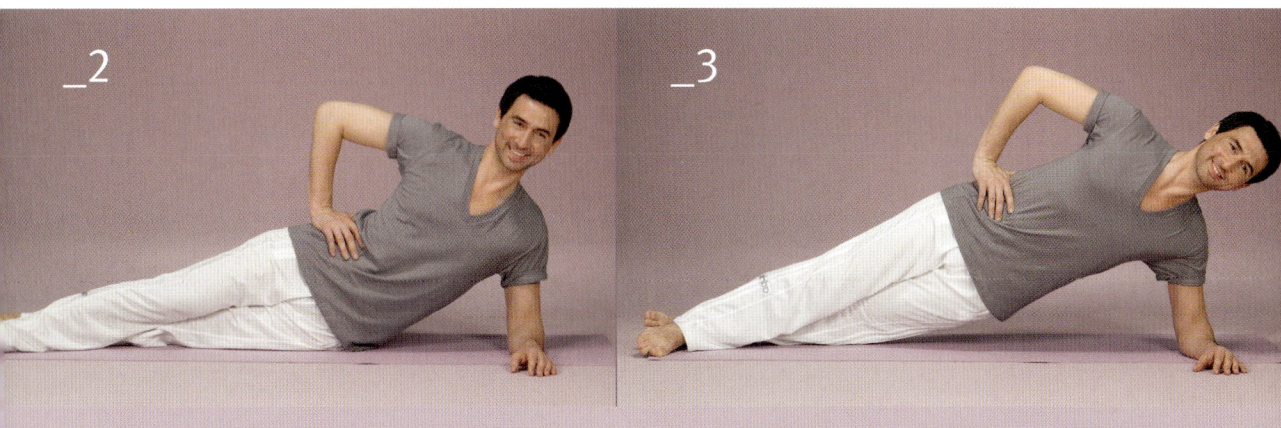

beachten

_tipp: Halten Sie auch hier wieder jeweils bei der letzten Wiederholung eines Satzes den Körper für etwa 10 Sekunden oben in der Luft. Nicht die Luft anhalten, auch wenn die Position anstrengend ist!

Unterstützter Schwebesitz

Der Schwebesitz kräftigt vor allem Ihre geraden und tiefen Bauchmuskeln und richtet damit den Oberkörper aus der Rückenlage auf. Im Zusammenhang mit Rückenbeschwerden ist vor allem der tiefe Bauchmuskel von großer Bedeutung, weil dieser in direkter Verbindung mit unserer Wirbelsäule in der Tiefe steht und dazu beiträgt, den gesamten Rumpf zu stabilisieren.

_1 Setzen Sie sich auf den Boden, Ihre Knie sind etwa 90 Grad angewinkelt, und Ihre Fußsohlen stehen ganz am Boden. Ihr Rücken ist aufgerichtet, Ihr Blick geht nach vorn. Legen Sie Ihre Hände auf Ihren Oberschenkeln ab, Ihr Schultergürtel ist dabei ganz entspannt.

_2 Ziehen Sie mit dem Ausatmen Ihren Bauchnabel fest nach innen und neigen Ihren Oberkörper langsam etwas zurück, bis Sie ein leichtes oder auch stärkeres Ziehen im Bauch verspüren.

An der Position Ihrer Hände ändert sich dabei nichts, und auch Ihr Rücken bleibt gerade. Nicht das Weiteratmen vergessen, auch wenn die Position anstrengend ist!

_3 Verweilen Sie etwa 15 bis 20 Sekunden in dieser Haltung, bevor Sie in die Ausgangsposition zurückkehren.

Wiederholungen: Gehen Sie 8- bis 12-mal in die Dehnung, und machen Sie zwischendurch ein bis zwei Pausen.

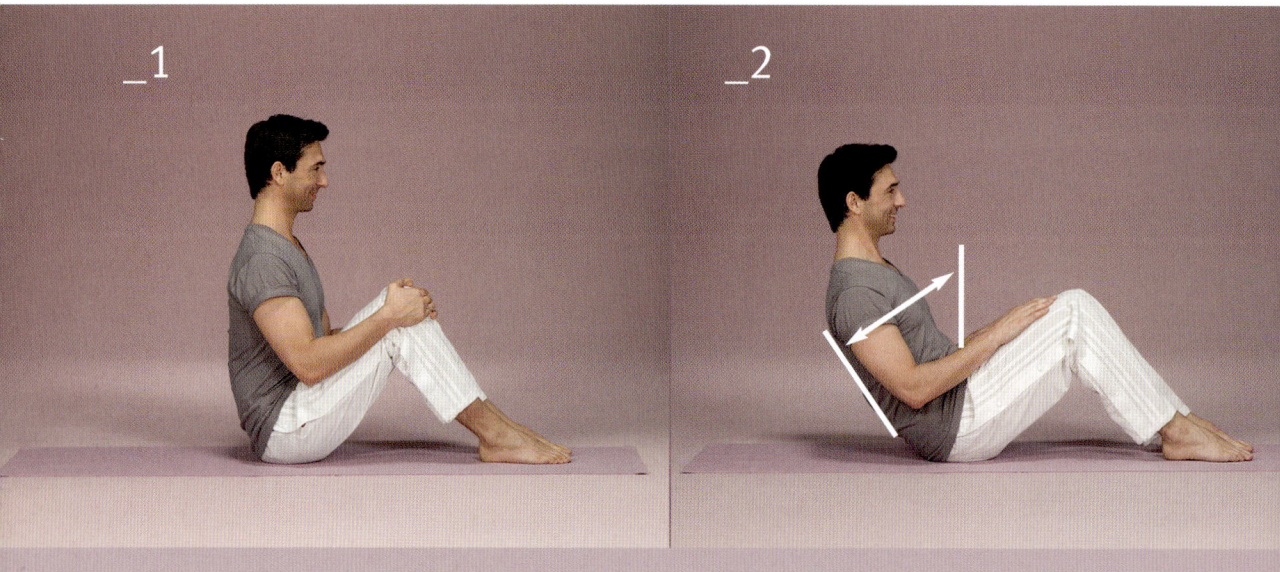

_1

_2

beachten

_wichtig: Knicken Sie nicht im Rücken ein. Setzen Sie sich bei Bedarf seitlich zu einem Spiegel, um Ihre Haltung zu kontrollieren! Bei Schmerzen im unteren Rücken sollten Sie die Übung abbrechen. Neigen Sie sich in diesem Fall zunächst nur minimal aus der Senkrechten nach hinten, bis sich Ihre Muskeln durch das Üben angepasst haben und Sie die »Vollversion« ohne Schmerzen ausführen können.

Freier Schwebesitz

Dies ist die Steigerung der Übung »Unterstützter Schwebesitz«. Sie kräftigt Ihre Bauchmuskeln und den gesamten Rumpf noch intensiver und verbessert außerdem das Gleichgewichtsgefühl. Trainieren Sie zunächst die Grundübung, dann haben Sie beste Voraussetzungen, um auch die Steigerung sauber ausführen zu können!

_1 Setzen Sie sich auf den Boden mit aufrechtem Rücken, aufgestellten Füßen und einem Kniewinkel von etwa 90 Grad. Ihr Blick geht nach vorn, Ihre Hände liegen auf den Oberschenkeln.

_2 Atmen Sie einmal tief aus, und ziehen Sie dabei den Bauchnabel ein.

_3 Neigen Sie nun langsam den Oberkörper etwas nach hinten, bis sich ein deutliches Ziehen in den Bauchmuskeln einstellt.

_4 Können Sie diese Position sicher halten, versuchen Sie nun vorsichtig, zusätzlich Ihre Füße vom Boden zu lösen und Ihre Unterschenkel bis in die Waagerechte anzuheben. Atmen Sie dabei gleichmäßig weiter!

_5 Halten Sie diese Position 15 bis 20 Sekunden, dann kommen Sie wieder in die Ausgangsposition zurück.

Wiederholungen: Gehen Sie 8- bis 12-mal in die Dehnung, und machen Sie zwischendurch ein bis zwei Pausen.

beachten

_wichtig: Knicken Sie auch hier nicht im Rücken ein, und nehmen Sie bei Bedarf einen Spiegel zu Hilfe. Bei Schmerzen im unteren Rücken brechen Sie die Übung ab und wagen sich zunächst vorsichtiger heran (siehe Kasten linke Seite).

_4

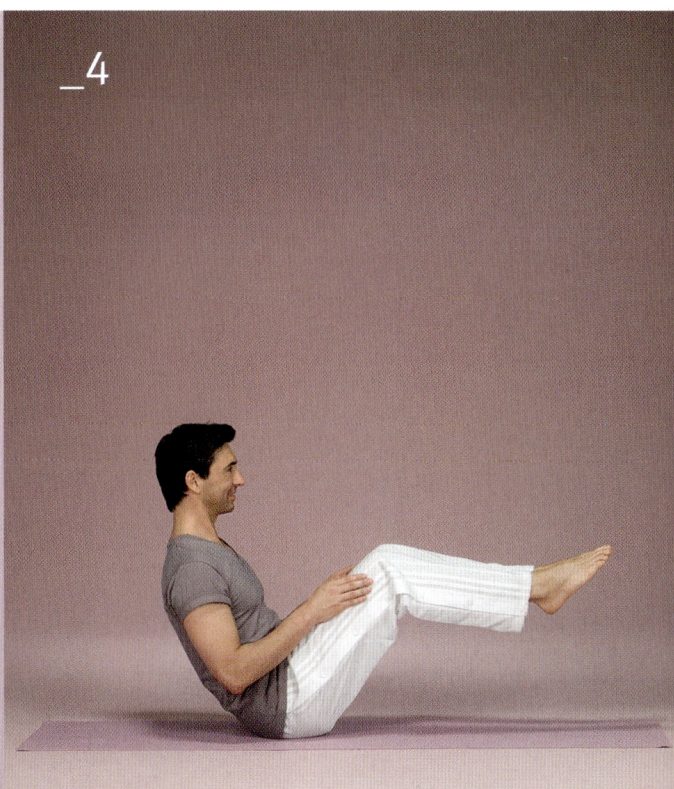

_3

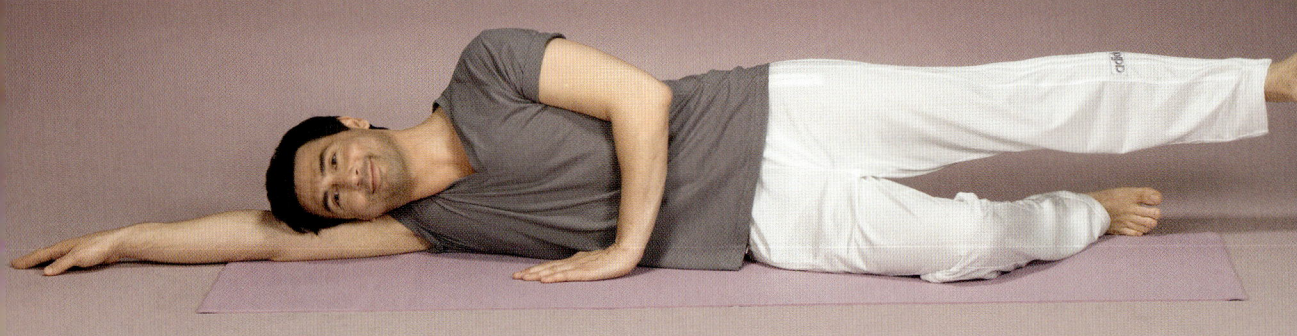

_4

Variante

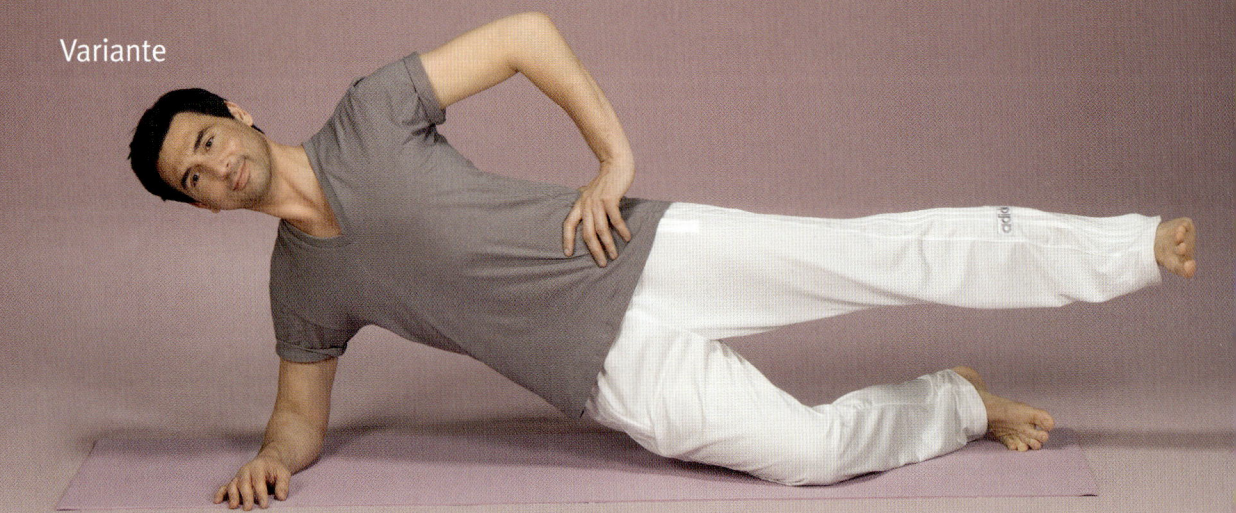

_wichtig: Ihr Oberkörper sollte sowohl bei der Grundübung als auch bei der Variante gerade bleiben. Achten Sie hier besonders darauf, denn da die Übung anstrengender ist, als sie aussieht, wird man oft verleitet, in eine Ausweichbewegung zu gehen!

Zinnsoldat in Seitlage

Trotz ihres eher steif anmutenden Namens macht diese Übung Ihre Hüftgelenke beweglich, wodurch auch Ihr Lendenwirbelbereich lockerer wird. Daneben wird die Muskulatur an der Hüfte gedehnt und gekräftigt, und Sie trainieren Ihre gesamte Rumpfmuskulatur, weil diese den Körper hier stabil ausbalancieren muss.

_1 Legen Sie sich auf Ihrer Trainingsmatte oder einer gefalteten Decke auf die Seite. Ihre Beine liegen aufeinander und sind etwa 45 Grad angewinkelt, sodass sich die Fersen mit dem Oberkörper auf einer Linie befinden.

_2 Legen Sie Ihren Kopf entspannt auf den unteren, gestreckten Arm. Mit dem oberen Arm stützen Sie sich vor dem Körper ab. Achten Sie dabei darauf, dass Schultern und Ohren möglichst weit voneinander entfernt sind.

_3 Bilden Sie eine kleine Lücke unter Ihrer Taille, indem Sie den Bauchnabel fest einziehen, und behalten Sie diese Lücke während der gesamten Übung bei.

_4 Heben Sie nun das obere Bein bis auf Hüfthöhe an, und ziehen Sie den oberen Fuß Richtung Knie. Beim Einatmen schwingen Sie das obere Bein gestreckt in mäßigem Tempo und mit angezogenem Fuß nach vorn – je nach Beweglichkeit bis maximal 90 Grad.

_5 Gewinnen Sie während der Bewegung an Länge im Körper: Führen Sie Ihr Bein so, als wollten Sie einen Gegenstand am Fußende wegtreten. Achten Sie darauf, dabei nicht mit dem Oberkörper nach vorn auszuweichen. Auch das Becken sollte möglichst wenig nach vorn und hinten schwanken.

_6 Mit dem Ausatmen schwingen Sie das Bein wieder zurück, allerdings etwas über die Ausgangsposition hinaus, ein Stück hinter Ihre Hüfte. Der Fuß wird dabei gestreckt.

Variante: Schwieriger wird die Übung im Unterarmseitstütz. Statt den Kopf auf den Arm zu legen, stellen Sie den Ellbogen senkrecht unter die Schulter. Voraussetzung dafür ist, dass Ihre Taille während der Bewegung nicht zum Boden absinkt und dass Sie auch im Schultergürtel nicht durchhängen. Ansonsten trainieren Sie vorerst mit der Grundübung!

Wiederholungen: Machen Sie die Bewegung 8- bis 12-mal auf jeder Seite. Nach einer kurzen Pause wiederholen Sie das Ganze.

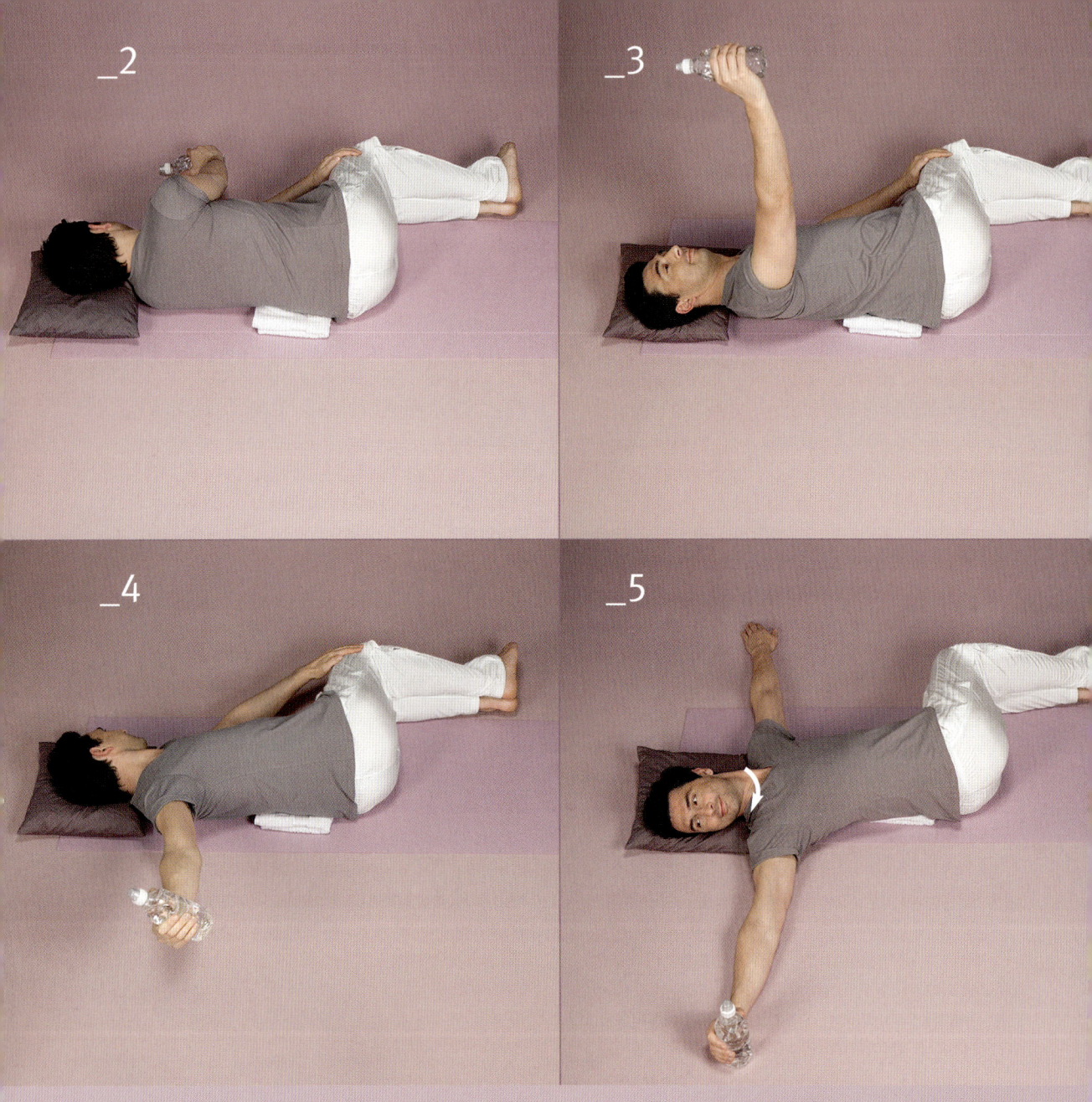

_wichtig: Achten Sie bei dieser Übung darauf, die Beine fest am Boden zu halten und nicht mitzube-
wegen. Die Bewegung erfolgt aus dem Brustkorb und nicht nur aus dem Schultergelenk!

Korkenzieher

Dies ist eine wichtige Übung, um die Beweglichkeit der Wirbelsäule in der Drehung und der Seitneigung zu erhalten beziehungsweise zu verbessern. Gleichzeitig dehnen Sie hiermit Ihre Bauchmuskeln, die vor allem bei vielem Sitzen verkürzen und somit die aufrechte Haltung behindern.

_1 Rollen Sie eine Decke oder ein Handtuch fest zusammen oder verwenden Sie eine Nackenrolle oder ein kleines Kissen. Sie brauchen außerdem ein Gewicht, etwa ein Sandsäckchen oder eine gefüllte Wasserflasche.

_2 Legen Sie sich auf Ihre linke Seite und die Nackenstütze unter Ihre Taille nahe des Beckens. Ihre Beine liegen direkt übereinander und sind in Hüfte und Knie etwa 90 Grad angewinkelt – damit stabilisieren Sie Ihre Position und verhindern, dass Sie bei der Drehung zur Seite ausweichen. Kommen Sie dabei im unteren Rücken in eine Art Hohlkreuzposition: Unter Ihrer Lendenwirbelsäule ist eine etwas größere Lücke. Das Gewicht platzieren Sie vor sich etwa auf Brusthöhe. Mit der linken Hand fassen Sie vorm Körper an die Außenseite des rechten Oberschenkels. Beugen Sie den Oberkörper etwas seitwärts, indem Sie mit der linken Schulter nach vorn wandern.

_3 Die rechte Hand fasst nun das Gewicht und hebt es mit gestrecktem Arm Richtung Decke. Beim Ausatmen schauen Sie nach rechts über Ihre Schulter, wobei Sie den Oberkörper langsam mitdrehen und den Arm mit dem Gewicht möglichst bis zum Boden absinken lassen. Dabei sollen Sie eine Anspannung im Bereich der Lendengegend, unterhalb der Lendenwirbelsäule, spüren. Halten Sie den Arm einige Sekunden so.

_4 Beim Einatmen blicken Sie nach links und pressen dabei Ihren linken Arm etwa 5 Sekunden gegen Ihren Oberschenkel. Atmen Sie dabei gleichmäßig weiter.

_5 Atmen Sie zur Entspannung aus, während Sie erneut nach rechts blicken. Dabei dreht sich auch Ihr Oberkörper nach rechts. Der rechte Arm zieht gleichzeitig nach außen, um die Drehung noch zu verstärken, während der linke Arm noch ein Stückchen weiter in Richtung Boden abgelegt wird.

Wiederholungen: Machen Sie den Bewegungsablauf auf jeder Seite so lange, bis Sie die maximale Dehnposition erreichen.

Entspannung – Balsam für den Rücken

Entspannung … Allein das Wort beruhigt schon. Und doch schaffen wir es im Alltag selten, mal von unseren Sorgen und Problemen, von Zeitdruck und Stress »herunterzukommen«. Entspannung ist aber extrem wichtig für Körper, Geist und Seele. Ihr Rücken profitiert ganz besonders davon. Einige Relax-Elemente haben wir deshalb in unser Anti-Schmerz-Programm eingebaut. Dabei haben Sie bereits eine kontrollierte, bewusste Atmung für sich entdeckt, und es fällt Ihnen nun leichter, Signale Ihres Körpers zu deuten und darauf einzugehen.

Um den Entspannungseffekt zu vertiefen und zu verstärken, sollten Sie sich zusätzlich bewährten Entspannungstechniken zuwenden. Darunter gibt es eine ganze Reihe wissenschaftlich anerkannter Methoden.

Auf der rechten Seite finden Sie zunächst eine grundlegende Übung aus der Traditionellen Chinesischen Medizin, auf Seite 142/143 dann einen Überblick zu Methoden, die vor allem über körperliche Aktivität Entspannung herbeiführen – sei es auf so einfache Weise wie bei der Progressiven Muskelentspannung oder bei komplexeren Formen wie dem Hatha-Yoga. Suchen Sie nach einer Technik, die wirklich zu Ihnen passt und Ihnen Spaß macht.
Lassen Sie sich dann möglichst von einem guten Lehrer in die Einzelheiten einführen. So schleichen sich keine Fehler ein, und Sie profitieren maximal. Kurse finden Sie sicher direkt bei Volkshochschulen und anderen Weiterbildungseinrichtungen, Sportvereinen, Fitnessstudios und speziellen Schulen für einzelne Techniken.

Qi-Atmung zur Entspannung

Aus der Traditionellen Chinesischen Medizin stammt diese Übung, die dem Stress keine Chance gibt, die Muskeln entspannt, jede Zelle mit Sauerstoff versorgt und so die Lebensenergie, das Qi, fließen lässt.

_1 Legen Sie im aufrechten Stand die Hände flach auf Ihren Bauch, knapp oberhalb des Bauchnabels auf den Solarplexus. Dort liegt das Körperzentrum.

_2 Atmen Sie tief ein und aus, und versuchen Sie, diese Körpermitte zu erspüren, in dem Sie sich darauf konzentrieren.

_3 Bei Beginn der nächsten Atmung klappen Sie die Hände so um, dass die Handflächen oben sind.

_4 Nun führen Sie die Hände während der Einatmung kreisförmig über die Seiten bis hoch über den Kopf. Die Einatmung ist abgeschlossen, und die Handflächen zeigen nun nach unten. Die Fingerkuppen beider Hände berühren sich leicht.

_5 Mit Beginn der Ausatmung durch den Mund führen Sie die Arme vor dem Körper nach unten bis zum Körperzentrum zurück.

Wiederholungen: Führen Sie die Übung 1 bis 2 Minuten lang durch.

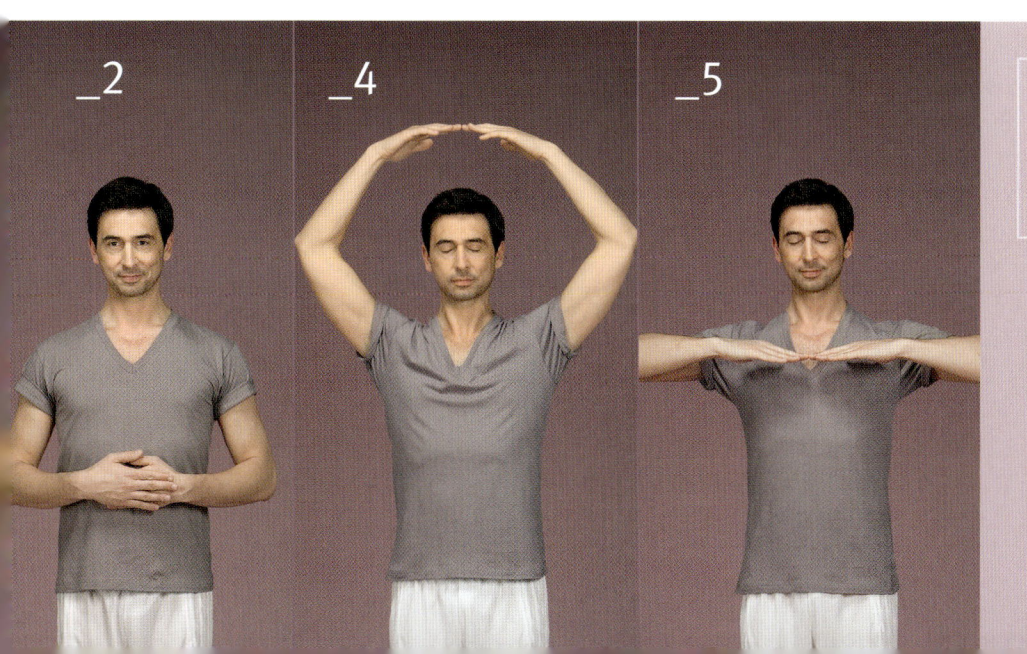

_2   _4   _5

beachten

_tipp: Auch die Krankenkassen haben längst erkannt, wie wichtig Entspannung ist, um gesund zu bleiben. Deshalb zahlen alle Kassen in Deutschland zumindest einen Teil der Kosten für Entspannungskurse. Fragen Sie nach!

Welche Technik bringt was?

Hier sehen Sie im Überblick die bewähr-
testen und wichtigsten Entspannungsmethoden, die auch Ihrem Rücken zugute

kommen. Alle Methoden sollten Sie sich
zunächst mit der Unterstützung eines guten Lehrers aneignen.

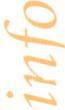
info

Übungstechnik	Nutzen für den Rücken	Hinweise
Alexander-Technik	❯ Wirkt besonders bei Problemen im Schulter- und Nackenbereich. ❯ Gut gegen stressbedingte Muskelverspannungen. ❯ Baut die Körperhaltung sehr nachhaltig wieder auf.	❯ Technik, die gerade bei Tänzern und Musikern als Ausgleich sehr verbreitet ist. ❯ Nicht ganz einfach zu erlernen. ❯ Geduld ist notwendig, bis sich erste Erfolge einstellen.
Autogenes Training	❯ Löst Verspannungen in der Muskulatur. ❯ Schult die Wahrnehmung von körpereigenen Signalen durch spezielle Ruhe-, Schwere- und Wärmeübungen.	❯ Erfordert längere Lernzeit. ❯ Der Effekt ist sehr gut, wenn man die Technik beherrscht. Sie lässt sich dann auch im Alltag zwischendurch anwenden.
Eutonie	❯ Mithilfe von Wahrnehmungsübungen lösen sich Verspannungen. ❯ Das Körpergefühl wird verbessert. ❯ Man erlernt einen harmonischen Wechsel von An- und Entspannung.	❯ Eutonie (= Wohlspannung) setzt auf die intensivere Auseinandersetzung mit dem eigenen Körperbild. ❯ Reduziert Nervosität. ❯ Ausgesprochen hilfreich bei Schlafproblemen.
Feldenkrais	❯ Man lernt eigene Bewegungsabläufe bewusst wahrzunehmen und damit auch Verspannungen leichter zu erkennen. ❯ Die Übungen lösen Bewegungseinschränkungen.	❯ Feldenkrais ist recht einfach und schnell zu lernen. ❯ Ärzte dürfen einen Kurs sogar verschreiben. ❯ Man entwickelt beim Üben eine hohe Sensibilität für eigene Lebensmuster.
Pilates	❯ Kräftigt die wichtigen Muskelgruppen und hilft einen stabilen Rücken aufzubauen. ❯ Ausgangspunkt der meisten Übungen ist die Körpermitte, die Wirbelsäule befindet sich also im Zentrum der Aufmerksamkeit.	❯ Anspruchsvolle Trainingstechnik, die ursprünglich für Körperkünstler und Tänzer entwickelt wurde . ❯ Lässt Muskeln spüren, von denen man nicht wusste, dass sie da sind. ❯ Ganz wichtig: unbedingt bei einem guten Trainer erlernen.

Übungstechnik	Nutzen für den Rücken	Hinweise
Progressive Muskelrelaxation nach Jacobson	› Löst intensive muskuläre Verspannungen. › Hilft dabei, Spannungsänderungen im Körper gezielter wahrzunehmen. › Trainiert den gesamten Körper.	› Recht schnell zu erlernen. › Erfolge stellen sich meist schon bald ein. › Ideal für die kurze Entspannung zwischendurch.
Qi Gong	› Löst Anspannungen und entstresst. › Lässt neue Energie tanken, indem der Fluss der Lebensenergie neu erschlossen wird. › Atemübungen fördern die Wahrnehmung, auch des eigenen Körpers.	› Sanfte, ruhige Bewegungen entspannen Körper, Geist und Seele. › Exakte Bewegungsausführung ist notwendig. Deswegen stellt sich ein Effekt oft nicht so schnell ein. › Hilft auch hervorragend bei innerer Unruhe und Nervosität.
Tai Chi	› Löst Anspannungen in den Muskeln. › Fließende Bewegungen schulen die Wahrnehmung von Informationen aus dem Körper. › Entstresst und beruhigt.	› Vereint Elemente aus Entspannung und Meditation. › Exakte Bewegungsformen werden erlernt, somit ist intensives Üben notwendig.
Yoga	› Hocheffektiv für den gesamten Rücken, weil Körperübungen mit meditativen Inhalten kombiniert werden. › Baut Körperhaltung auf, trainiert die Muskeln und sorgt für Ausgeglichenheit.	› Jahrtausendelang bewährte Lehre aus Indien. › Zum Erlernen braucht man Geduld. › Nur teilweise geeignet bei akuten Problemen, weil manche Übungen überfordern können. › Wichtig: ein guter Lehrer!
Zilgrei	› Wirkt gut gegen Verspannungen, Hexenschuss und Ischialgie. › Einmal erlernt, können die Übungen gut allein zu Hause durchgeführt werden.	› Setzt sich zusammen aus einfachen Übungen zur Atemschulung, Bewegungsübungen und aus dem Yoga. › Wird meist in Kursen angeboten und ist schnell erlernt. › Der wissenschaftliche Nachweis fehlt zwar noch, aber der Nutzen ist offensichtlich.

Bewegung, Luft und Wasser fürs Immunsystem

Der bekannte Kölner Immunologe Dr. Gerhard Uhlenbruck konnte nachweisen, dass bei viel Bewegung die körpereigenen Abwehrkräfte sehr viel effektiver arbeiten. So vermehrt sich nicht nur die Anzahl der Immunzellen, sondern diese arbeiten auch besser, weil sie Entzündungen schneller erkennen und bekämpfen. Parallel zu anderen Maßnahmen heißt es also, das Immunsystem zu aktivieren, um den Schmerz von allen Seiten dauerhaft zu bekämpfen.

Der Alltag bietet uns so viele Möglichkeiten, aktiv zu werden – wir müssen nur lernen, sie zu sehen und die Chance zu ergreifen. Besonders bei akuten Beschwerden im Rücken wählen wir häufig die vermeintlich bessere und bequemere Lösung wie das Auto und den Fahrstuhl, statt das Fahrrad oder die Treppe zu nehmen. Damit entscheiden wir uns eindeutig für die schlechtere Alternative! Denn unser leidender Rücken und das Immunsystem brauchen Aktivität, um wieder fit zu werden.

Wenn Sie Ihren Stoffwechsel und Ihr Herz-Kreislauf-System wieder in Schwung bringen, helfen Sie Ihrem Organismus, Stoffwechselvorgänge wie den Abtransport von Schadstoffen zu beschleunigen. Dadurch können die kleinen oder großen Entzündungen an den Facettengelenken der Wirbelkörper oder an den Nerven schneller wieder abklingen. Gerade eine regelmäßige Belebung und Anregung des Gesamtsystems Körper durch eine aktive Alltagsgestaltung hilft, unser Immunsystem zu stärken und wirksam gegen akute oder chronische Entzündungen im Bereich des Rückens vorzugehen.

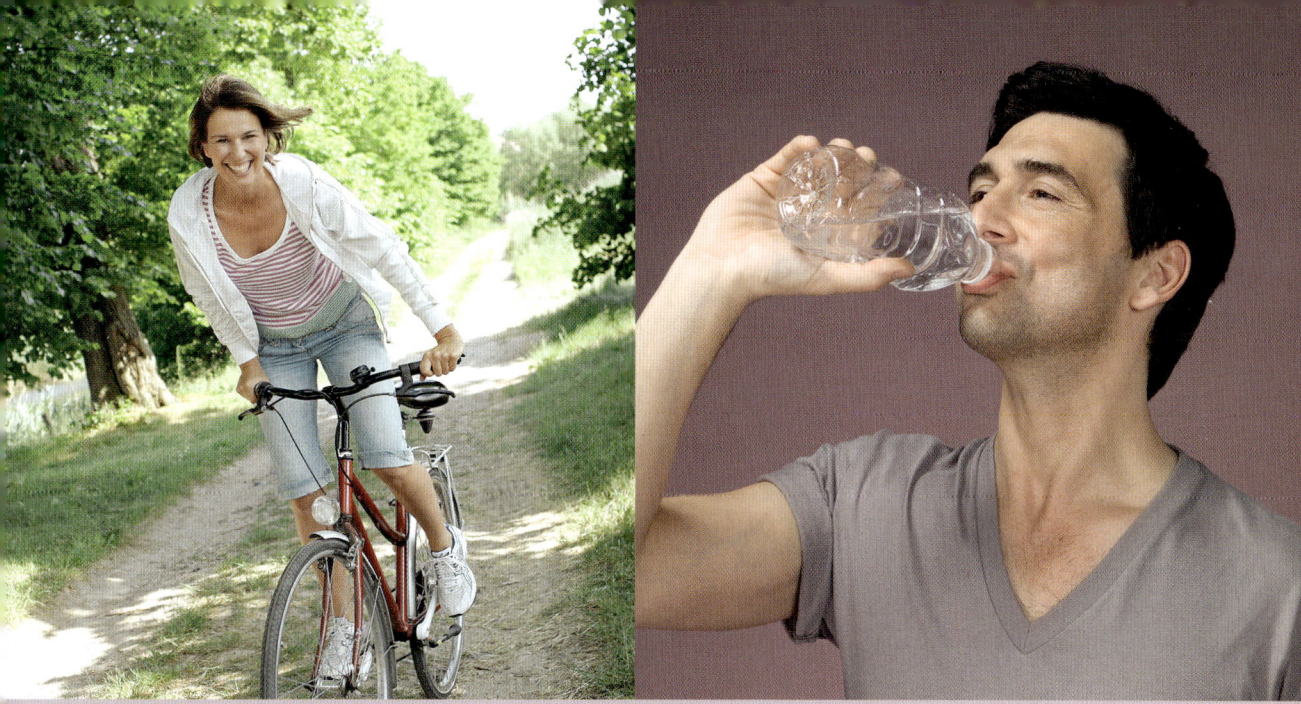

Zur Arbeit, zum Einkaufen oder einfach zum Spaß aufs Rad: Einfacher geht es kaum!

Trinken unterstützt den Stoffwechsel – das hilft auch Ihrem Rücken.

Mehr Aktivität im Alltag

Wie viele der folgenden Tipps setzen Sie täglich um? Suchen Sie sich mindestens zwei bis drei aus – Ihrem Rücken zuliebe!

❭ Nur 6 Prozent aller Menschen benutzen die Treppe statt der Rolltreppe – steigern Sie die Quote!

❭ Tragen Sie Ihre Einkäufe zum Auto, statt sie im Einkaufswagen zum Kofferraum zu rollen. Ein perfektes Ganzkörpertraining!

❭ Stehen Sie zum Telefonieren auf und wandeln Sie herum. Bereits langsames Gehen kurbelt auch den Gehirnstoffwechsel an, was das Denken erleichtert.

❭ Nutzen Sie das Handy-Telefonat mit der besten Freundin für einen Spaziergang.

❭ Haben Sie den Bus verpasst? Dann gehen Sie doch ein, zwei Stationen weiter, das ist auch nicht so langweilig wie Warten.

❭ Treffen Sie sich zum Quatschen mit Freunden mal nicht im Cafe – machen Sie gemeinsam einen Spaziergang!

❭ Fahren Sie mit dem Rad zur Arbeit und zum Einkaufen. Das geht meist auch schneller und einfacher als mit dem Auto.

❭ Setzen Sie sich ab und zu für 20 Minuten auf den Pezziball, ob am Schreibtisch oder vorm Fernseher. Auf dem Ball muss die innere Rückenmuskulatur arbeiten.

❭ Genießen Sie Aufräumen, Unkrautjäten, Autowaschen, Fahrradputzen … Die Bewegung tut dem Körper gut, und erledigte Aufgaben sind eine Wohltat für die Seele.

Radfahren, der unterschätzte Fitmacher

Beim Radfahren werden das Herz-Kreislauf-System und die Muskulatur fast des ganzen Körpers trainiert. Bei nahezu vollkommener Entlastung vom eigenen Körpergewicht können wir stundenlang aktiv sein, ohne weitere Rückenbeschwerden zu provozieren. Durch die asymmetrische Tretbewegung wird die tiefe Rückenmuskulatur, die für die Rückenstabilisation wichtig ist, stetig aktiviert und stimuliert. Radfahren aktiviert außerdem das Immunsystem: Von der ersten Stunde an verstärken die Abwehrzellen ihre heilende Wirkung. Radfahren ist eine perfekte Möglichkeit, sich ruhig und gleichmäßig zu bewegen – dabei wird kein Laktat gebildet, das unser Immunsystem ausbremst.

Die wichtigsten Tipps fürs Radfahren

> Nicht zu weit vorgebeugt oder gestreckt sitzen: Das überanstrengt die Schultermuskulatur und den unteren Rücken.
> Bei Schulter-Nacken-Beschwerden sollten Sie sich im Fachhandel beraten lassen, welche Art von Fahrrad-Geometrie Ihre Arme möglichst wenig belastet.
> Fahren Sie aber auch nicht allzu aufrecht, weil dabei die Rückenmuskeln nicht genug arbeiten und die Belastungen nicht ausreichend von der Wirbelsäule abfedern.
> Mountainbiken im Gelände nur mit einem vollgefederten Rad! Beim Tourenrad eine gefederte Sattelstütze einbauen.
> Lenker nicht zu tief einstellen und Griffweite etwa schulterbreit ausrichten.
> Abstand von Lenker zu Sattel so wählen, dass die Ellbogen leicht gebeugt bleiben.
> Sattel so einstellen, dass das Kniegelenk in der Streckung noch leicht gebeugt ist.
> Ergonomische Griffe mit einer größeren Auflagefläche für die Hände montieren.
> Einen Sattel wählen, der das Becken stabil abstützt, auf dem insbesondere beide Sitzbeinhöcker ausreichend Platz finden.
> Den Sattel nicht zu weich wählen.

5 Kilometer am Tag – ein guter Anfang

Pro Tag sollte man sich mindestens 30 Minuten bei moderater Intensität bewegen – so empfiehlt es beispielsweise das Robert-Koch-Institut. Das ist nicht viel: Schon wenn Sie 5 Kilometer pro Tag mit einer Geschwindigkeit von 15 km/h fahren, entspricht dies 20 Minuten – ein guter Beginn für mehr Aktivität, nebenbei spart es Zeit und schont die Umwelt. Sie werden sehr schnell merken, dass Radfahren Ihnen und Ihrem Rücken gut tut, denn die Entzündungen schwinden. Nutzen Sie jede Gelegenheit wie den Weg zur Arbeit oder zum Einkaufen. Dann bekommen Sie bestimmt bald Lust, mal am Feierabend eine kleine Tour zu unternehmen oder am Wochenende einen Ausflug mit Freunden zu planen.

tipp

_Sonnenlicht für die Abwehr

Unser Körper braucht Sonnenlicht, um Vitamin D zu bilden. Dieses ist notwendig, damit die Abwehrzellen unseres Immunsystems den antibakteriellen Stoff Cathelizidin bilden. Tanken Sie jeden Tag mindestens 15 bis 20 Minuten Tageslicht – auch bei schlechtem Wetter und im Winter. Selbst wenn wir die Sonne nicht sehen, ist ihr Streulicht immer noch sehr hell.

Um sich selbst anzuspornen und Fortschritte schwarz auf weiß sehen zu können, tragen Sie doch Ihre Tageskilometer und die Durchschnittsgeschwindigkeit in ein Fahrtenbuch ein. Dazu brauchen Sie natürlich einen Tachometer an Ihrem Rad.

Öfter mal zu Fuß unterwegs

Auch wenn Sie »per pedes« unterwegs sind, aktivieren Sie Ihre Selbstheilungskräfte. Ein erfolgversprechender Anfang ist, täglich 3000 Schritte mehr zu gehen, wie es das Bundesministerium für Gesundheit empfiehlt. In 10 Minuten legen Sie etwa 1000 Schritte zurück – mit 3000 zusätzlichen Schritten hätten Sie 30 Minuten Bewegung am Tag. Das Zentrum für Gesundheit in Köln hat eine entsprechende Studie durchgeführt und viele positive Ergebnisse erhalten: Die Abwehrkräfte werden aktiviert, die Ausdauer steigt, zu hoher Blutdruck sinkt, die Cholesterinwerte verbessern sich, und, vielleicht am wichtigsten: Man fühlt sich wohler und zufriedener.

Der Schrittzähler ist ein wunderbares Motivationsinstrument für mehr Bewegung! Allgemein empfohlen wird, täglich um die 10000 Schritte zurückzulegen. Das klingt sehr viel, aber schon kleine Steigerungen können schon viel bewirken. Vergleichen Sie mal Ihre Schrittzahl mit den Aktivitätskategorien der renommierten Sportwissenschaftler Tudor-Locke und Bassett:

❯ Inaktiver Lebensstil: < 5000 Schritte
❯ Wenig aktiv: 5000–7499 Schritte
❯ Etwas aktiv: 7500–9999 Schritte
❯ Aktiv: 10000–12499 Schritte
❯ Sehr aktiv: 12500 Schritte
(Quelle: Tudor-Locke & Bassett 2004)

Mit Wasser gegen Entzündungen

Bei Entzündungen ist der Wasserbedarf stark erhöht, denn eine Entzündung überhitzt die Zellen. Wasser kühlt und lindert dauerhaft tief im Körperinneren und direkt an den schmerzenden Regionen, und es transportiert »verbrauchte« Stoffe ab.

Die meisten Strukturen des Rückens hängen am Tropf der Wasserversorgung. Wasser ernährt die Bandscheiben und versorgt sie mit frischem Material. Trockene Bänder oder Gelenkknorpel werden spröde. Sie reißen schneller als elastische, gut ernährte Strukturen. Versorgen Sie also Ihren Körper mit ausreichend Wasser.

❯ Die Faustregel lautet: 30 Milliliter Wasser pro kg Körpergewicht am Tag.

Das sind zum Beispiel bei 70 Kilo Körpergewicht 2,1 Liter. So viel muss sein – bei Hitze oder starkem Schwitzen wie durch Sport und Sauna noch deutlich mehr. Damit der Wasserkreislauf im Körper aktiviert wird, müssen Sie sich möglichst viel bewegen.

_Temperaturwechsel fürs Immunsystem

Der legendäre Pfarrer Sebastian Kneipp machte es vor: Tägliches Wechselduschen stimuliert das Immunsystem. Beginnen Sie mit 2 bis 3 Minuten warmen Duschens, dann 1 bis 2 Minuten so kalt, wie Sie es aushalten. Wiederholen Sie dies 3-mal. Bürsten Sie Ihre Haut während der kalten Phase. Auch die Sauna stimuliert durch den Kalt-Warm-Wechsel Ihr Immunsystem.

tipp

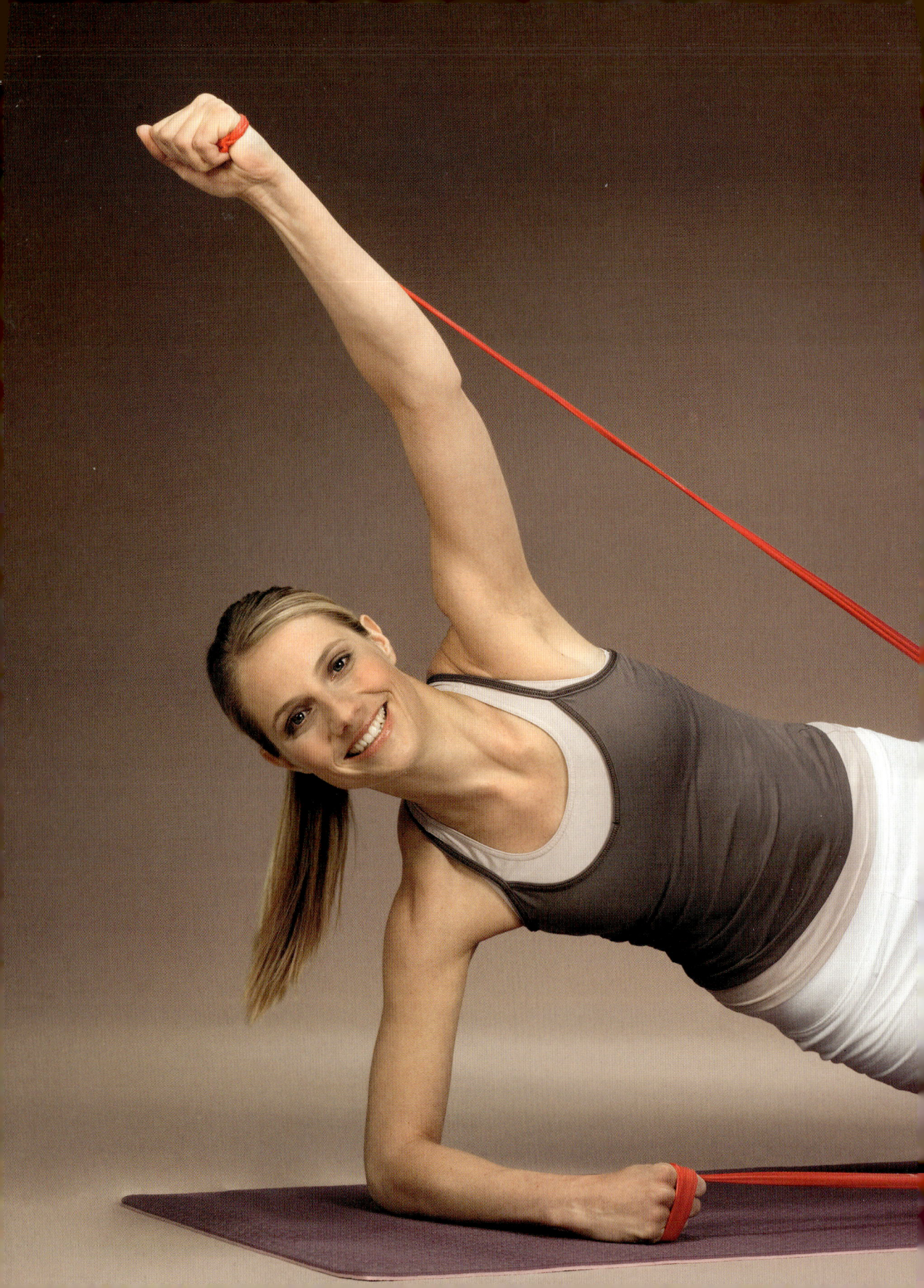

Das Lebenslang-Fit-Programm

Auch nachdem Ihre Rückenschmerzen verschwunden sind, sollten Sie aktiv bleiben! Damit der Schmerz nicht heftiger denn je zurückkommt, geben Sie Ihrem Rücken und sich selbst doch etwas mehr Zuwendung. 10 bis 15 Minuten am Tag reichen!

Für Schultern, Nacken und Brustwirbelsäule

Eine aufrechte, stolze Haltung durch harmonisch gekräftigte Rücken- und Bauchmuskeln verleiht Ihnen nicht nur eine tolle Ausstrahlung, sondern sie verhindert auch, dass Sie im Alltag in Ihre alten rückenunfreundlichen Bewegungsmuster zurückfallen. Typisch ist etwa die zusammengesunkene Haltung mit hochgezogenen Schultern, die viele am Schreibtisch oft einnehmen – besonders wenn Zeitdruck oder andere Stressauslöser mitspielen. Die folgenden Übungen kräftigen umfassend Ihre Schulter- und Nackenpartie sowie den gesamten Bereich der Brustwirbelsäule. Auch die Bauchmuskulatur kommt dabei nicht zu kurz, da sie für die Aufrichtung der Wirbelsäule in hohem Maße mitverantwortlich ist.

info

_Körpereigene Schmerzmittel

Hemmende Neurone schütten zur Unterdrückung von Schmerzen Endorphine oder vergleichbare sogenannte Opioidpeptide aus, welche den Schmerz weniger intensiv wahrnehmen lassen. Rückenschmerzen machen uns also weniger zu schaffen, wenn wir den Körper zu vermehrter Ausschüttung von Endorphinen anregen, etwa durch Sport und Bewegung. Auch die Wirkung von Akupunktur, Schmerzhypnose oder gar von Placebos lässt sich dadurch erklären.

Armheber

Das Frontheben stärkt vor allem Ihre Trapezmuskeln, die von der Halswirbelsäule bis zum unteren Ende des Schulterblatts verlaufen, und die Muskeln an der Schulter. Eine trainierte Muskulatur kann sich besser entspannen und die Last des Alltags viel besser tragen.

_1 Sie stehen aufrecht, Ihre Beine sind hüftbreit geöffnet, Ihre Schultern entspannt. Lassen Sie die Arme hängen, Ihre Hände bilden lockere Fäuste und liegen vorn auf Ihren Oberschenkeln.

_2 Beim Ausatmen winkeln Sie Ihre Arme mit Kraft in einem moderaten Tempo an und ziehen sie nach oben bis auf Brusthöhe. Ihre Ellbogen zeigen in der Endposition nach außen, und Ihre Ober- und Unterarme befinden sich etwa parallel zum Boden.

_3 Mit dem Einatmen senken Sie die Arme wieder in die Ausgangsposition, und Ihre Hände gleiten zurück zu den Oberschenkeln.

Variante: Stellen sie sich mittig auf ein Thera-Band und greifen es so, dass es in Oberschenkelhöhe eine leichte Spannung aufweist. Ziehen Sie nun das Band in moderatem Tempo mit dem Ausatmen bis auf Brusthöhe an.

Wiederholungen: Heben Sie die Arme 8- bis 12-mal an, und machen Sie zwischendurch eine kleine Pause.

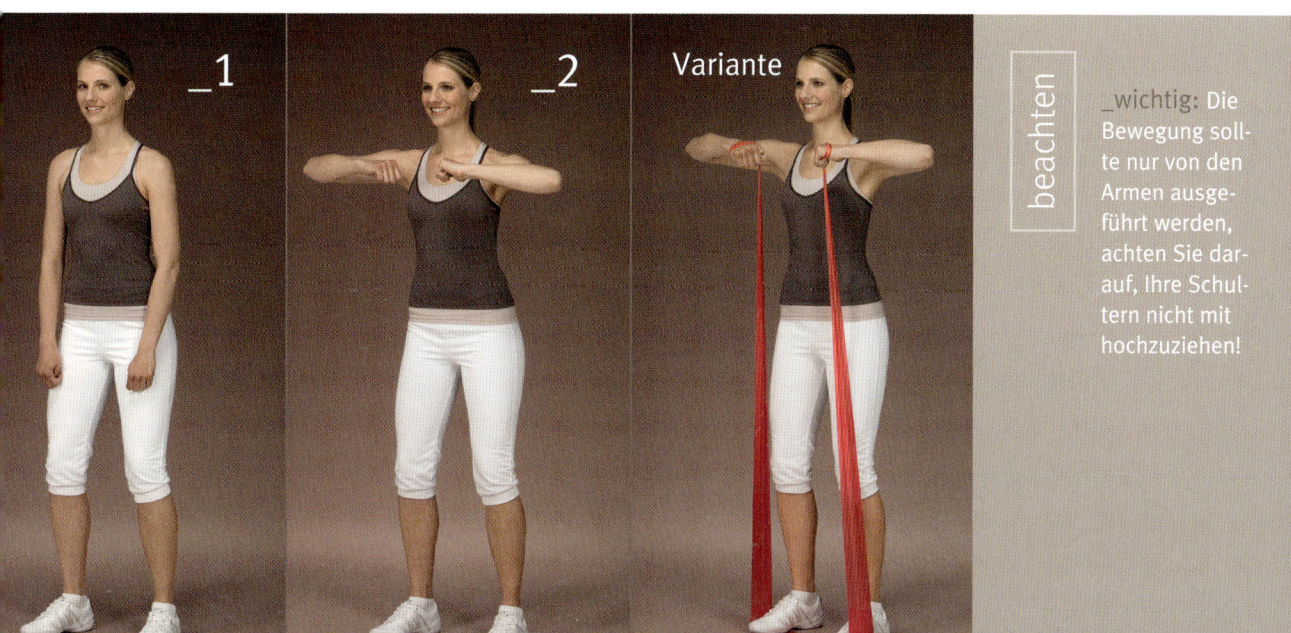

_1   _2   Variante

beachten

_wichtig: Die Bewegung sollte nur von den Armen ausgeführt werden, achten Sie darauf, Ihre Schultern nicht mit hochzuziehen!

Liegestütz

Diese klassische Ganzkörperübung und verleiht Ihrem gesamten Rumpf sowie dem Schulter-Nacken-Bereich mehr Kraft und Stabilität. Wenn Sie mehr Wert auf das Training der Brustmuskeln legen, platzieren Sie die Hände über schulterbreit; soll die Betonung auf den Armstreckern liegen, halten Sie sie schulterbreit.

_1 Sie knien mit überkreuzten Unterschenkeln auf dem Boden. Der Po schwebt über dem Boden, nicht über den Knien. Die Hände sind genau unter den Schultern, der Blick ist nach unten gerichtet.

_2 Ziehen Sie den Bauchnabel aktiv nach innen, und spannen Sie Ihren Po an, damit Sie nicht im Lendenwirbelbereich durchhängen und eine gute Ganzkörperspannung aufbauen.

_3 Beim Einatmen senken Sie den gestreckten Körper langsam und kontrolliert bis kurz über den Boden, indem Sie die Arme beugen. Ihre Ellbogen wandern dabei nach außen.

_4 Mit dem Ausatmen drücken Sie sich aus Arm-, Schultern- und Brustmuskeln zurück in die Ausgangsstellung. Atmen Sie tief weiter!

Wiederholungen: Senken Sie sich 8- bis 12-mal ab, mit einer kleinen »Halbzeitpause«.

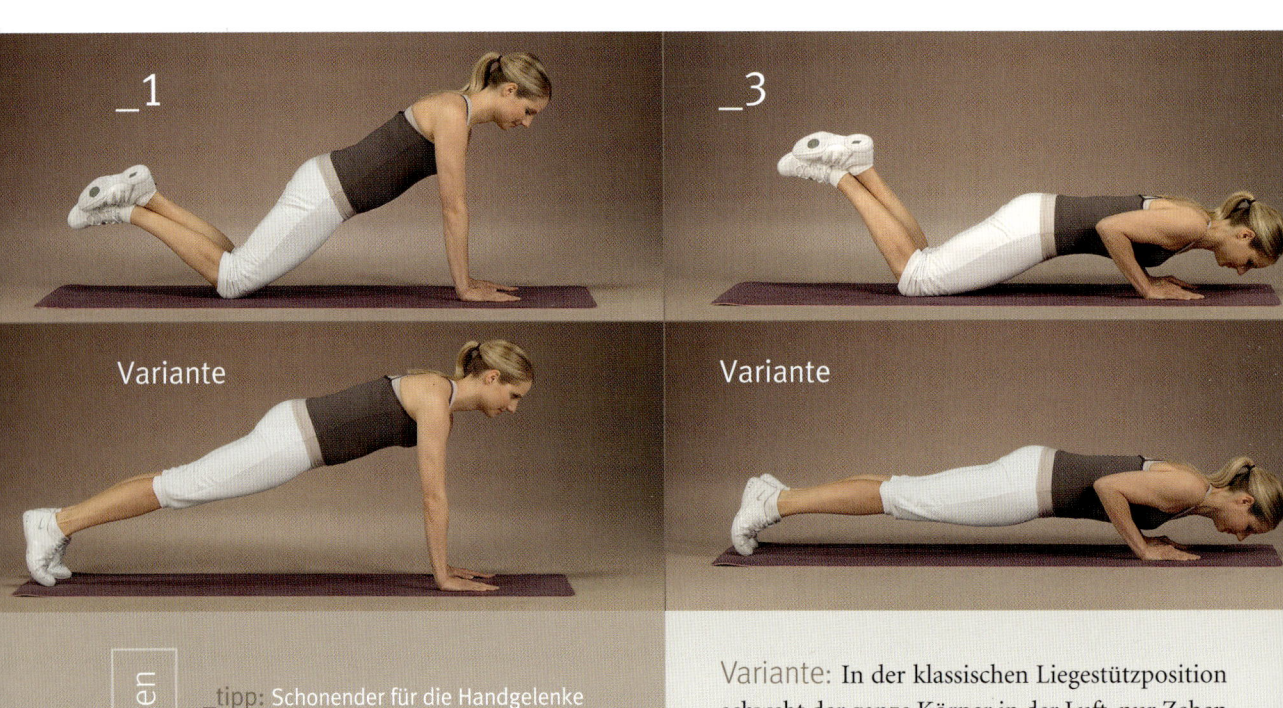

_1

_3

Variante

Variante

beachten

_tipp: Schonender für die Handgelenke ist es, wenn Sie Ihre Hände zur Faust ballen oder eine zusammengerollte Matte oder ein Kissen unter die Hände legen.

Variante: In der klassischen Liegestützposition schwebt der ganze Körper in der Luft, nur Zehen und Hände haben Bodenkontakt. Letztere stehen senkrecht unter den Schultergelenken.

Säge

Die »Säge« ist eine wirkungsvolle Kombination aus einer Beugung, einer Drehung und einer Aufrichtung der Wirbelsäule. Auf diese Weise verbessert die Übung die Beweglichkeit der Wirbelsäule. Die aktive Aufrichtung trainiert gleichzeitig Ihre tiefe und seitliche Rückenmuskulatur.

_1 Setzen Sie sich aufrecht auf den Boden, öffnen Sie Ihre möglichst gestreckten Beine zu einem leichten V, und ziehen Sie die Fußspitzen zu sich heran. Heben Sie die Arme gestreckt seitlich bis in die Waagerechte an.

_2 Atmen Sie einmal tief ein, und drehen Sie Ihren Oberkörper dabei langsam und kontrolliert so weit nach rechts, dass beide Sitzbeinhöcker trotz der Drehung noch gleichmäßig belastet bleiben.

_3 Mit dem Ausatmen beugen Sie Ihren Oberkörper langsam aus der Taille so weit nach vorn, dass Ihre linke Hand zur Außenseite Ihres rechten Fußes kommt. Der hintere Arm bleibt lang gestreckt, wobei die Handflächen nach unten zeigen. Ihr Blick folgt der Bewegung des Kopfes in Richtung der hinteren Hand.

_4 Beim Einatmen kommen Sie langsam zurück zur Ausgangsposition und führen die Bewegung im fließenden Übergang zur anderen Seite durch.

Wiederholungen: Führen Sie die Übung etwa 10-mal durch.

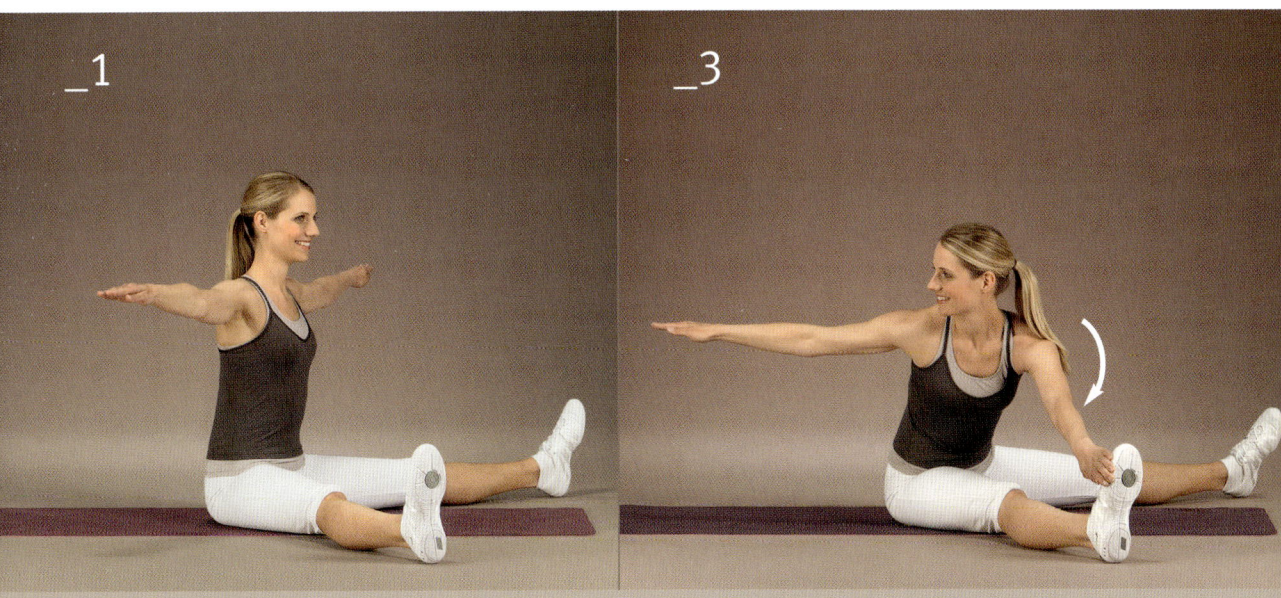

beachten

_wichtig: Die Übung zielt auf eine Beugung der Wirbelsäule mit gleichzeitiger Rotation und nicht auf eine Dehnung Ihrer Oberschenkelrückseite ab! Wenn es in den Oberschenkelrückseiten zu stark »zieht«, setzen Sie sich auf eine zusammengerollte Matte oder eine andere Erhöhung.

Ruderer

Mit dieser Übung trainieren Sie besonders die Muskulatur zwischen Ihren Schulterblättern und wirken einer Rundrückenhaltung aktiv entgegen. Sie werden bald feststellen, wie sich Ihre gesamte Haltung auch während des Sitzens und Gehens merklich verbessert.

_1 Setzen Sie sich mit geschlossenen Beinen aufrecht auf den Boden. Winkeln Sie Ihre Beine leicht an, und stellen Sie Ihre Füße mittig auf ein Thera-Band. Fassen Sie mit jeder Hand ein Bandende oder greifen Sie so weit, dass das Band unter eine leichte bis mäßige Spannung gerät. Ihre Arme sind dabei fast vollständig gestreckt und befinden sich etwa auf Kniehöhe. Drehen Sie Ihre Handfläche zum Boden, und richten Sie sich noch einmal aktiv im Rücken auf – der Kopf zieht in Richtung Decke.

_2 Beim Ausatmen ziehen Sie Ihre Arme nun mit einer Drehung im Ellbogengelenk langsam nach außen hinten, sodass das Band richtig auf Spannung kommt und Sie spüren, wie sich Ihre Schulterblätter der Wirbelsäule annähern. Ihre Handflächen zeigen in dieser Position nach oben.

_3 Mit dem Einatmen führen Sie die Arme kontrolliert und vor allem langsam gegen den Zug des Bandes in die Ausgangsposition zurück. Die Handflächen zeigen nun wieder zum Boden.

Wiederholungen: Machen Sie die Übung etwa 8- bis 12-mal mit ein bis zwei kleinen Pausen.

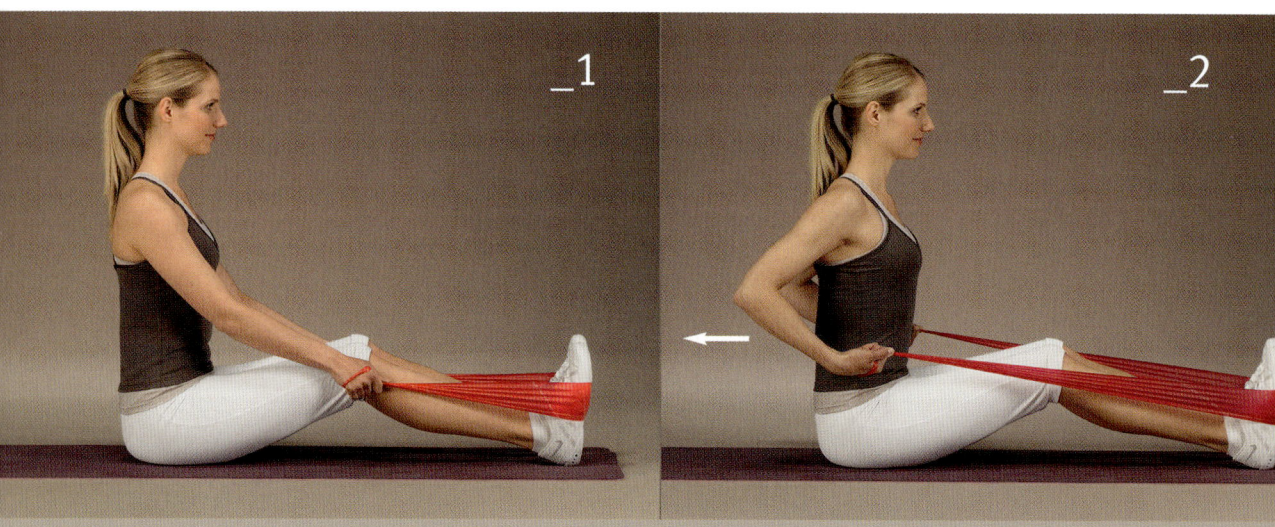

beachten

_tipp: Sollten Sie nicht in den aufrechten Sitz gelangen, weil die Muskeln an Ihrer Oberschenkelrückseite oder am Rücken noch nicht dehnfähig genug sind, legen Sie sich ein kleines Kissen oder eine zusammengerollte Matte unter den Po.

Bauch-Twist

Mit dieser Übung können Sie gezielt Ihre gerade, schräge und tief liegende Bauchmuskulatur sowie die Stabilisatoren im Beckenbereich aufbauen. Gleichzeitig schulen Sie Ihr Gleichgewicht aufgrund des instabilen Untergrundes und aktivieren damit besonders die tief liegende Rückenmuskulatur, welche die Wirbelsäule stabilisiert und mobil hält, durch reflexartige Ausgleichbewegungen.

_1 Setzen Sie sich auf einen Pezziball, und stellen Sie die Beine hüftbreit auf. Die Arme werden im Nacken verschränkt, wobei die Ellbogen nach außen zeigen.

_2 Wandern Sie nun vorsichtig mit den Füßen nach vorn, bis nur noch der Oberkörper auf dem Ball ruht und der Po nahezu in der Luft schwebt. Ihren Blick richten Sie dabei zur Decke: Zwischen Kinn und Brust sollte ungefähr noch eine Faust passen.

_3 Atmen Sie ganz aus, und bewegen Sie dabei Ihre rechte Schulter ohne Schwung schräg diagonal in Richtung Ihres linken Oberschenkels (entspricht einem sogenannten Diagonalen Crunch). Der Blick folgt dabei der Bewegung. Falls Sie Nackenprobleme haben, sollten Sie mit einer Hand den Nacken stützen, und zwar gegenüber der Drehrichtung.

_4 Mit dem Einatmen kommen Sie in die Ausgangsstellung zurück und wechseln mit dem nächsten Ausatmen die Seite.

Wiederholungen: Machen Sie die Übung etwa 5-mal mit einer kleinen Pause.

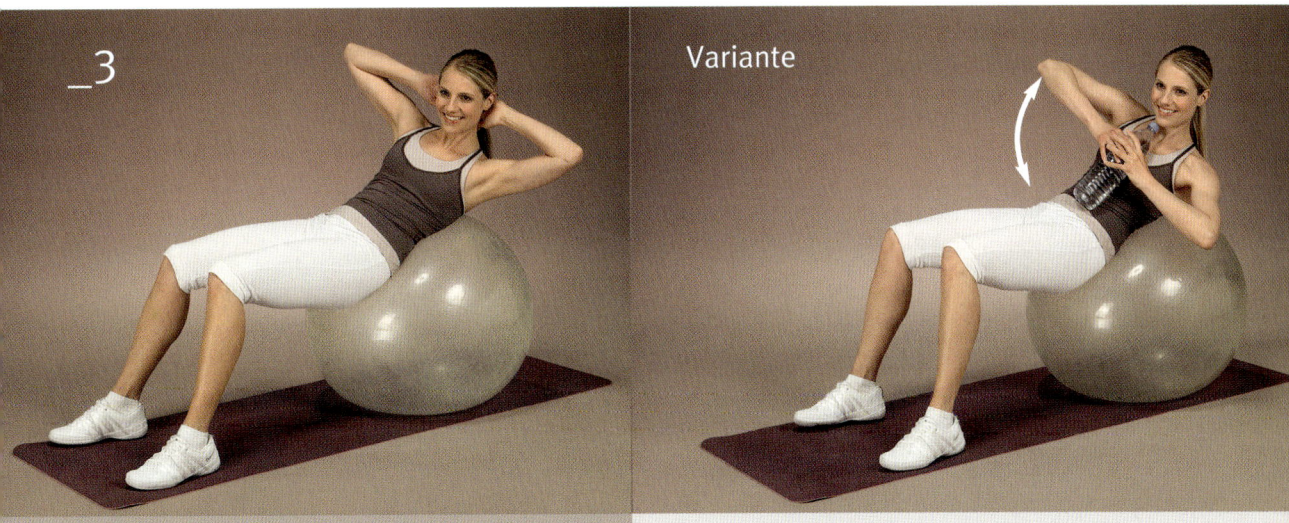

_3

Variante

beachten

_tipp: Sollten Sie sehr schwanken und keine Stabilität finden, setzen Sie sich mit dem Gesicht zu einer Wand auf den Ball, und stützen Sie sich mit den Füßen an der Wand ab.

Variante: Schwieriger wird die Übung, wenn Sie dabei Gewichte, etwa gefüllte Wasserflaschen, in den Händen halten (nicht bei Nackenbeschwerden).

Für Lendenwirbelsäule und Kreuzbeinregion

Wenn die Muskeln im Bereich Ihres unteren Rückens schön beweglich und kräftig sind, können Sie Muskelverspannungen und -verhärtungen, Schmerzen und einem (eventuell erneuten) Hexenschuss wirkungsvoll vorbeugen. Hierfür haben wir auf den folgenden Seiten zwei Übungen ausgewählt, für die Sie einen großen Pezziball brauchen. Die Anschaffung eines solchen Balles lohnt sich in jedem Fall, denn die instabile Unterlage macht das Training der tiefen Rückenmuskeln noch erheblich wirkungsvoller. Sie bekommen den Ball und die dazugehörige Pumpe beziehungsweise Adapter für Ihre Luftmatratzenpumpe recht preisgünstig und in vielen Farben in gut sortierten Sportgeschäften, im Sanitätshaus oder auch bei den Krankenkassen. Sie können bei der Schreibtischarbeit oder beim Fernsehen auch zwischendurch Ihren Bürostuhl beziehungsweise das Sofa durch den Ball ersetzen. Verbringen Sie aber nicht mehr als 30 Minuten am Tag auf dem Pezziball, da es sonst zu anstrengend wird und Sie ermüden (siehe auch Seite 45).

Außer den beiden folgenden Übungen können Sie natürlich auch die Übungen für die Lendenwirbelsäulen- und Kreuzbeinregion (ab Seite 120) aus dem Anti-Schmerz-Programm immer wieder einmal in Ihr tägliches Trainingsprogramm einbeziehen.

Bei den Übungen für die Lendenwirbelsäule wird übrigens auch meist die Pomuskulatur mit trainiert. Das sorgt für eine wohlgeformte, feste Kehrseite – eine schöne Nebenwirkung, oder?

Schwankender Wirbelsäulenstrecker

Die Streckung der Wirbelsäule kräftigt die Muskeln im Lendenwirbelbereich und kommt auch Ihrer Brustwirbelsäule zugute. Gerade wenn Sie viel im Sitzen arbeiten, ist sie immens wichtig für eine gute Haltung. Die wackelige Unterlage verstärkt das Training der tiefen Rumpfmuskulatur.

_1 Kommen Sie in den Kniestand, ein Pezziball liegt direkt vor Ihnen. Legen Sie den Oberkörper vollständig auf den Ball, Ihre Hüftgelenke sind senkrecht über den Knien. Für besseren Halt stellen Sie die Fußspitzen hüftbreit auf oder drücken die Fußsohlen hinter sich gegen eine Wand.

_2 Halten Sie Ihre Arme nach hinten gestreckt neben dem Körper auf Höhe Ihrer Hüften. Sie können die Hände auch ineinander verschränken, dann wird die Übung noch wirkungsvoller. Richten Sie Ihren Blick auf den Ball und rollen sich so weit wie möglich ein.

_3 Beim Ausatmen ziehen Sie den Bauchnabel ein und richten Ihren Oberkörper langsam so weit auf, bis er eine diagonale Linie mit dem Po bildet. Bewegen Sie gleichzeitig Ihre Schulterblätter aufeinander zu.

_4 Mit dem nächsten Einatmen rollen Sie sich wieder nach unten ein.

Wiederholungen: Machen Sie die Übung 8- bis 12-mal, mit 1 bis 2 Pausen.

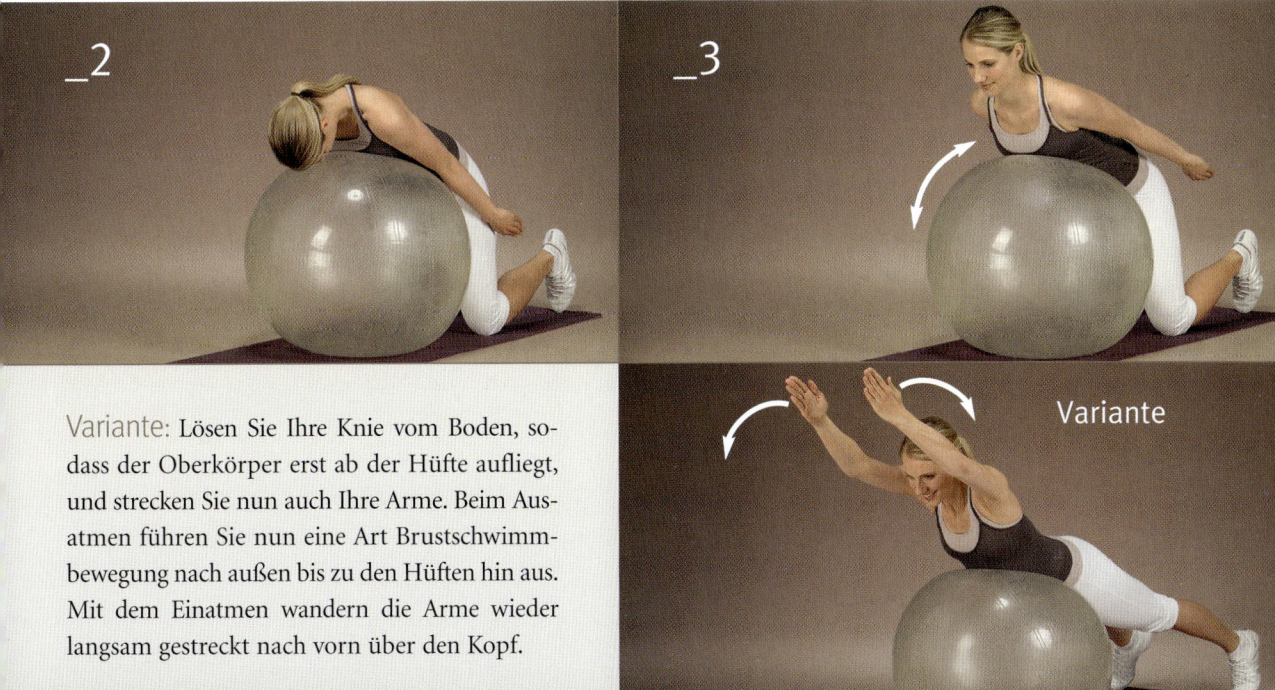

Variante: Lösen Sie Ihre Knie vom Boden, sodass der Oberkörper erst ab der Hüfte aufliegt, und strecken Sie nun auch Ihre Arme. Beim Ausatmen führen Sie nun eine Art Brustschwimmbewegung nach außen bis zu den Hüften hin aus. Mit dem Einatmen wandern die Arme wieder langsam gestreckt nach vorn über den Kopf.

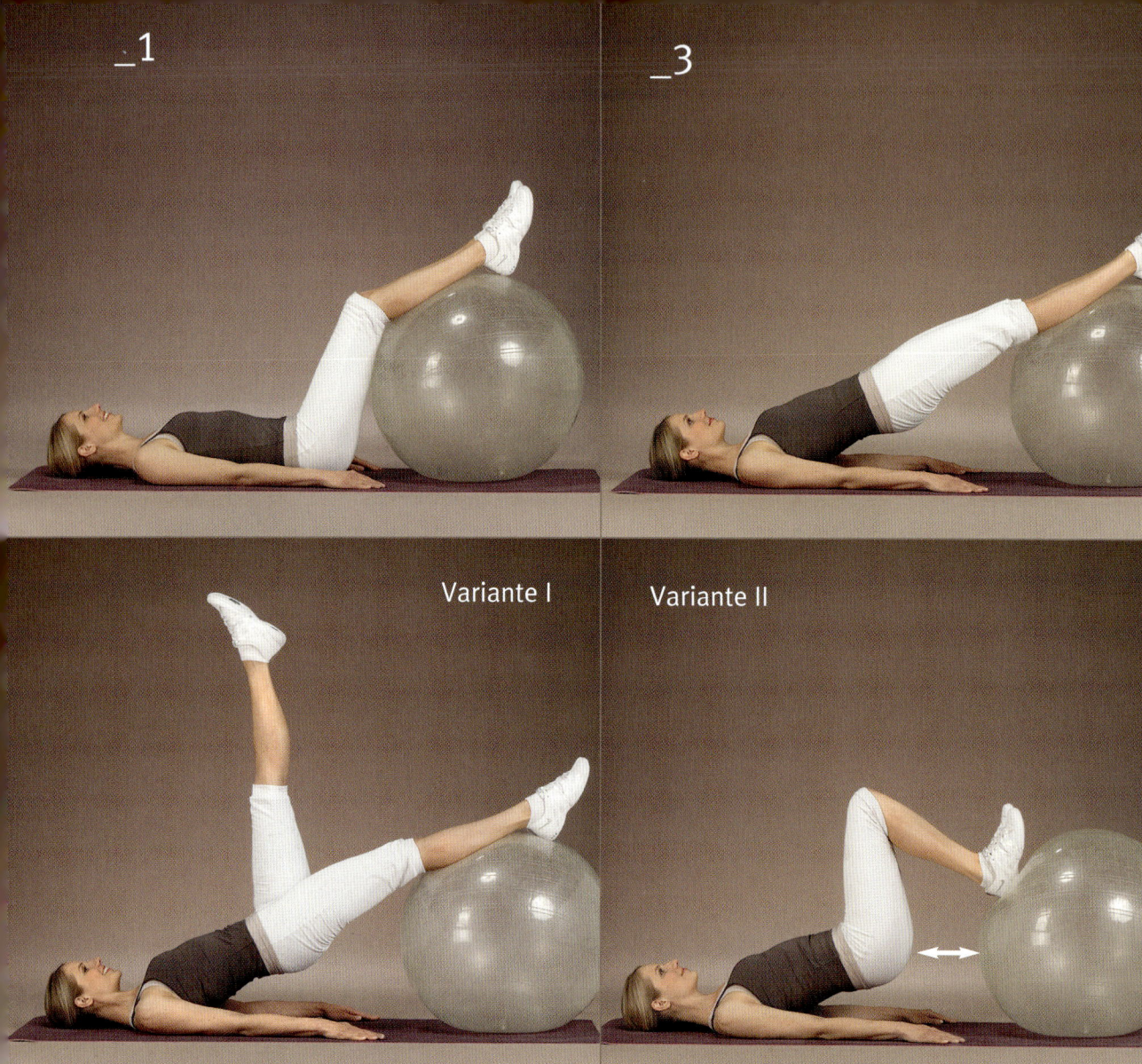

_1

_3

Variante I

Variante II

_Wichtig: Ihr Becken darf nicht absinken! Sollten Sie jedoch während der Übung sehr stark schwanken, brechen Sie bitte unbedingt ab und fahren zunächst mit der Übung »Brücke« (siehe Seite 126) fort. Wenn Sie Ihren Rumpf dann ausreichend stabilisieren können, wagen Sie sich erneut ans »Hohe Tor«.

Hohes Tor

Das Hohe Tor macht die Wirbelsäule beweglicher, entlastet wichtige Strukturen wie Bandscheiben und Bänder und trainiert vor allem Ihre Rückenstrecker und die Pomuskulatur. Durch die instabile Unterlage werden die tiefen Anteile der Rückenmuskulatur gekräftigt, weil Sie auf die Schwankungen des Balles reflexartig mit blitzschnellen Stabilisationsbewegungen reagieren.

_1 Legen Sie sich auf den Rücken, mit den Unterschenkeln hüftbreit auf einem Pezziball. Ihre Oberschenkel befinden sich jeweils im rechten Winkel zum Rumpf und zu den Unterschenkeln. Legen Sie Ihre Arme entspannt und gestreckt neben dem Körper ab. Die Schultern sind ebenfalls entspannt. Achten Sie darauf, dass unter Ihrer Lendenwirbelsäule noch eine Lücke bleibt – die physiologische Lücke durch die Schwingung Ihrer Lendenwirbelsäule.

_2 Der Bewegungsablauf ist im Prinzip der gleiche wie bei der Brücke auf Seite 126: Drücken Sie beim Ausatmen Ihre Lendenwirbelsäule aktiv gegen den Boden. Dadurch hebt Ihr Steißbein leicht vom Boden ab.

_3 Rollen Sie vom Steiß weiter über Lenden- und Brustwirbelsäule jeden einzelnen Wirbel langsam nach oben auf, sodass Ihr Körper vom Kopf bis zu den Füßen eine diagonale Linie bildet und außer Kopf, Schultergürtel und Unterschenkeln alles in der Luft schwebt. Der Nacken bleibt dabei unbedingt entspannt! Verlagern Sie dafür Ihr Körpergewicht mehr zu Ihren Füßen hin.

_4 Halten Sie diese Position einige Atemzüge, dann rollen Sie langsam Wirbel für Wirbel in die Ausgangsposition zurück.

Variante I: Mit dem Einatmen heben Sie den Rumpf wie beschrieben an. Beim nächsten Ausatmen heben Sie das rechte Bein etwas an. Halten Sie diese Position einige Atemzüge, bevor Sie das Bein wieder auf dem Ball ablegen und das linke Bein anheben. Nach dem Seitenwechsel kommen Sie zurück zum Boden.

Variante II: Heben Sie den Rumpf wie beschrieben an. Beim Einatmen setzen Sie beide Füße hüftbreit auf den Pezziball. Ziehen Sie den Ball beim Ausatmen zu sich unter Ihren Po. Beim Einatmen führen Sie den Ball zurück. Diese Variante kräftigt gleichzeitig intensiv Ihre Oberschenkelrückseite!

Wiederholungen: Führen Sie Ihre gewählte Übungsvariante 8- bis 12-mal durch, mit ein bis zwei kleinen Pausen.

Für den gesamten Rumpf

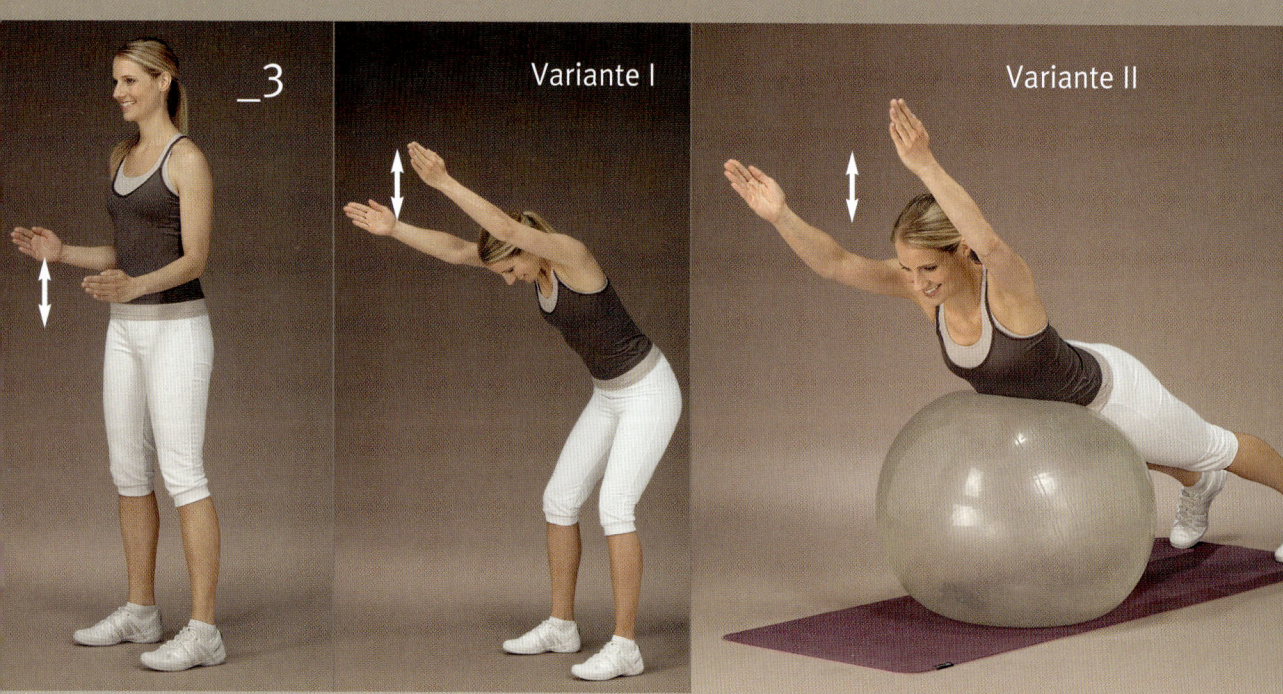

_3   Variante I   Variante II

beachten

_wichtig: Bei dieser Übung verfällt man schnell in eine Pressatmung. Achten Sie unbedingt darauf, im eigenen Atemrhythmus weiterzuatmen! Vergessen Sie aber auch nicht, Ihre Bauchspannung beizubehalten.

Klassischer Hacker

Der Hacker ist eine Übung zum Training speziell der tiefen Rückenschichten, die direkt an der Wirbelsäule ansetzen und somit für höchstmögliche Stabilität sorgen. Mindestens dreimal wöchentlich praktiziert, hilft diese Übung Ihrem Rücken, optimal für jegliche Alltagssituation gerüstet zu sein und keinen Schaden zu erleiden.

_1 Sie stehen aufrecht mit hüftbreiten Beinen und ganz leicht gebeugten Knien. Ihr Bauchnabel ist nach innen gezogen und Ihr Blick geradeaus gerichtet.

_2 Legen Sie Ihre Arme ganz eng an den Oberkörper, und nehmen Sie die Unterarme im rechten Winkel nach oben. Drehen Sie die Daumen nach oben, sodass Ihre Handflächen einander »anschauen«.

_3 Führen Sie nun 30 bis 60 Sekunden lang ganz schnelle und kleine »hackende« Hoch-Tief-Bewegungen mit den Unterarmen aus. Der Rumpf hält aktiv dagegen, indem der Bauch weiter eingezogen wird. Ihre Beine sind währenddessen fest im Boden verankert, es bewegen sich also wirklich nur Ihre Unterarme!

Variante I: Im hüftbreiten Stand mit leicht gebeugten Knien kommen Sie in eine leichte Oberkörpervorlage. Der Rücken ist dabei gerade und wird durch das aktive Einziehen des Bauchnabels stabilisiert, sodass Sie in Ihrer Lendenwirbelsäule nicht durchhängen können. Der Kopf bildet eine Verlängerung der Halswirbelsäule, sodass der Blick nach schräg unten etwa ein- bis zwei Meter vor die Füße gerichtet ist. Nehmen Sie Ihre Arme gestreckt über den Kopf nach vorn. Die Daumen zeigen dabei nach oben; die Handflächen sind einander zugewandt. Die schnellen, hackenden Hoch-Tief-Bewegungen werden nun mit dem ganzen Arm ausgeführt. Halten Sie Ihren Körper während der Bewegung ruhig!

Variante II: Gehen Sie vor einem Pezziball in den Kniestand. Legen Sie Ihren Oberkörper vollständig auf dem Ball ab, die Hüftgelenke sind senkrecht über den Knien. Setzen Sie die Fußspitzen hüftbreit auf. Lösen Sie die Knie vom Boden, strecken Sie die Beine und heben den Oberkörper etwas an, sodass Sie von den Fersen zum Kopf eine Linie bilden. Für besseren Halt können Sie die Fersen gegen eine Wand stützen oder die Beine etwas weiter öffnen. Atmen Sie aus, und führen Sie die Arme schulterbreit und gestreckt über den Kopf als Verlängerung der Diagonale, die Daumen zeigen nach oben. Atmen Sie gleichmäßig weiter, und machen Sie mit den Armen kleine, schnelle, »hackende« Hoch-Tief-Bewegungen von wenigen Zentimetern.

Wiederholungen: Führen Sie Ihre gewählte Variante mindestens 3-mal durch.

Kraulen

Die Schwimmbewegung gilt als Klassiker unter den wirkungsvollen Rückenübungen, um vor allem die tief liegenden Rückenmuskeln zu trainieren und sich somit ein fittes Rückgrat anzueignen. Daneben gewinnt auch besonders Ihre Schultermuskulatur an Kraft und Beweglichkeit.

_1 Legen Sie sich auf Ihrer Trainingsmatte oder einer gefalteten Decke auf den Bauch. Ihre Beine sind gestreckt und hüftbreit geöffnet. Ihre Arme strecken Sie schulterbreit über den Kopf aus, wobei Ihre Daumen nach oben zeigen. Ziehen Sie die Schultern dabei nicht zu den Ohren. Ihre Stirn liegt auf der Unterlage auf.

_2 Beim Ausatmen ziehen Sie den Bauchnabel ein, sodass eine kleine Lücke unter Ihrem Bauch entsteht, und heben Beine, Arme und den Kopf nur knapp über die Unterlage an. Ihr Blick ist zum Boden gerichtet.

_3 Beginnen Sie nun mit einer gegengleichen und vor allem zügigen, aber kleinen Auf- und Abbewegung aller Extremitäten.

_4 Bevor Sie Arme und Beine wieder auf dem Boden ablegen, strecken Sie sich noch einmal richtig in die Länge und halten Sie diese Position ein bis zwei Atemzüge lang.

Wiederholungen: Kraulen Sie 2- bis 3-mal für 30 bis 60 Sekunden.

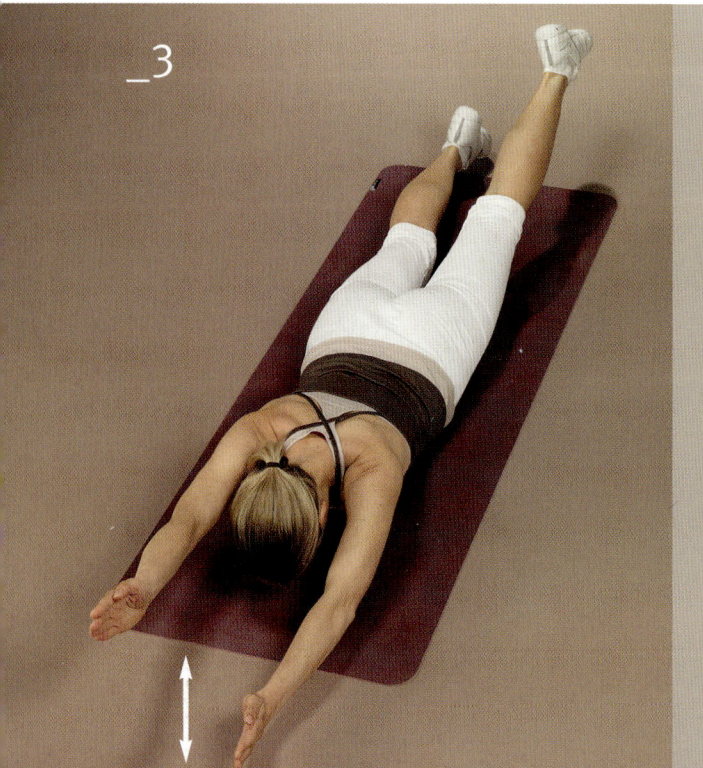

_3

beachten

_wichtig: Versuchen Sie, während der ganzen Übung die Bauchspannung zu halten, und atmen Sie in Ihrem individuellen Atemrhythmus weiter ein und aus. Nicht die Luft anhalten!

Beinschwimmer in Bauchlage

Der Beinschwimmer trainiert die Pomuskeln sowie die gesamte Rückenmuskulatur. Durch die instabile Unterlage müssen auch die tief liegenden, kleinen Muskeln viel Ausgleichsarbeit leisten! Bei der Fortgeschrittenen-Variante wird gleichzeitig besonders die abspreizende, hüftumgebende Muskulatur trainiert.

_1 Legen Sie sich mit dem Bauch auf einen Pezziball. Die Füße sind zunächst am Boden.

_2 Wandern Sie nun vorsichtig nach vorn, bis die Hände Bodenkontakt haben und Sie die Beine sicher vom Boden abheben können. Es sollte möglichst »viel Bein« nicht auf dem Pezziball ruhen. Die Arme bleiben durchgestreckt, der Schultergürtel sollte aber kaum belastet werden.

_3 Heben Sie beide Beine hüftbreit geöffnet bis in die Waagerechte an. Bewegen Sie Ihre Beine nun 30 bis 60 Sekunden lang gestreckt auf und ab, und verändern Sie ihren Weg spielerisch: Ist die Bewegung eher klein, paddeln Sie schneller. Werden Sie groß mit Ihren Ausschlägen, sollte die Bewegung etwas langsamer werden.

Variante: Legen Sie sich ein zu einer engen Schlaufe geknotetes Thera-Band um beide Knöchel, und drehen Sie die Fußspitzen nach außen. Öffnen Sie die Beine gegen den Widerstand des Bandes beim Ausatmen, und schließen Sie sie beim Einatmen wieder.

Wiederholungen: Machen Sie die Übung 2- bis 3-mal, mit kleinen Pausen zwischendurch.

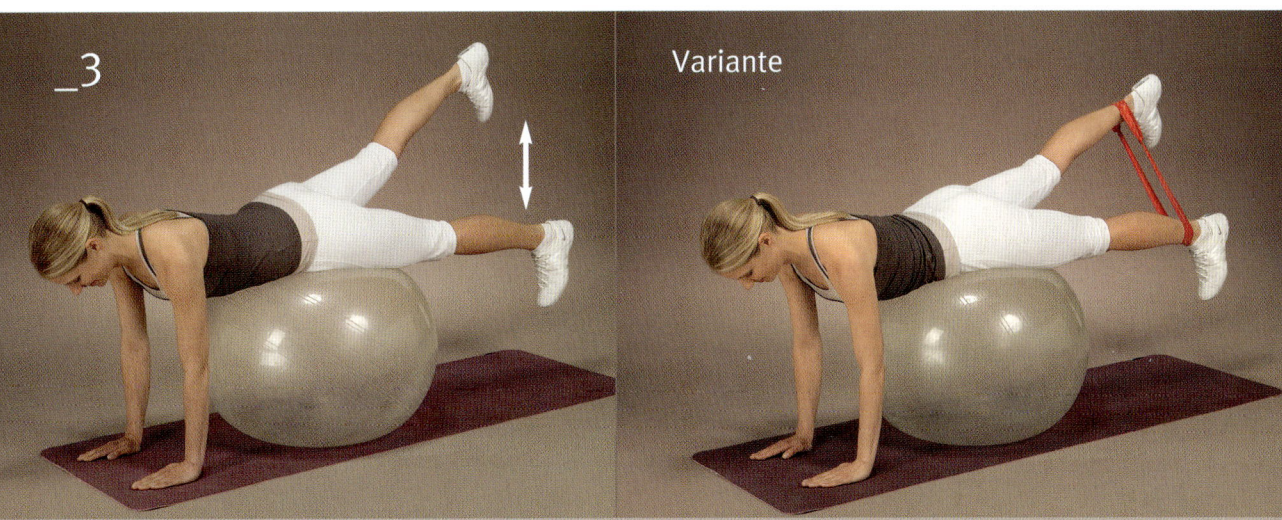

_3

Variante

beachten

. _wichtig: Achten Sie stets darauf, dass Sie nicht im Schultergürtel einsinken beziehungsweise durchhängen! Atmen Sie während der Übung gleichmäßig weiter!

Kran

Der Kran ist eine wichtige Ganzkörper-Kräftigungsübung für alle Schreibtischarbeiter, weil vor allem die Brustwirbelsäule in die Streckung gebracht und die Muskulatur zwischen den Schulterblättern, die für die aufrechte Haltung sorgt, intensiv trainiert wird. Daneben spricht der »Kran« die gesamte Rückenstreckmuskulatur sowie auch die Muskulatur von Po, Oberschenkelvorderseite und Schultern an.

_1 Sie stehen hüftbreit mit leicht gebeugten Knien mittig auf einem langen Thera-Band. Überkreuzen Sie das Band vor dem Körper und greifen Sie die Bandenden so, dass das Band etwas auf Spannung gerät, sobald Sie nun Ihren Oberkörper gerade (!) leicht nach vorn neigen. Die Handrücken zeigen nach vorn und liegen jeweils auf dem gegenüberliegenden Oberschenkel. Ziehen Sie den Bauchnabel nach innen.

_2 Gehen Sie nun tiefer in die Kniebeuge, indem Sie Ihren Po auf einen gedachten Stuhl nach hinten unten verlagern. Der Winkel zwischen Ihren Ober- und Unterschenkeln sollte nicht kleiner als 90 Grad sein.

_3 Beim Ausatmen strecken Sie Ihre Beine, und gleichzeitig strecken Sie die Arme bis über den Kopf. Die Arme ziehen dabei nach oben außen in eine V-Position, die Daumen zeigen in der Endposition nach hinten.

_4 Mit dem Einatmen gehen Sie in die tiefe Kniebeuge zurück und lassen Ihre Hände wieder an den Oberschenkeln ruhen.

Wiederholungen: Strecken Sie sich 8- bis 12-mal, mit 1 kleinen Pause zur »Halbzeit«.

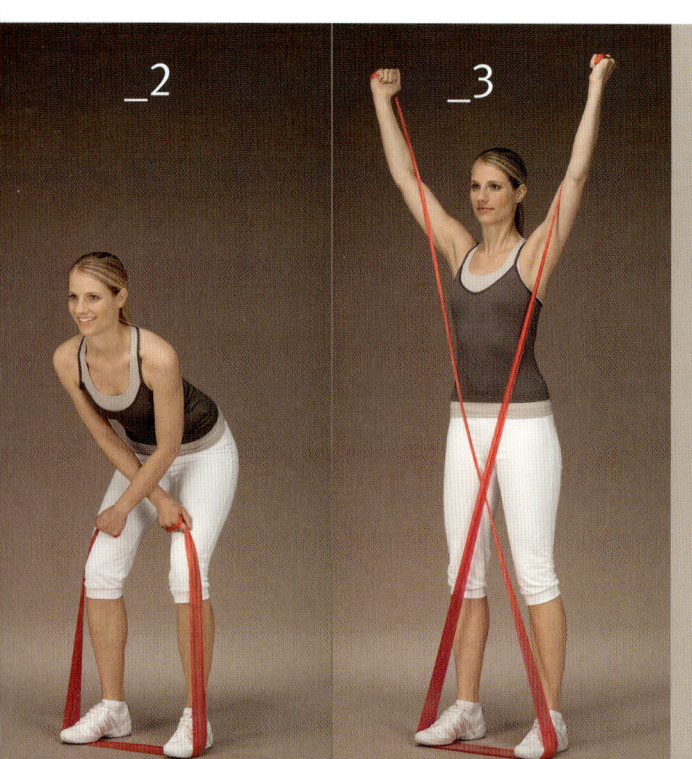

_2   _3

beachten

_wichtig: Da die Bewegung sehr komplex ist, führen Sie sie langsam durch, um davon wirklich zu profitieren. Nehmen Sie eventuell einen Spiegel zu Hilfe, um die Bewegungsausführung zu kontrollieren.

Das diagonale Kreuz

Diese Übung schult nicht nur Ihr Gleichgewichtsgefühl durch den Einbeinstand, sondern kräftigt auch Ihre tiefe Rumpfmuskulatur. Mit dem Training der abspreizenden Beinmuskulatur bauen Sie sich ein stabiles Muskelkorsett im Hüftbereich auf, das sich positiv auf Ihre Lendenwirbelsäule auswirkt. Bei der Variante kräftigen Sie parallel noch Ihre Schulter- und Armmuskeln.

_1 Sie stehen hüftbreit mit leicht gebeugten Knien mittig auf einem langen Thera-Band. Greifen Sie das überkreuzte Band mit Ihren auf den Oberschenkeln liegenden Händen vor dem Körper so, dass das Band etwas auf Spannung gerät. Ihre Handrücken zeigen nach vorn.

_2 Atmen Sie aus, ziehen Sie den Bauchnabel ein, verlagern Sie Ihr Gewicht auf das linke Bein, und drücken Sie Ihr rechtes Bein langsam und gestreckt gegen den Widerstand des Bandes zur rechten Seite weg (Einbeinstand).

_3 Halten Sie die Position für einige Atemzüge. Kommen Sie dann zurück in die Ausgangsposition und wiederholen den Ablauf zur anderen Seite.

Variante: Beginnen Sie wie beschrieben, strecken nun aber zusätzlich den gegenüberliegenden Arm diagonal über den Kopf. Drehen Sie während der Bewegung den Unterarm so, dass der Daumen nach hinten wandert, dies unterstützt die Aufrichtung des Körpers.

Wiederholungen: Machen Sie die Übung 8- bis 12-mal pro Seite, mit 1 bis 2 kleinen Pausen zwischendurch.

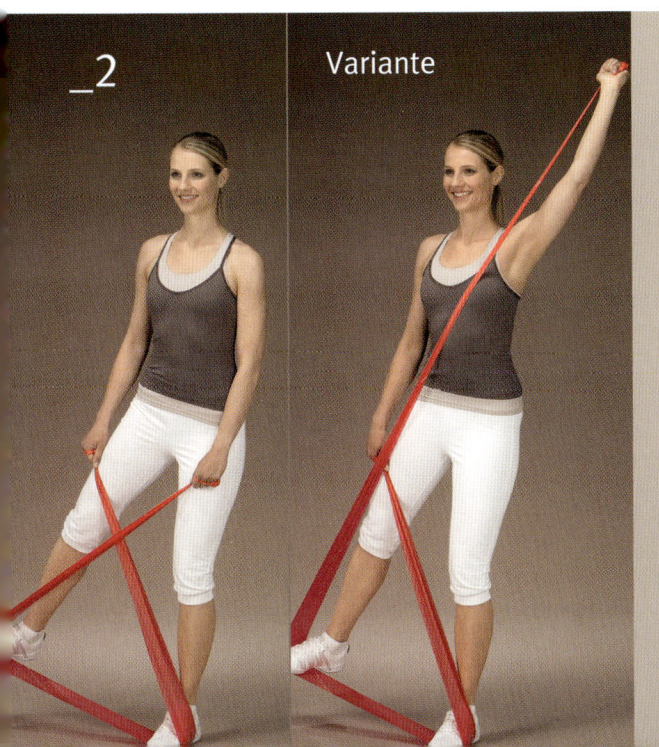

_2   Variante

beachten

_wichtig: Führen Sie die Bewegung langsam und kontrolliert aus, um nicht aus der Balance zu geraten.

Der intensive Po-Runder

Der Po-Runder kräftigt die gesamte Muskulatur im Po- und Hüftbereich und sorgt somit für eine gesunde Stellung Ihres Beckens und eine gute Körperhaltung: Der große Pomuskel richtet das Becken auf und ist wichtig beim beschwerdefreien Treppensteigen und beim Anheben von Gegenständen aus der tiefen Hocke. So hilft er dem Lendenwirbelsäulenbereich, und gleichzeitig sorgt die Kräftigung der sogenannten kleinen Pomuskeln dafür, dass das Becken beim Gehen nicht zur Seite abknickt.

_1 Gehen Sie auf Ihrer Trainingsmatte oder einer gefalteten Decke in den Vierfüßlerstand, Ihre Knie sind senkrecht unter den Hüftgelenken, Ihre Hände senkrecht unter den Schultergelenken. Die Hände zeigen parallel nach vorn und stehen auf den Enden eines Thera-Bandes.

_2 Führen Sie die Mitte des Bandes unter Ihre rechte Fußsohle und von dort vorbei an der Außenseite des linken Beins, sodass Sie sich in einer Art Dreieck befinden. Justieren Sie das Band so nach, dass es unter Spannung gerät.

_3 Ziehen Sie den Bauchnabel ein, um nicht in der Lendenwirbelsäule durchzuhängen. Ihre

Schultern sind weit von den Ohren entfernt, sodass Sie nicht im Schultergürtel einsinken. Ihr Hals bildet eine Linie mit dem Rücken, Ihr Blick ist zum Boden gerichtet.

_4 Beim Ausatmen strecken Sie das rechte Bein langsam und kontrolliert gegen den Widerstand des Bands nach hinten bis in die Waagrechte.

_5 Mit dem Einatmen kommen Sie in Richtung Ausgangsstellung zurück, setzen das Knie jedoch nicht am Boden ab, sondern gehen mit dem Ausatmen zur nächsten Wiederholung über.

Wiederholungen: Machen Sie die Übung 8- bis 12-mal, dann wechseln Sie nach einer kleinen Pause zur anderen Seite. Wiederholen Sie dies noch 1- bis 2-mal.

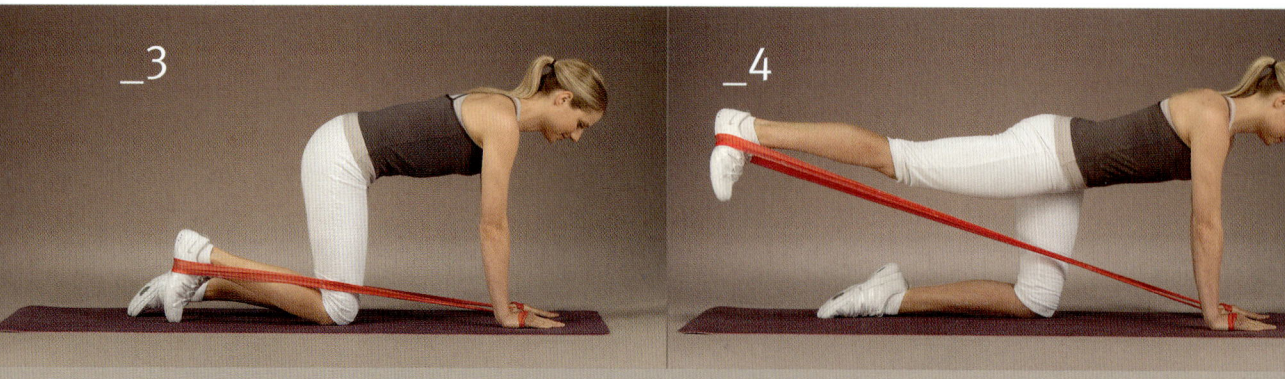

_3

_4

beachten

_tipp: Sie können Sie Bewegung auch ohne Thera-Band ausführen, wenn Sie bereits nach wenigen Wiederholungen ein Ziehen im Pomuskel spüren beziehungsweise wenn es Ihnen Probleme bereitet, im Schultergürtel und/oder im Lendenwirbelsäulenbereich stabil zu bleiben (wenn Sie also beginnen durchzuhängen!).

Werden Sie dauerhaft aktiv!

Was gibt es Besseres, als ein ganzes Leben lang fit und gesund zu bleiben? Oder endlich zu den glücklichen Menschen zu gehören, für die der Rückenschmerz kein Thema (mehr) ist? Um das zu erreichen, ist eines ganz besonders wichtig: Sie müssen dauerhaft aktiv werden.

Im Einführungsteil dieses Buches haben Sie erfahren, wie wichtig Bewegung für einen schmerzfreien Rücken ist. Durch die Übungen aus dem Rücken-Akut-Training haben Sie die vielen positiven Effekte von mehr Bewegung und gezieltem Muskeltraining bereits am eigenen Körper verspüren können. Bleiben Sie nun aktiv, denn Nachlassen – jetzt, wo sich alles zum Guten wendet – wäre ein Rückschritt.

Damit das Erreichte langfristig erhalten bleibt, sollten Sie Bewegung und Sport in Ihr tägliches Leben einbauen. Das ist natürlich einerseits wichtig, um Ihren Körper zu trainieren. Aber gerade auch gegen den Stress des Alltags, gegen Sorgen und Probleme ist Sport das beste Medikament. Eine Stunde Joggen mit Freunden im Wald oder eine intensive Yoga-Stunde – und das Leben sieht wieder rundum viel rosiger aus, das verspreche ich Ihnen! Probleme lösen sich dann oft wie von selbst. Nutzen Sie also Ihre »Bewegungsapotheke«, und treiben Sie Sport. Aber übertreiben Sie es nicht, und machen Sie nur das, was zu Ihnen passt und Ihnen dauerhaft Spaß macht! Trainieren Sie nicht mit übertriebenem Ehrgeiz, sondern entspannt und moderat. Haben Sie einmal den ersten Schritt gemacht, werden die anderen schnell folgen, und Bewegung wird Ihnen zum Bedürfnis.

info

Gezielter Muskelaufbau durch Sport: in jedem Alter möglich

Die Tabelle gibt Ihnen einen guten Überblick zu empfehlenswerten Sportarten und wie sie auf Ihren Rücken einwirken. Vielleicht unterstützt Ihr Lieblingssport Ihren Rücken nicht optimal – dann wäre ein Ausgleichstraining sinnvoll. Wichtig: Steigern Sie die Trainingshäufigkeit und -intensität ganz allmählich.

Sportart/ Trainingseinheiten pro Woche	Nutzen für den Rücken	Hinweise
Spielerisches Training		
Aerobic (High/Low)* 2–4	Herz-Kreislauf-Training mit gymnastischen Elementen, das Muskeln und Immunsystem stärkt.	Belastungsdosierung in der Gruppe schwierig. Wichtig: Herzfrequenz während des Kurses kontrollieren.
Aquajogging 3–5	Wasserwiderstand erhöht den Trainingseffekt, durch die Entlastung der Gelenke für Übergewichtige ideal.	Schwimmfähigkeit notwendig, zu kühle Wassertemperaturen können Muskelverspannungen hervorrufen.
Aquapower* 1–3	Fitnesstraining mit Wasserwiderstand, kräftigt alle Muskelgruppen des Körpers.	Belastungsdosierung ist wegen des Wasserwiderstands deutlich schwieriger als an Land.
Badminton* 2–3	Ganzkörpertraining mit dynamischen Bewegungen, kräftigt besonders auch die tiefen Muskeln.	Die einseitige Armbelastung könnte bei mangelndem Ausgleich Asymmetrien hervorrufen.
Basketball* 2–4	Beuge- und Streckbewegungen wechseln sich ab, dadurch wird eine gute Körperhaltung trainiert.	Einseitige Wurfbelastung könnte muskuläres Ungleichgewicht Provozieren.
Fitness-Gerätetraining 1–3	Training an Geräten ist meist effektiv, da die Muskeln zielgerichtet und standardisiert belastet werden.	Für einen gesunden Rücken ist nicht die Maximalkraft notwendig, deswegen immer mit Dehnübungen verknüpfen!
Fitnesssport		
Fußball* 2–4	Regt das Herz-Kreislauf-System an, schult Ausdauer, Reaktion und Zusammenspiel der Beinmuskeln.	Hohe Verletzungsgefahr durch massiven Körperkontakt.
Gymnastik 2–4	Alle Muskelgruppen werden zielgerichtet angesprochen, gerade für Anfänger ideal.	Ungeübte überfordern sich schnell, am besten in einer Gruppe.
Jazzdance* 2–4	Trainiert den Organismus in Muskelketten, sorgt so für eine gute Koordination aller Bewegungsabläufe.	Musik spornt an, aber überlagert auch die Wahrnehmung von Signalen des Körpers: vermehrte Aufmerksamkeit nötig.
Pump** 1–3	Motivierendes, anstrengendes Ganzkörpertraining mit Zusatzgewichten, besonders für Fortgeschrittene.	Die Zusatzbelastung durch die Hantel fordert stark – Ungeübte machen oft vorzeitig schlapp.
Spinning* 2–4	Dynamisches, attraktives Gruppenangebot, wobei Ausdauer und Immunsystem gestärkt werden.	Nur bei einem erfahrenen, nicht zu stark »anheizenden« Kursleiter! Wichtig: Herzfrequenz kontrollieren.

* ab 65 Jahren besprechen Sie sich bitte zuvor mit Ihrem Arzt
** ab 50 Jahren besprechen Sie sich bitte zuvor mit Ihrem Arzt

Squash** 1–3	Dynamisches Ganzkörpertraining, durch Überkopfaktivitäten werden auch die tiefen Muskeln gekräftigt.	Einseitige Armbelastung kann bei viel Training Asymmetrien hervorrufen, deshalb ist ein Ausgleich wie Schwimmen nötig.
Step-Aerobic 1–3	Alltagsnahe Trainingssituation (dem Treppengehen nachempfunden).	Anspruchsvolle Choreografie, die Anfänger motivieren, aber auch überfordern kann.
Tae-Bo** 1–3	Koordinativ anspruchsvolle, effektive Bewegungsschulung mit Muskeltraining und -dehnung.	Schnelle, dynamische Bewegungen, die kontrolliert werden wollen: eher etwas für Fortgeschrittene unter guter Anleitung.
Tennis* 2–4	Dynamisches Ganzkörpertraining, kräftigt durch viele Überkopfaktivitäten besonders auch tiefe Muskeln.	Einseitige Armbelastung kann bei viel Training Asymmetrien hervorrufen, deshalb ist ein Ausgleich wie Schwimmen nötig.
Volleyball* 2–4	Sprungbelastung fördert den Knochenaufbau, Schlagtechniken trainieren die gute Haltung.	Zuvor ist Muskelaufbau zu empfehlen, da die Bewegungen flexibel und schnell sein müssen (Verletzungsgefahr).
Erlebnissport		
Inlineskating 2–4	Schult die Ausdauer, fordert die untere Rückenmuskulatur, besonders für sportlich Trainierte geeignet.	Saubere (Brems-)Technik erlernen! Überlastung im unteren Rückenbereich bei Anfängern möglich.
Joggen/Laufen 2–7	Trainiert insbesondere die untere Rückenregion durch die asymmetrische Beinbewegung.	Für sportlich Trainierte eine ideale Sportart, aber für Anfänger oft zu beanspruchend für Bänder, Sehnen und Gelenke.
Klettern 1–3	Schult die Bewegungskoordination und insbesondere die Streckung des gesamten Körpers.	Das Einschätzen von Gefahren und Risiken sowie eine sichere Technik. Muss bei einem erfahrenen Anleiter erlernt werden.
Mountainbiken 1–3	Naturnahe Gesamtkörperaktivität, wechselnde Bodenbeschaffenheit fordert die Koordination heraus.	Ideal für Menschen, die auch sonst bereits viel Fahrrad fahren; wegen Sturzgefahr am besten zu zweit fahren.
Radfahren 3–5	»Lifetime-Sportart«, für alle Altersgruppen hervorragend geeignet.	Auf eine passende Rahmengröße und passend eingestellte Komponenten achten.
Schwimmen 3–4	Super Ganzkörpertraining durch Wasserwiderstand und wechselnde Techniken; ideal bei Übergewicht.	Zum Ausgleich sollte noch ein Sport »an Land« betrieben werden, dies ist für den Knochenaufbau notwendig.
Skilanglauf 3–5	Rhythmisch gleitende Bewegung, die den gesamten Körper in Streckung bringt und den Rumpf kräftigt.	Verletzungsgefahr durch Muskelaufbau und Dehnen gering halten; lieber zu zweit oder in der Gruppe »Skiwandern«!
Skilauf Alpin 3–6	Rhythmisch-koordinatives anspruchsvolles Ganzkörpertraining.	Siehe Skilanglauf.
Walking/Nordic Walking 4–7	Intensive Arm- und Rumpfarbeit sorgen für eine stabile Haltung.	Unbedingt bei einem erfahrenen Trainer eine saubere Bewegungstechnik erlernen!
Wandern/Gehen 3–7	Sanfte sportliche Aktivität für alle Altersgruppen, stimuliert das Immunsystem, durchblutet alle Muskeln.	Bei guter Leistungsfähigkeit brauchen Sie noch eine »schweißtreibendere« Sportart, sonst droht Unterforderung.

Bücher und Adressen

Bücher, die weiterhelfen

Bracht, Petra; Liebscher-Bracht, Roland: *Der Schmerz-Code,* LuB-Verlag

Butler, David; Moseley, Lorimer: *Schmerzen verstehen,* Springer Verlag

Butler, David: *Mobilisation des Nervensystems,* Springer Verlag

Deutsche Angestellten-Krankenkasse: *Rückencoaching,* Eigenverlag

Dreher-Edelmann, Gabriele: *Gymnastik für die Wirbelsäule,* Urban und Fischer

Evjenth, Olaf; Hamberg, Jern: *Auto-Stretching,* Alfta Rehab

Froböse, Ingo: *Training in der Therapie,* Elsevier

Kempf, Hans-Dieter und andere: *Schnellhelfer Rückenschmerz,* rororo

Ludwig, Claudia; Eysel, Peer: *Schmerzfreier Rücken,* Wort und Bild Verlag

Rensing, Ludger und andere: *Mensch im Stress,* Elsevier

Van der Burg, Franz: *Angewandte Psychologie,* Thieme Verlag

Waddel, Gordon: *The Back Pain Revolution,* Harcourt Publishers

Bücher aus dem GRÄFE UND UNZER VERLAG, München

Bimbi-Dresp, Michaela: *Das große Pilates-Buch*

Froböse, Ingo: *Das neue Rückentraining* und *Versteckte Krankheiten*

Grillparzer, Marion: *Unser Rückenbuch*

Korte, Antje: *Pilates – Das Drei-Stufen-Programm*

Tempelhof, Siegbert: *Rückenschmerzen ganzheitlich behandeln*

Wagner, Dr. Franz: *Akupressur*

Adressen und Websites, die weiterhelfen

❯ Ambulanz für Schmerzbehandlung Universitätskliniken Göttingen
Robert-Koch-Str. 40
D-37075 Göttingen
Seit vielen Jahren beschäftigen sich Göttinger Forscher um Prof. Jan Hildebrandt mit dem Phänomen Rückenschmerz. Das Göttinger Rücken-Intensiv-Programm (GRIP) behandelt vor allem Patienten mit hartnäckigen Schmerzen umfassend und intensiv. Muskelaufbautraining an Geräten, Entspannungsübungen und aktive Schmerzbewältigung im Rahmen einer Gruppentherapie gehören dazu. Die Patienten lernen, wie gut Bewegung ist, und gewinnen Vertrauen in die eigenen Fähigkeiten. Das Gehirn stellt sich neu ein.

❯ Rückenzentrum Am Michel
Ludwig-Erhard-Strasse 18
20459 Hamburg
www.ruecken-zentrum.de
Auch der Hamburger Orthopäde Dr. Gerd Müller hat sich dem aktiven Belastungskonzept verschrieben. Harte Trainingseinheiten an Geräten wechseln ab mit umfas-

senden Beanspruchungen wie im Alltag. So lernen die Patienten, dass Belastung möglich ist, und brechen aus dem Teufelskreis von Schonung und Schmerzen aus.

> www.ingo-froboese.de
Homepage des Autors

> www.agr-ev.de
Aktion Gesunder Rücken e. V.

> www.bandscheibe.com
Orthopädische Schmerztherapie München

> www.barmer-gek.de
Barmer GEK Krankenkasse

> www.bdr-ev.de
Bundesverband der deutschen Rückenschulen e. V.

> www.bechterew.de
Deutsche Vereinigung Morbus Bechterew e. V.

> www.bruegger-therapie.de
Forschungs- und Schulungszentrum für Brügger-Therapie

> www.china-traditionen.de
China-Traditionen und traditionelle Heilkünste

> www.dak.de
Deutsche Angestellten Krankenkasse

> www.dgmm.de
Deutsche Gesellschaft für Manuelle Medizin

> www.fisio.org
Schweizer Physiotherapie Verband

> www.forum-ruecken.de
Forum gesunder Rücken

> www.kneippbund.de
Berufsverband für Gesundheitsförderung und Prävention

> www.oesg.at
Österreichische Schmerzgesellschaft

> www.orthoinform.de
Berufsverband für Orthopädie und Unfallchirurgie

> www.physioaustria.at
Bundesverband der PhysiotherapeutInnen Österreichs

> www.schmerzhilfe.org
Deutsche Schmerzhilfe e. V.

> www.schmerzliga.de
Deutsche Schmerzliga

> www.tk-online.de
Techniker Krankenkasse

> www.wirbelsäulenliga.de
Wirbelsäulenliga e. V.

> www.zfg-koeln.de
Zentrum für Gesundheit der Deutschen Sporthochschule

> www.zvk.org
Deutscher Verband für Physiotherapie

Register

Verzeichnis der Übungen

Dank des Autors

Ein besonderer Dank für die Mitarbeit am Text geht an Ulrike Schöber (Dortmund) sowie an Dana Kosminski (Köln). Für die tatkräftige Unterstützung bei der Erstellung des Manuskriptes ein Dank an Claudia Clever und Birgit Wallmann, für die Fotoproduktion an Nadine Meiners. Herrn Prof. Dr. Wen Yun Zhu danke ich für die kompetente Beratung zur Akupressur.

Impressum

Projektleitung: Silvia Herzog
Lektorat: Barbara Kohl
Mitarbeit am Text: Ulrike Schöber
Umschlaggestaltung und Layout: independent Medien-Design, Horst Moser, München
Herstellung: Petra Roth
Satz: Christopher Hammond
Reproduktion: Longo AG, Bozen
Druck: Printer, Trento
Bindung: Printer, Trento

ISBN 978-3-8338-1992-6

2. Auflage 2010

Bildnachweis

Fotoproduktion:
› Coverproduktion: Johannes Rodach
› Innenteil, U4 und Klappen: Tom Roch

Weitere Fotos:
Fotex: S. 9 li.; GU: S. 70, 104, 105, 106, 117, 118, 119, 127 (Nicolas Olonetzky); Jump: S. 43 li., 145 li.; Plainpicture: S. 15 li. u. re.; Privat: Außenklappe hinten.

Illustrationen:
› Arifé Aksoy: S. 11, 21, 29, 30, 34
› Ingrid Schobel: S. 26

Syndication:
www.jalag-syndication.de

Umwelthinweis

Dieses Buch wurde auf chlorfrei gebleichtem Papier gedruckt. Um Rohstoffe zu sparen, haben wir auf Folienverpackung verzichtet.

Die GU-Homepage finden Sie unter www.gu.de

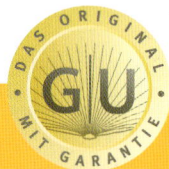

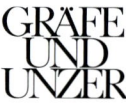

GRÄFE UND UNZER

Ein Unternehmen der
GANSKE VERLAGSGRUPPE